汉竹编著•健康爱家系列

乳房不长瘤不下垂

裴晓华 樊英怡/著

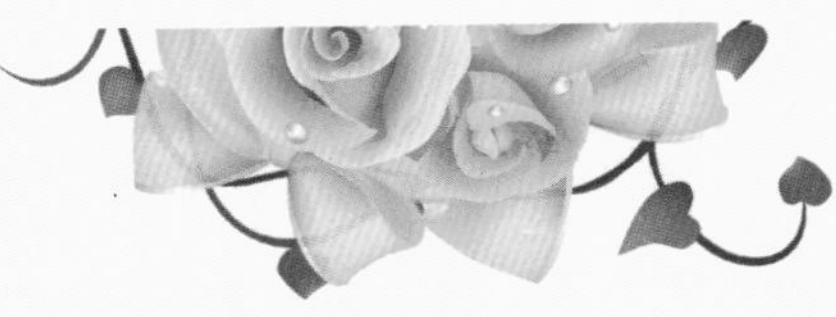

汉竹图书微博
http://weibo.com/hanzhutushu

江苏凤凰科学技术出版社
全国百佳图书出版单位

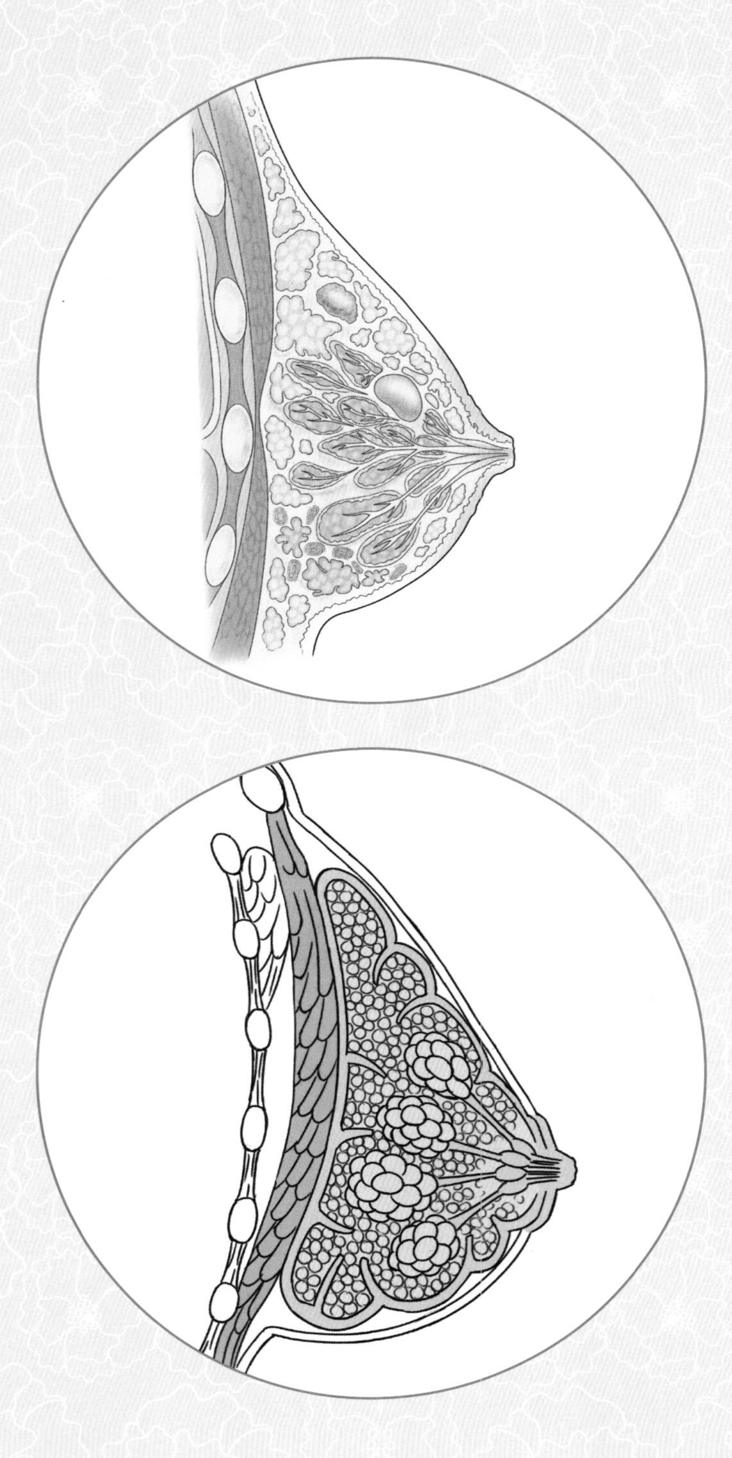

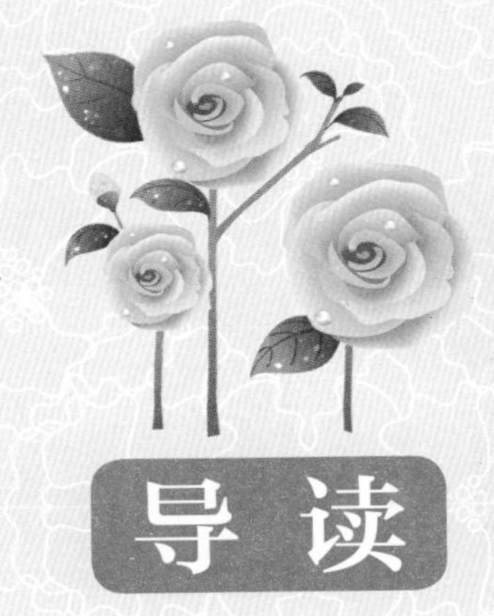

导读

想要关注乳房健康状况，去医院检查太繁琐，在家又不知道怎么做？

月经前的乳房胀痛总令人心烦不已、坐立不安，想缓解却不知从何做起？

乳腺增生是病吗？

……

市面上提到乳房保养的书不少，而真正能够提供具体可行方法的书却微乎其微。想必你也在为此烦恼吧？

乳房胀痛也分型，肝郁痰凝型乳房胀痛要常喝红枣莲子玫瑰粥，常刺激乳根、期门等穴位。而冲任失调型胀痛该怎么办？乳腺增生、急性乳腺炎又该怎么办？本书针对大多数女性会遇到的乳腺增生、急性乳腺炎等问题，为广大女性朋友们列举了一系列的改善措施。从衣、食，再到按摩、运动，为你提供全面的乳房调养方法。

此外，作为一名美丽的女性，你也想拥有完美的身材吧！该如何延缓乳房的衰老？本书为你提供了健康乳房的保健食物和运动方法，让你拥有一个健康的生活习惯，进而使乳房既健康又丰满。随我们一起做美丽自信的女人吧！

六步自测乳腺是否健康

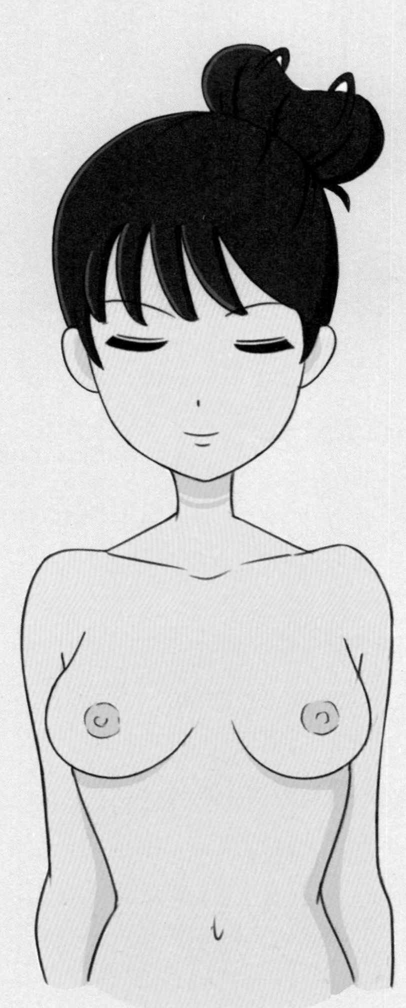

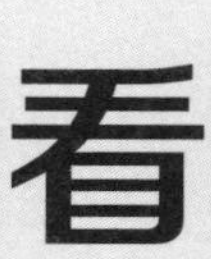

直立于镜子前，裸露上身，双臂自然下垂，比较两侧乳房大小是否相同，形状是否异常，乳头有无内陷和渗出物，乳头、乳晕表皮有无改变。

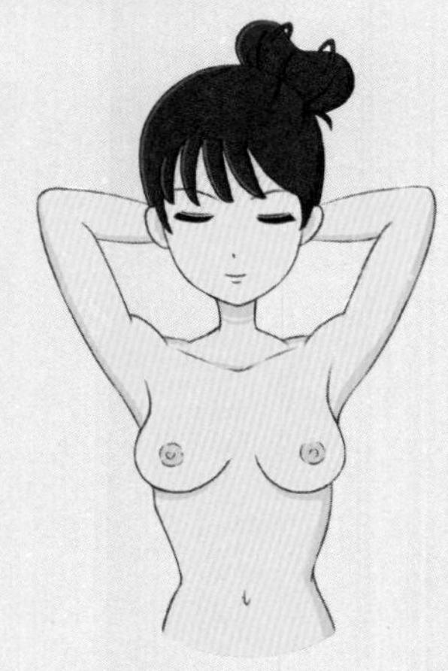

看

双臂高举过头或双手在颈后交叉，查看乳房皮肤有无凹陷皱缩，两侧乳房、乳头是否在同一水平线上。

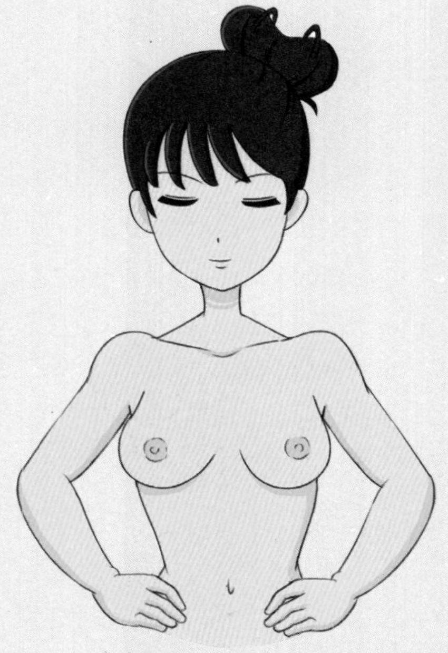

看

双臂叉腰，再次仔细观察乳房的形状、表面的肤色、有无凹陷、乳头有无分泌物等。

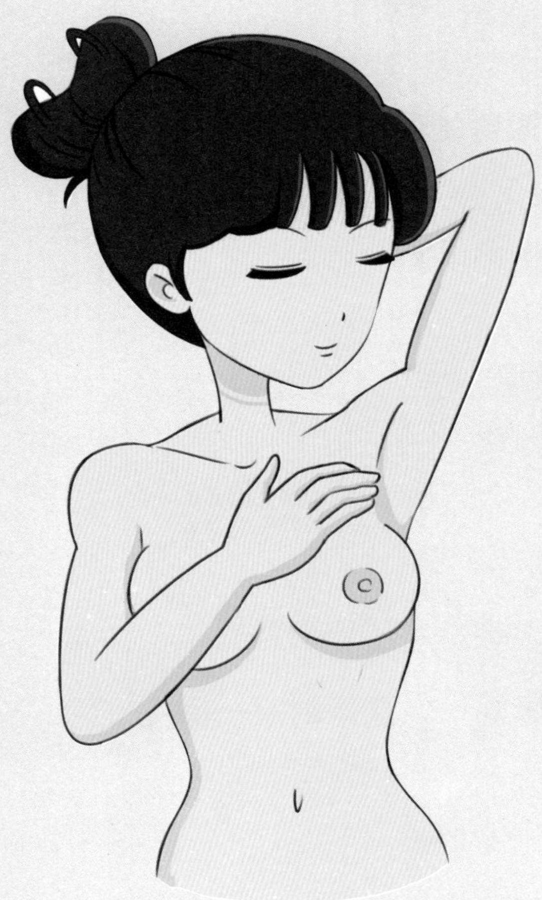

摸

左手上提至头部后侧，用右手检查左乳，以手指的指腹轻压乳房，感觉是否有硬块，由乳头开始做环状顺时针方向检查，逐渐向外（三四圈），直到全部乳房检查完为止，用同样方法检查右边乳房。

摸

平躺下来，左肩下放一枕头，将左手弯曲至头下，重复“摸”的方法，检查两侧乳房。

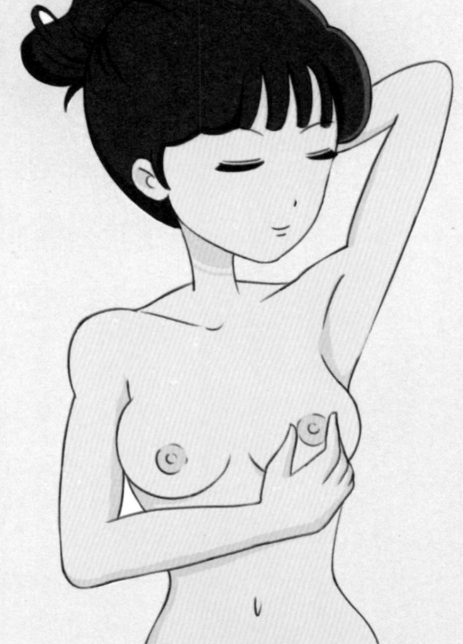

拧

最后用大拇指和食指轻轻压拧乳头，观察有无异常分泌物。

目录

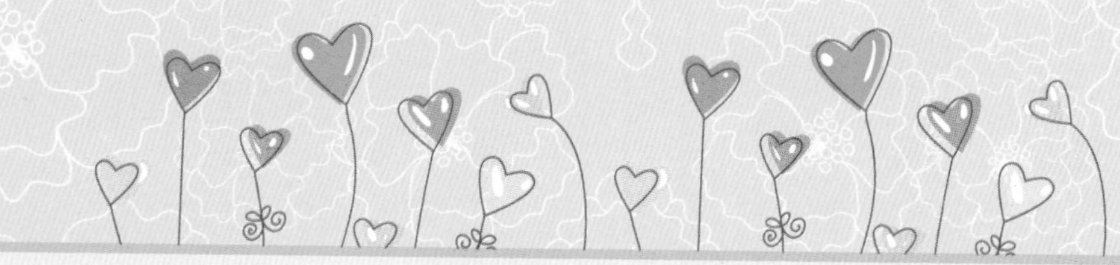

第五章
乳腺癌让女人谈之色变 /65

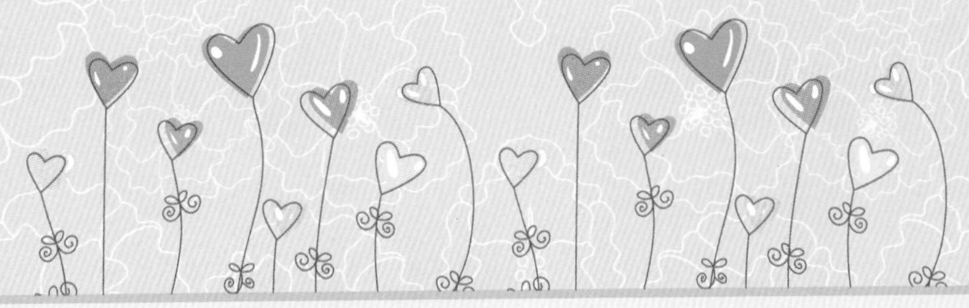

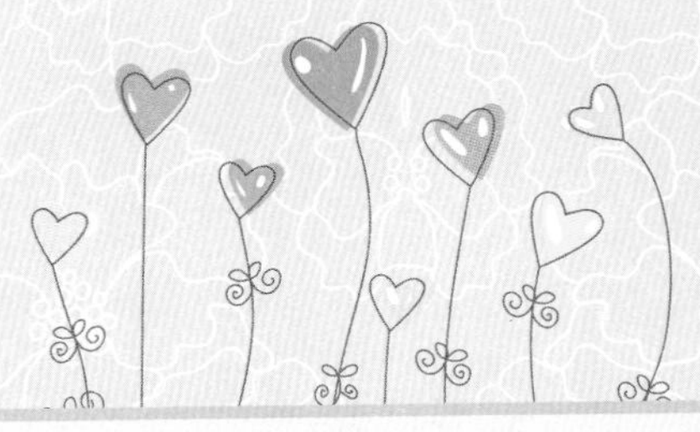

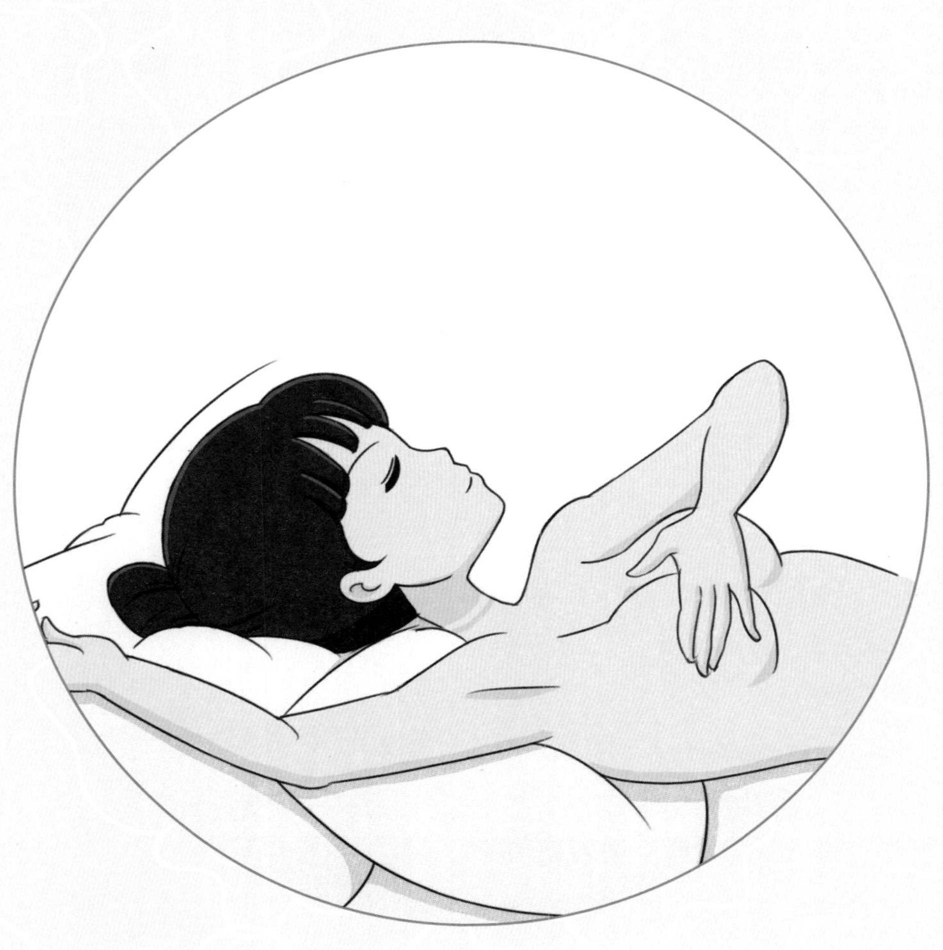

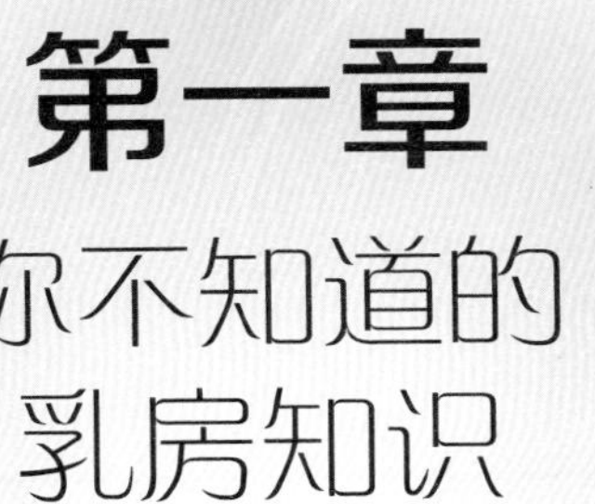

第一章

你不知道的乳房知识

对于乳房你了解多少？你为月经前的乳房胀痛担忧很久了吗？你被副乳的问题困扰过吗？你知道乳腺常用的检查方法有哪些吗？本章我们将围绕乳房知识进行详细的介绍，帮你解除不必要的担忧。

乳房的结构及功能

乳房只能用来哺乳吗？当然不是。乳房不仅可以哺乳，还是女性第二性征的重要标志，也是重要的性器官。

乳房是哺乳动物所特有的哺育后代的器官，乳腺的发育、成熟，均是为哺乳活动作准备。在产后大量激素的作用及婴儿的吸吮刺激下，乳房开始规律地产生并排出乳汁，供婴儿成长发育之需。乳腺由乳管、腺小叶和脂肪组织构成。每个乳腺由 15~20 个导管—腺小叶系统构成，每一个导管—腺小叶系统可以称作一个腺叶。腺小叶分泌乳汁进入终末导管，然后乳汁依次汇入区段导管、收集导管，最后这 15~20 个腺叶通过收集导管汇聚于乳头。

★乳房结构

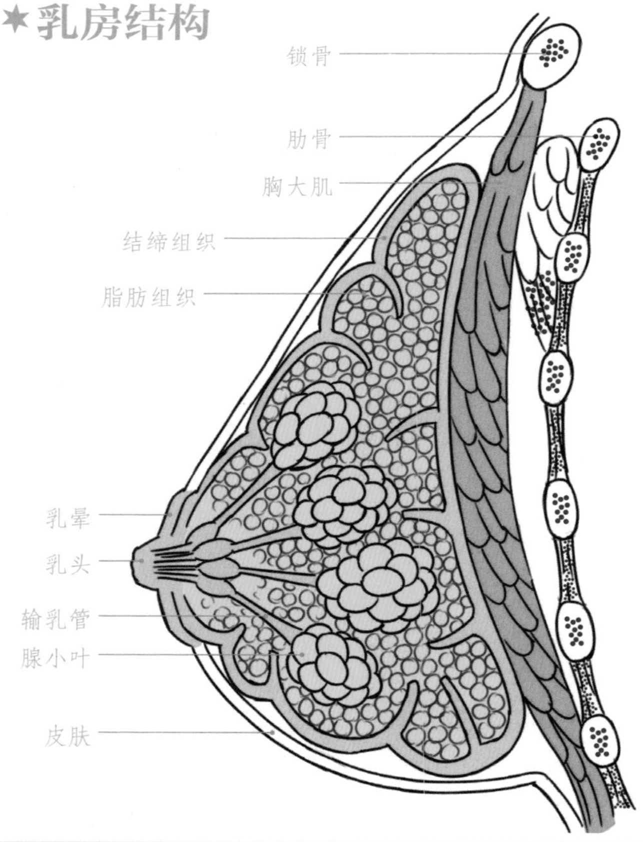

锁骨
肋骨
胸大肌
结缔组织
脂肪组织
乳晕
乳头
输乳管
腺小叶
皮肤

乳房是女性第二性征的重要标志。一般来讲，乳房在月经初潮之前 2~3 年即已开始发育，也就是说在 10 岁左右就已经开始生长，是最早出现的第二性征，是女孩青春期开始的标志。成年女性的乳腺多呈圆锥形或半球形，其大小随人体的胖瘦、乳腺内含脂肪的多少而在大小和形态上有很大的差异，生育哺乳后的乳房，多数有所下垂。拥有一对丰满、对称而外形漂亮的乳房也是女子健美的标志。在现代，人们对美的追求越来越高，乳房下垂会影响女性形体美，所以很多女性选择去隆胸，使乳房更有立体美感。说明乳房不只是一个体表器官，也是女性特有形体美感的体现。

另外，在性活动中，乳房是女性除生殖器以外最敏感的器官。乳头上散布着丰富的血管、淋巴管及脑内信号，在触摸、爱抚、亲吻等性刺激时，乳房的反应可表现为：乳头勃起，乳房表面静脉充血，乳房胀满、增大等。随着性刺激的加大，这种反应也会加强，至性高潮来临时，这些变化达到顶点，消退期则逐渐恢复正常。可以说乳房在整个性活动中占有重要地位。

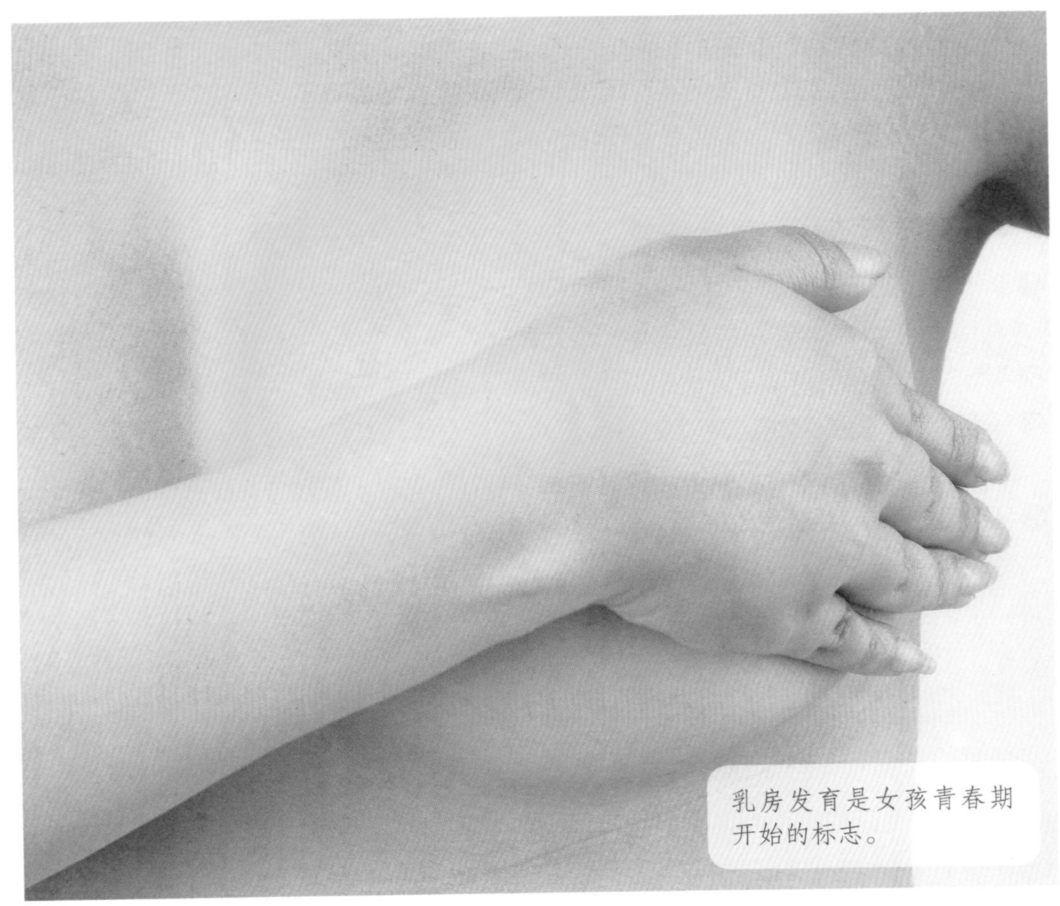

乳房发育是女孩青春期开始的标志。

中国女性常见的乳型大揭秘

女人的自信来源之一就是拥有一对傲人挺拔的乳房。乳房是集美观性、功能性于一体的器官。那么中国女性常见的乳型有哪些?

圆锥型：乳房前突的高度比乳房基底的半径大，乳房下缘与胸前壁形成的角度比较小，形成明显的乳房下弧线，站立时，乳房高耸而微垂。

半球型：乳房前突的高度和乳房基底的半径一样，形似半球，乳房在胸前壁隆起较骤然，浑圆，丰满，边界明显。平卧位时仍能看出明显的乳房曲线。

圆盘型：乳房前突的高度比乳房基底部半径小，乳房稍隆起，形如盘状，在胸前壁的隆起为逐渐过渡，边界不太明显，站立与仰卧时乳房形态没有明显变化。

下垂型：由于重力牵拉、组织萎缩和组织弹性的丧失，导致乳头、乳晕和乳房皮肤松垂，形成乳房形态改变。乳房前突的高度更大，仰卧时乳房向外侧垂展，站立时下垂呈袋状，有时乳房下垂可达髂嵴水平。

我国没有哺乳的女性多为半球型或圆锥型，哺乳后多有不同程度的下垂，这都是正常现象。一般一侧乳房大于另一侧，怀孕时差别会缩小。

●●●保养方法

❶ 圆锥型：随着胸部的发育，要不断地替换舒适、合身的内衣。在沐浴时也要巧妙地利用水的力量来做按摩，让胸形更加完美。

❷ 半球型：此乳型是比较令人满意的，所以只要平时多吃健康食物就可以。

❸ 圆盘型：一定要避免过度节食，要维持均衡饮食，并养成运动的好习惯。在经期前后，还要特别注意多摄取蛋白质及补充胶质食物。

❹ 下垂型：一定要避免短时间内的快速减重方式。如果是产后造成的结果，就要注意穿戴合适的内衣，并做好乳房的保养。

★常见乳型

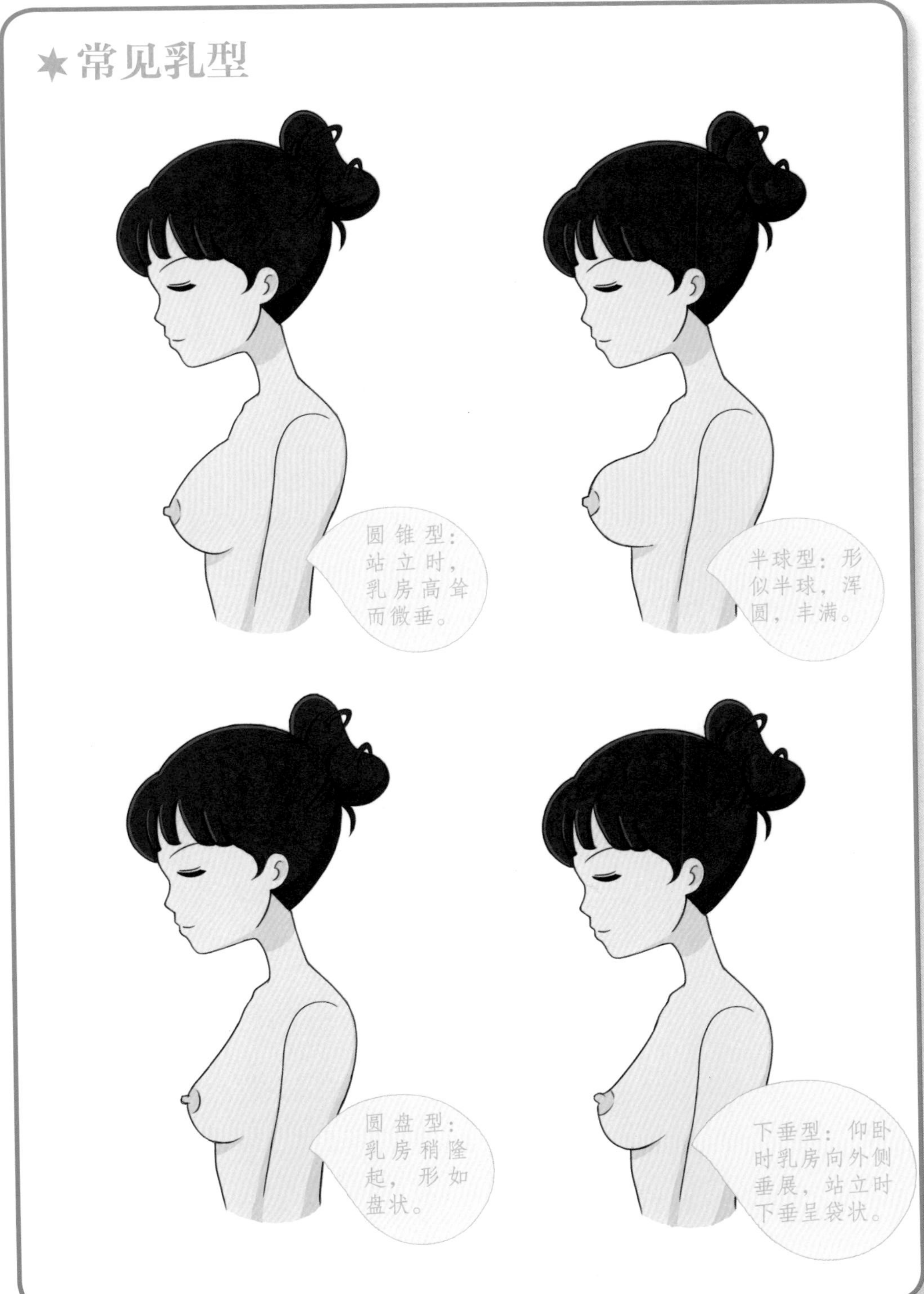
圆锥型：站立时，乳房高耸而微垂。
半球型：形似半球，浑圆，丰满。
圆盘型：乳房稍隆起，形如盘状。
下垂型：仰卧时乳房向外侧垂展，站立时下垂呈袋状。

副乳的存在是因为乳腺退化不全

你为副乳的问题苦恼过吗？其实，副乳的存在是正常现象。在没有疾病的情况下，副乳是不需要治疗的，尤其是小的副乳。

人在胚胎时期，从腋窝一直到腹股沟这两条线上，有6~8对乳腺的始基，到出生前，除了胸前的一对以外，其余的全部都退化了。少数人的乳腺没有退化或退化不全，进而产生了副乳。副乳一般在腋前或者腋下，也有发生在胸部正常乳房的上下、腹部、腹股沟、大腿内侧等部位的情况。

多数副乳患者是没有什么特殊感觉的，部分人在月经来潮前有胀痛感，月经后胀痛感消失。绝大多数患者的表现是腋前或腋下的肿胀或隆起，也可能有发育完全的乳头。副乳内可触及肿块，为发育的乳腺。副乳在妊娠、哺乳期变化比较明显。通常妊娠、哺乳期副乳会明显增大，甚至分泌乳汁。哺乳结束以后，由于脂肪堆积，副乳可能表现更为明显。副乳最主要的问题还是影响外形美观，穿衣服及社交活动受到影响。那么，该如何减小副乳呢？

❶ 运动法：手拿矿泉水瓶做20~30次扩胸运动，接着做20~30次抬举运动，能适量减少副乳内填充的脂肪。

❷ 手术治疗：如果腋下副乳腺组织确实比较大，严重地影响了外观，可以选择用手术的方式切除。切口选择在腋窝皮肤褶皱中，术后需要加压包扎，更好贴合腋窝顶部。由于切口位置的特殊性，应该尽量避开在天气炎热时进行，以免汗液影响切口的愈合。同时手术水平要求较高，存在一定损伤腋窝血管的风险，一定要选择正规的医院进行手术，而不要轻信美容医院。

★乳房嵴突示意图

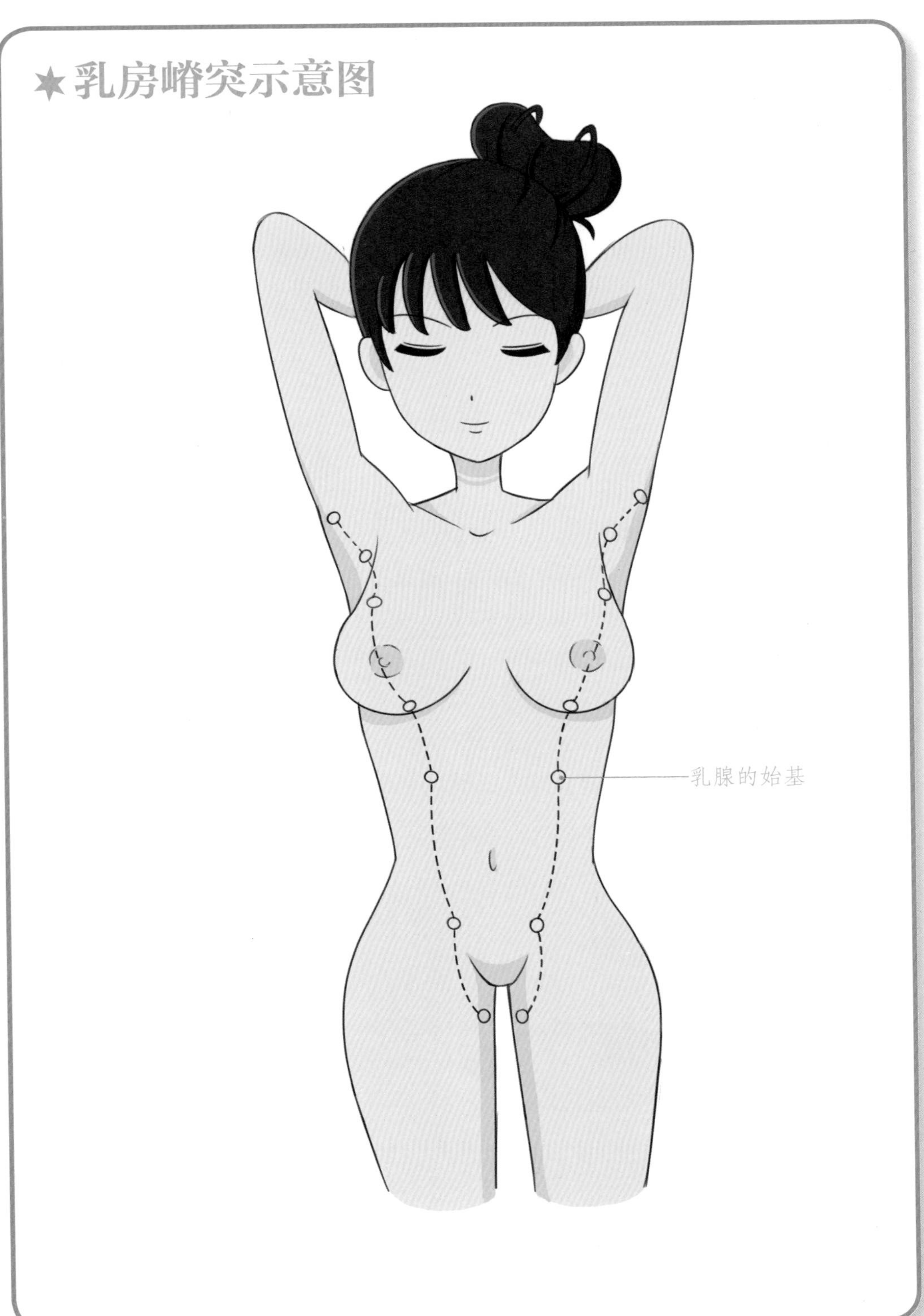

乳头内陷是疾病吗

“乳头内陷”，听说过的人可能很少，但是现实中女性出现乳头内陷，因为羞涩而隐瞒的却不在少数。乳头内陷是指乳房虽然隆起，可是乳头却凹陷进乳房里。这不仅影响美观，还会影响以后的性生活以及生育哺乳。那导致乳头内陷的因素有哪些？又有哪些方法可以恢复过来呢？

先天性乳头内陷一般是由于先天发育引起的，与遗传因素有关。由于乳腺导管短缩，有些组织纤维化挛缩，导致乳头平滑肌发育异常。

乳头内陷一般是不会引起问题的，但是也存在着一定的危险性。乳腺导管短缩、会导致分泌物阻滞，由于分泌物无法正常排泄，易造成哺乳性乳腺炎和浆细胞性乳腺炎。

很多女性患有乳头内陷，而乳头内陷又存在着一定的危险性。那么，乳头内陷该如何矫正呢？如果乳头内陷的程度比较轻，可以自行使用矫正器进行矫正，一些患者经自行矫正后可以看到乳腺导管内有异常分泌物排出。

但是如果乳头内陷的程度比较严重，使用乳头矫正器自行矫正没有效果，就只好采用手术治疗的方法了，即乳头内陷矫正术。该手术可以有效减少浆细胞性乳腺炎的发作和复发，但很可能会损伤乳腺导管，进而影响哺乳功能。因此，除非是极其严重的情况，否则不建议做这种手术。女性也不要为了美观而去尝试，得不偿失。

●●●轻微内陷的矫正方法

洗澡时由于热水的按摩作用，易于矫正，挤压乳晕，可使乳头凸起。

★乳头内陷矫正术

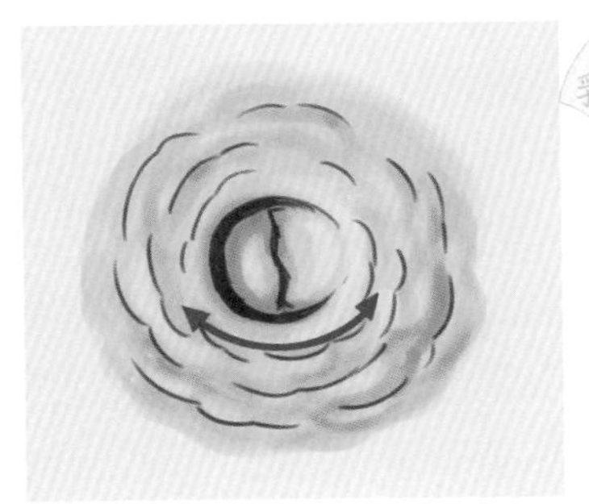

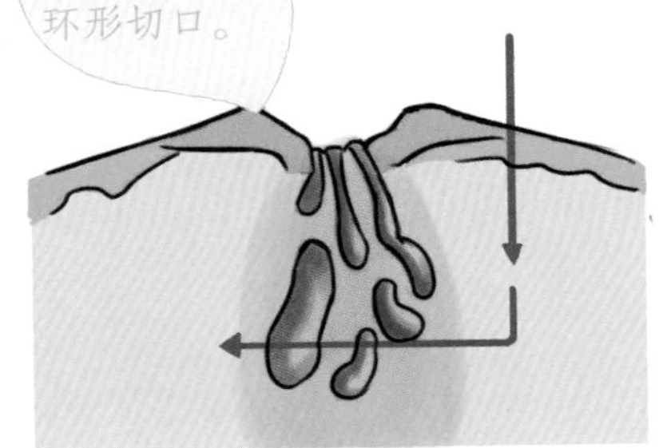

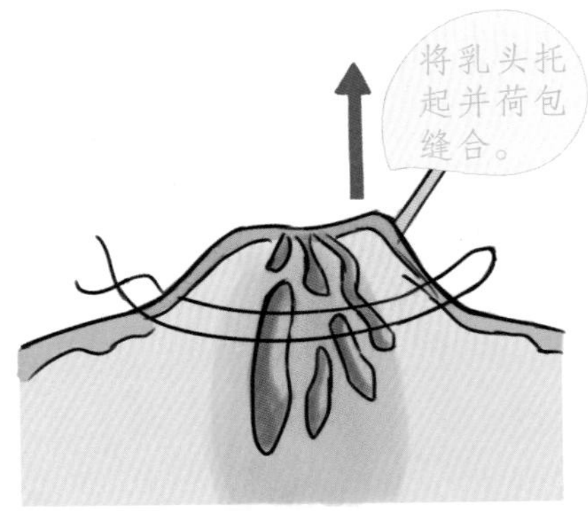

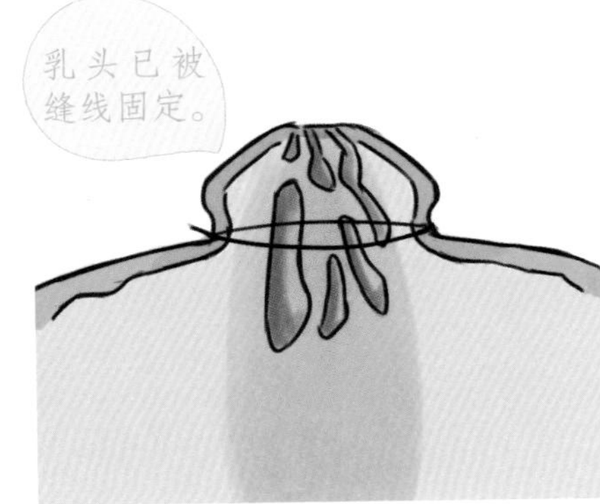

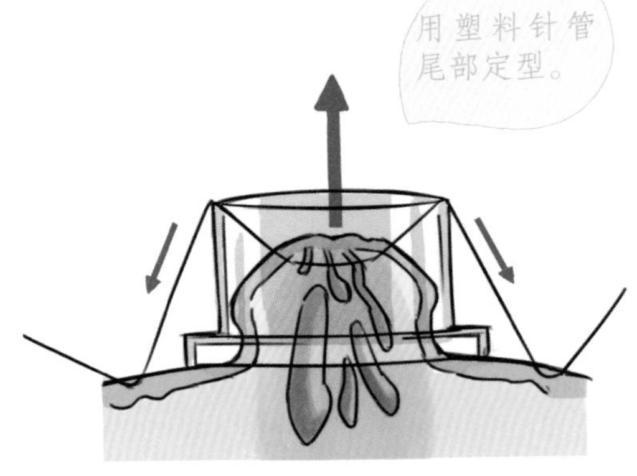

男性也会出现乳腺疾病

你知道吗？乳腺增生、乳腺癌等常见乳腺疾病男人也会得，乳腺疾病从来都不是女人的专利。男性乳腺疾病的发病率非常低，而且很多男性发现问题后碍于面子不愿到医院就诊，因此更容易被人们忽视。

为什么男性也会出现乳腺疾病呢？

女性乳腺的生长有赖于雌激素的作用。给予男子雌激素亦可导致乳腺发育。因此，可以认为男子乳腺发育是由于雌激素分泌增多或雄激素与雌激素的比值降低所致。乳腺增生是男性常见的乳腺疾病，雌激素分泌过多是男子乳腺增生的主要原因。给男性外源性雌激素制剂，如前列腺癌患者用雌激素治疗，变性男性长期使用雌激素，肾上腺肿瘤或睾丸肿瘤分泌过多的雌激素，都是导致乳腺增生的原因。

●●●如何预防男性乳腺疾病的发生

❶ 改变饮食习惯，防止肥胖。少吃油炸食品、动物脂肪、甜食及过多进补食品，要多吃蔬菜和水果类，多吃粗粮。

❷ 多运动。防止肥胖的同时，可以提高身体的免疫力。

❸ 生活要有规律、劳逸结合，保持性生活和谐。正常性生活可调节内分泌平衡。

❹ 如果出现乳房疼痛、乳房增大、乳腺肿块、乳头溢液等乳腺疾病的症状，不要讳疾忌医，一定要及时到专业的乳腺病医院做检查，早发现早治疗，防范乳腺癌。

❺ 老年男子应注意锻炼身体，防止肝病、内分泌系统疾病及其他疾病，谨慎服用各种药物，并经常留意自己乳房的变化，如有问题应及时就诊。

★男性乳房发育

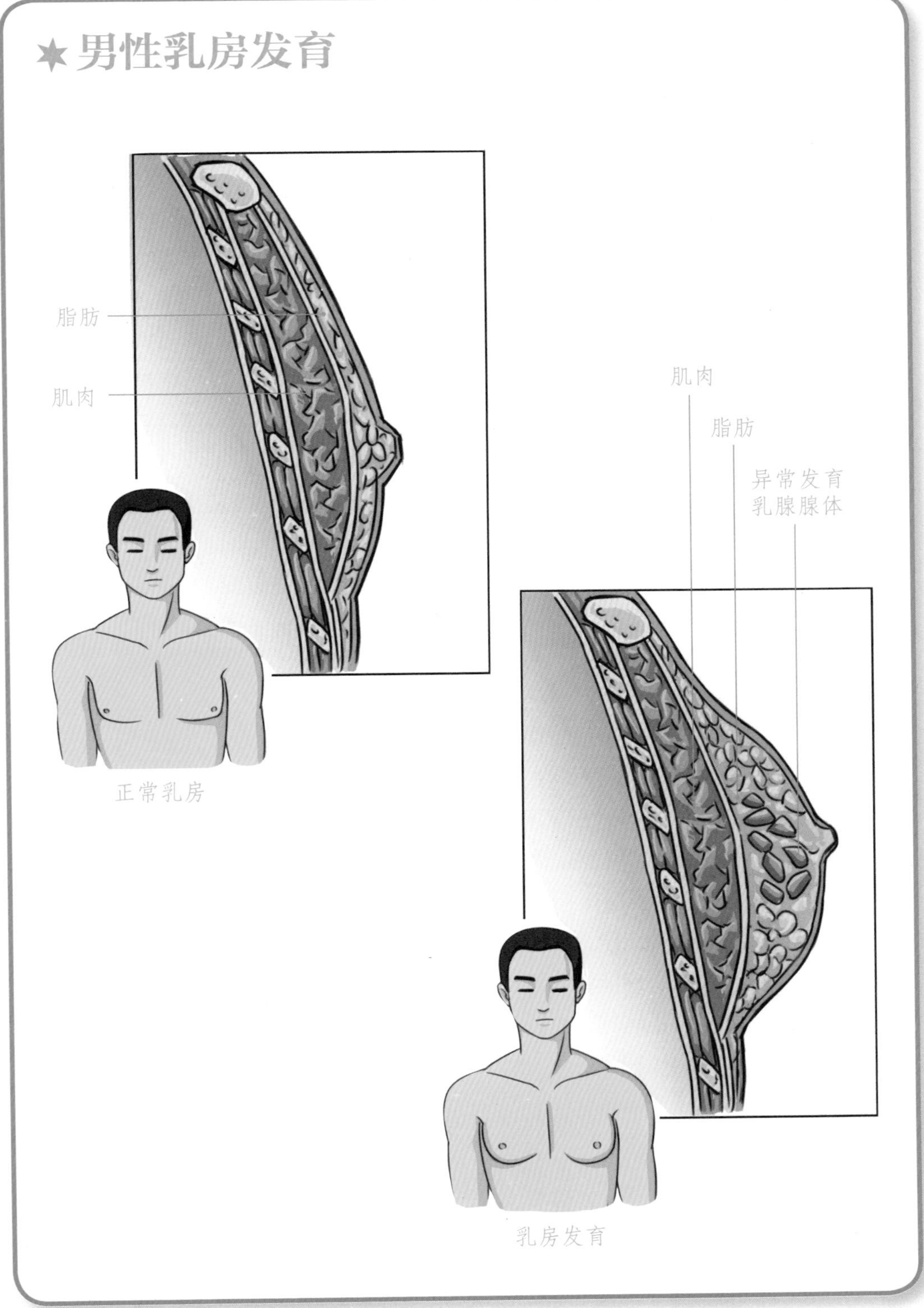

正常乳房

乳房发育

生闷气、易暴躁的人，乳房更爱出问题

都说女性是情绪化的动物，经常因为一点小事就生闷气，或者暴跳如雷。现代人的精神压力普遍很大，而女性面临工作、家庭等各种问题，更容易出现内分泌失调、自主神经紊乱，从而出现睡不好觉、脾气暴躁等各种症状。殊不知，这些都会对乳腺产生不良影响。

乳腺系统和肝经息息相关。肝经经过乳房，当情绪不好时，肝气郁结，气不通畅，影响乳房经络，各种乳腺病也就发生了，比如乳腺炎、乳腺增生、乳腺结节，甚至是癌变等。

乳腺结节是乳腺组织导管和乳小叶在结构上的退行性病变及进行性结缔组织的生长，其发病原因主要是由于内分泌激素失调。

人生存的外部环境及精神因素均可使人体的内环境发生改变，从而影响内分泌系统的功能，使某一种或几种激素的分泌出现异常。

●●●保持好心情

无论在什么情况下，我们都要保持一份好心情。为了拥有一个好心情，要保证充足的睡眠，良好的饮食和生活习惯；多做运动，为情绪的发泄提供一个渠道；有了苦闷应学会向人倾诉，不要全闷在心里。

快乐是因为外在事物引发的，而喜悦是从我们的内心深处向外散发开来的。所以无论遇到什么事，我们都要摆正心态，不要为自己无法控制的事而产生苦闷、沮丧、懊恼等消极情绪。时刻提醒自己，做一个热爱生活的人，这样才能保持健康。

怒气是一种强大的心理能量，用之不当，伤人害己，而若使之升华，会变为成就事业的强大动力。此外，要培养远大的生活目标，改变爱为小事斤斤计较的习惯，更多地从大局、从长远去考虑一切。

★消极情绪伤害大

要调整好自己的心情，减少失眠、暴躁、懊恼等消极情绪。

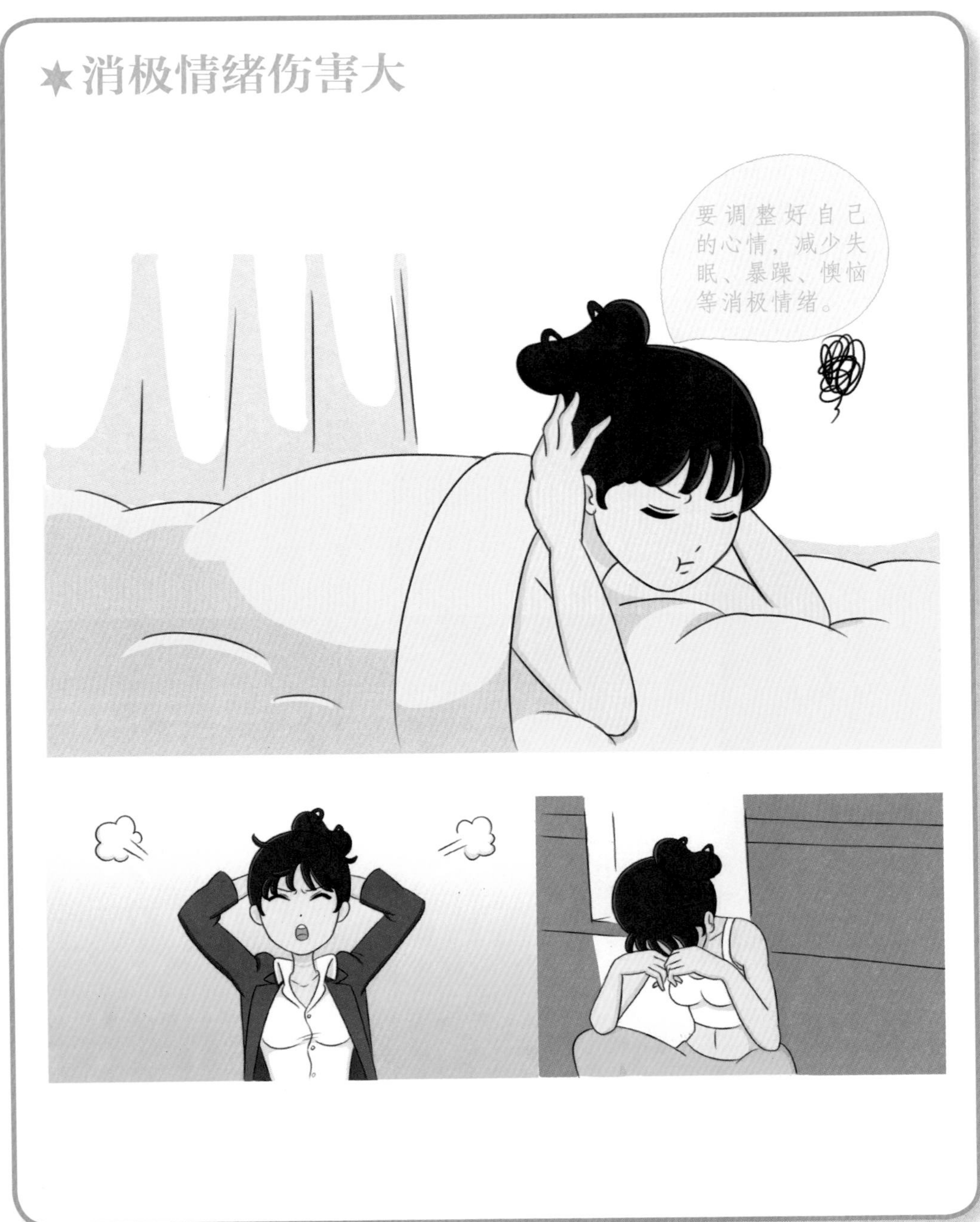

月经后 7~10 天检查乳腺最佳

乳腺彩超一般在月经后 7 天左右检查最佳。这个时间段的腺体组织相对于月经周期的其他时间来说更薄更松软，是乳腺疾病诊断或者体检、复查的最佳时间。如果乳房存在病变，很容易和正常组织区分开来。

乳腺彩超主要应用于乳腺小叶增生、囊肿、纤维瘤、炎症及乳腺癌等疾病，它能够发现早期的乳腺癌，并追踪观察病变的演变过程。近几年来，我国乳腺癌的发病率正逐年上升，其治疗效果以及预后完全取决于对病变发现的早晚，而彩超检查便能提高对乳腺肿块良恶性判断的正确率，进而尽早治疗乳腺癌。

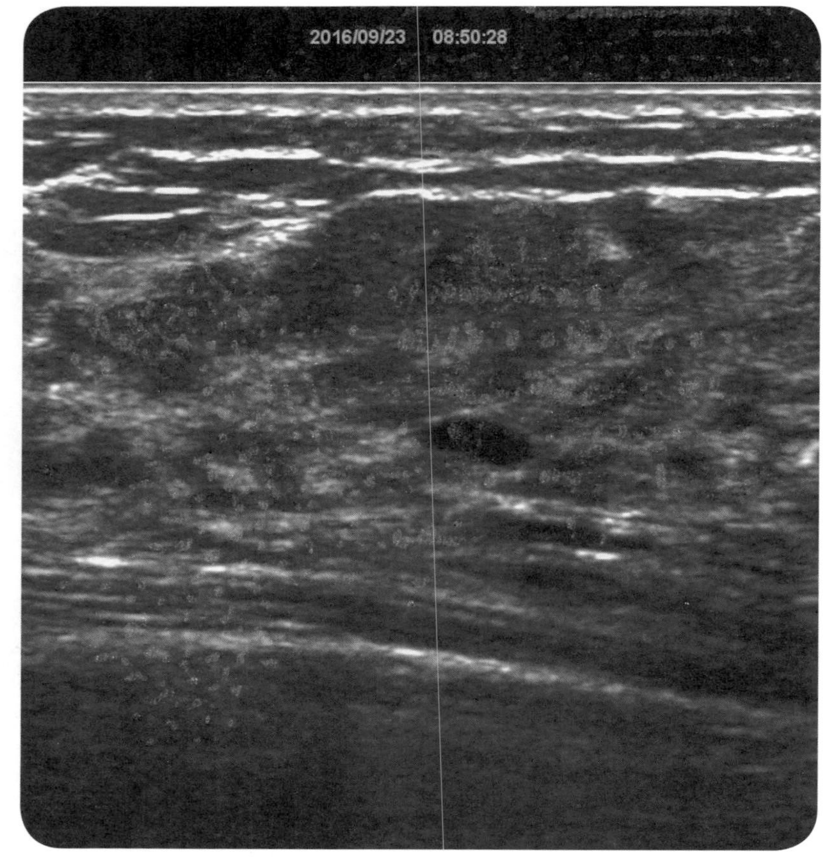

乳房轻度隐痛或钝痛，发作无明显规律性，仅为偶发或阵发，也可能是早期乳腺恶性肿瘤的信号，应引起重视。

●●●什么情况下要做钼靶检查

钼靶特别适合对软组织进行透照成像，随着全数字钼靶机的出现，线量进一步降低，医务人员也不再需要特别的防护措施。既然是射线，对钙化就特别敏感，而大多数早期乳腺癌表现为沙砾样钙化，凭借钼靶就可以早期发现和诊断。这就是人们普遍认为钼靶更准确的缘故。但更早期的乳腺癌，和没有表现为钙化的早期乳腺癌还是需要结合乳腺彩超的检查。另外钼靶检查乳腺疾病的准确性还会受乳腺致密程度影响。年轻女性因为腺体致密、纤维组织丰富，整个乳房常表现为呈致密性阴影，缺乏层次对比。因此35岁以下女性进行钼靶检查的价值远不如35岁以上女性意义大。

乳腺彩超能够更清晰地显示乳腺肿瘤的内部结构，观察肿瘤与周围组织的关系，能观察到病灶大小、形态及边缘情况，同时能够较好地观察肿瘤内外血管的多少和分布情况。

因此，联合国卫生组织将乳腺彩超和乳腺钼靶一起作为乳腺检查的“黄金搭档”，在全球范围内推广乳腺普查。

★乳腺钼靶检查

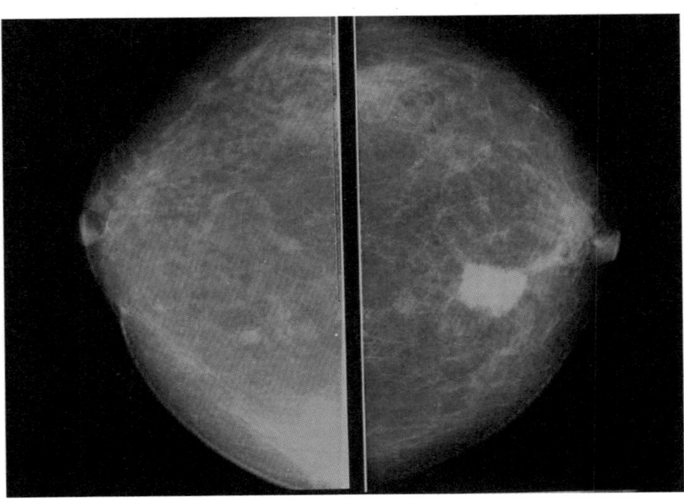

乳腺彩超和乳腺钼靶是两种完全不同的检查手段，各有优势，又可相互补充。

乳腺常用检查方法：物诊检查，乳腺彩超，钼靶

乳腺疾病的发病率不断增高，越来越多的女性朋友开始重视定期的乳房检查。乳房的检查方法有很多，首先是乳房的自我检查；其次是医生的查体；最后是相应的影像学检查：超声、钼靶 X 线、MRI 等。有些患者可能还需要进行病理检查：粗针穿刺、乳腺旋切或手术病理等检查。目前最常用的是物诊检查（自我检查和医生检查）、超声和钼靶，下面具体介绍这几种最常用检查手段。

●●●自我检查

女性可以进行乳房的自我检查，及时发现一些乳腺疾病，甚至乳腺癌。一般自检的时间在月经来潮后的 7~10 天左右进行为宜。自检可分为卧位和立位，主要有三种方法：视诊法、触诊法和挤压法。1. 视诊法：脱掉上衣，面对镜子，光线要好。双臂外展、上抬，观察双侧乳房大小、颜色有无变化，是否对称，乳头有无异常凹陷。2. 触诊法：触摸乳房有无肿块，检查腋下淋巴结有无肿大。应四指并拢，用掌面指端进行检查，自检应顺时针或逆时针依次检查乳房各个象限、乳晕下方以及腋窝。3. 挤压法：挤压乳晕及乳头，观察是否有乳汁、液体从乳头流出。

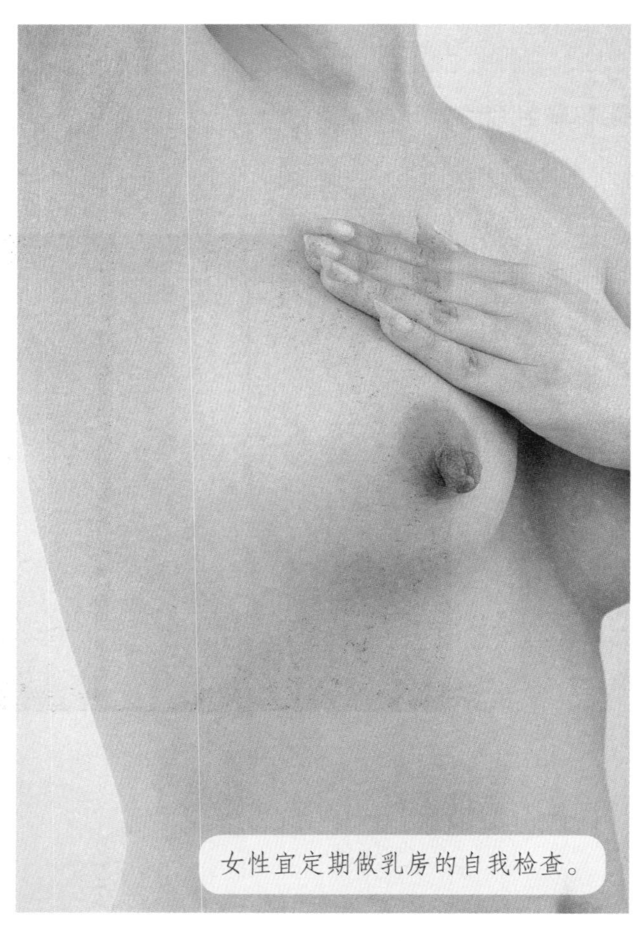

女性宜定期做乳房的自我检查。

●●●医生检查

即医生接诊时对患者乳房进行的视诊、触诊及挤压。首先医生观察患者乳房对称性，乳头有无凹陷及形态异常等其他异常改变，例如哺乳期患者乳头上是否有溃疡或小白泡，观察乳房皮肤改变，有无酒窝征、橘皮样变、皮肤卫星结节等。触诊时同自我检查一样，若有肿块，则对患者肿块的大小、硬度、表面是否光滑、有无触痛进行粗略评价。挤压乳头或乳晕，观察有无溢液，若有溢液，观察溢液颜色、质地等。可指导医生对疾病进行诊断。

●●●乳腺超声检查

超声检查具有无创、便捷、快速、廉价、准确等优点，已经被越来越多地用于疑诊乳腺病的人群及乳房普查或常规体检。可同时进行乳腺和腋窝淋巴结的检查。适用于各个年龄段的人群，如：年轻、妊娠、哺乳期、老年妇女等。可以对乳房可疑异常或肿块进行确认。是我国女性乳腺疾病筛查的首选可靠检查方法。

●●●乳腺钼靶 X 线检查

钼靶可以发现乳房内的肿块、钙化影，主要用于乳腺恶性病变的诊断、良性病变的随诊、筛查发现异常改变的检查等。在西方国家钼靶使乳腺癌的早期诊断率大大提高，从而降低了乳腺癌患者的死亡率。 是西方国家女性常用检查手段，但相对于欧美女性，我国女性乳房体积较小而密度普遍较高，尤其年轻女性更是如此，X 线不易穿透，检查效果可能不好，所以，在我国，对年轻女性，尤其 35 岁以下、无明确乳腺癌高危因素或临床查体未见异常的妇女，不建议进行乳腺钼靶 X 线检查。

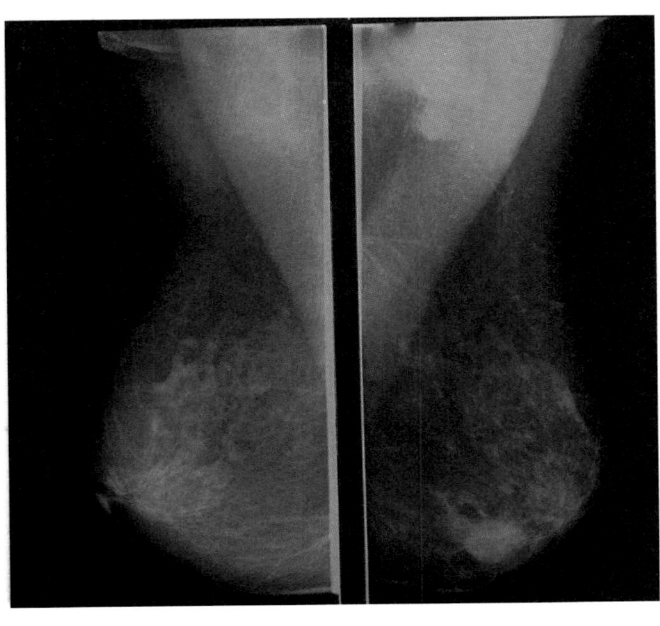

无明确乳腺癌高危因素，不建议进行乳腺钼靶 X 线检查。

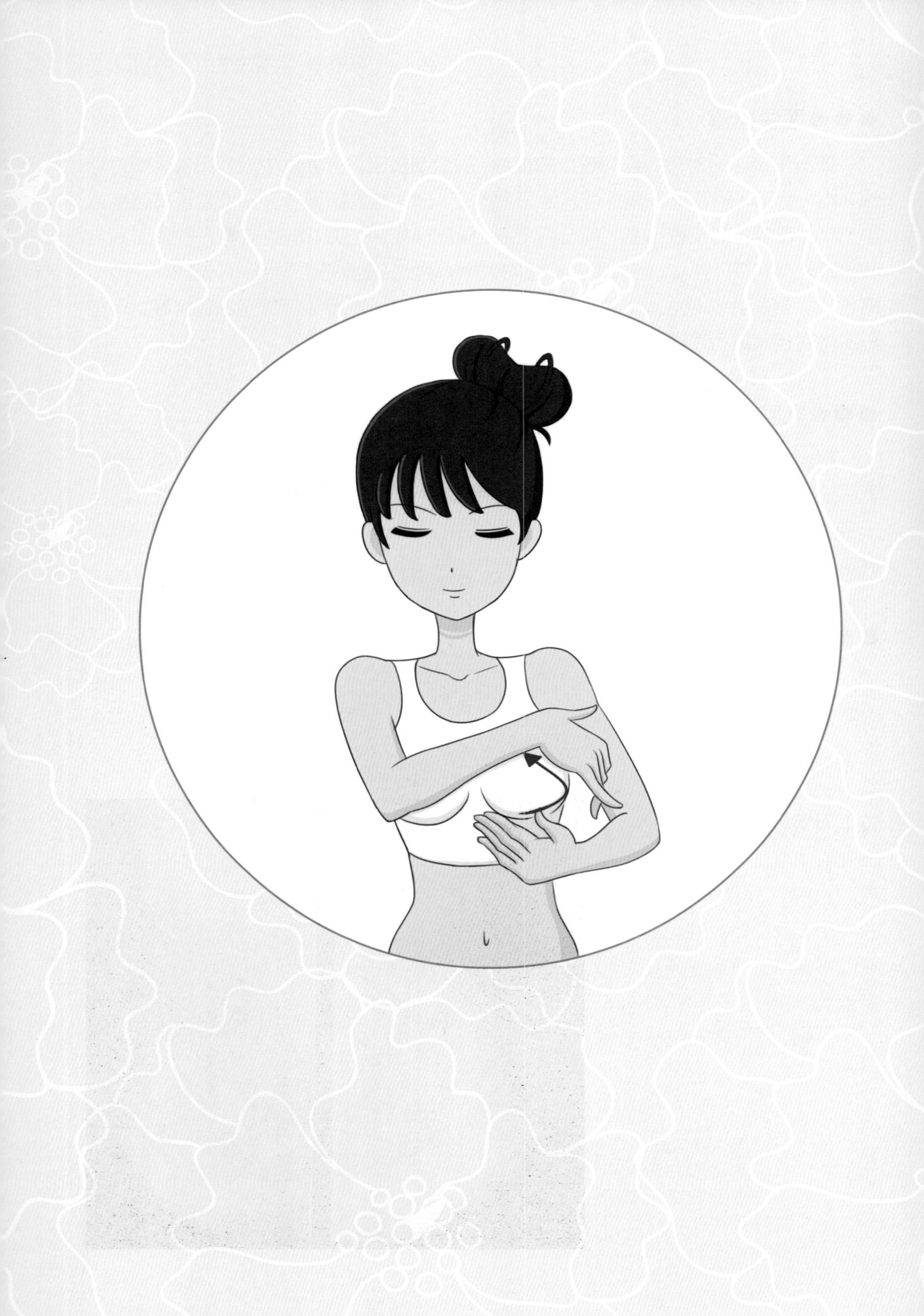

第二章

乳房胀痛——乳房的第一困扰

女性总有女性独有的烦恼。提到乳房胀痛，很多女性表示苦不堪言。你是否也有同样的困扰呢？因为月经前的胀痛心烦不已，坐立不安？想要缓解又不知该从何做起？本章我们将围绕乳房胀痛进行详细的解说，让你慢慢地调理出健康的乳房！

一把尺自测乳房胀痛

你月经前乳房会胀痛吗？虽然月经前乳房轻微发胀，月经来潮乳房发胀感觉马上消失是一种正常的生理现象，但是如果能缓解疼痛，不是更好吗？那么该如何通过日常的习惯来改善乳房胀痛呢？

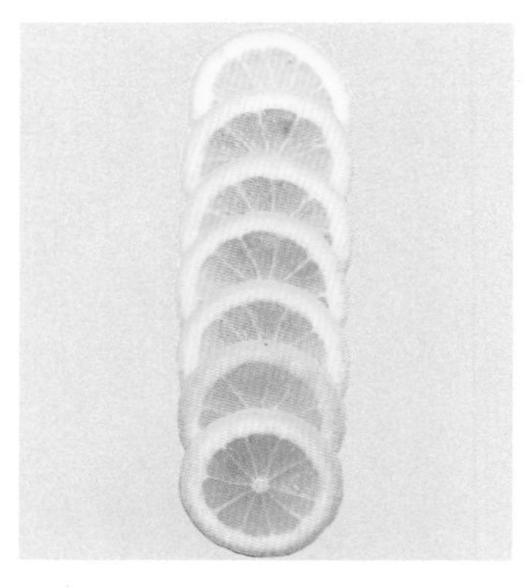

改变饮食习惯：遵循“低脂高纤”的饮食原则，多吃全麦食品、豆类和蔬菜，增加人体代谢途径，减少乳腺受到的不良刺激。控制动物蛋白摄入，以免雌激素过多，造成乳腺增生。

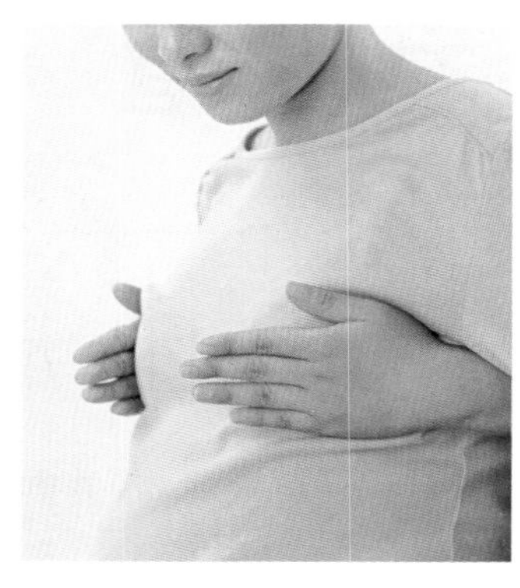

经常按摩乳房：按摩时，五指并拢，用指腹按压乳房约5秒后松开，连续按10次为一回。每天可做6回，有空时就可以做，洗澡时或洗澡后效果最佳，这对防止乳房不适有极大的好处。

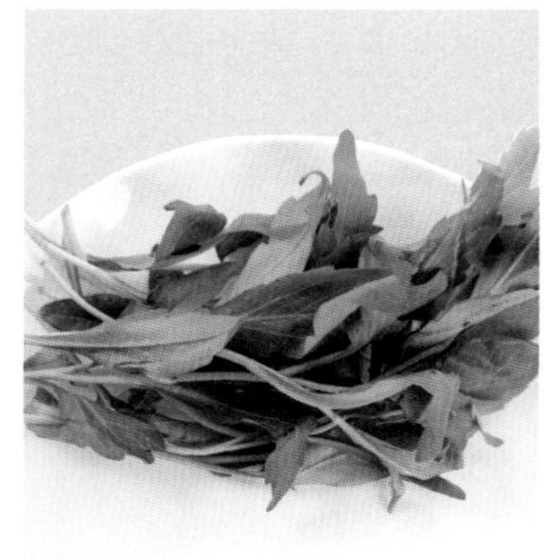

摄取维生素：饮食中应摄取富含钙、镁、维生素C及B族维生素的食物。这些成分有助于乳房的保养。

自制尺子测疼痛

在医院使用这个尺子时，你只需要按照自己的疼痛感移动标尺，医生会根据标尺对应的具体数值做出判断。

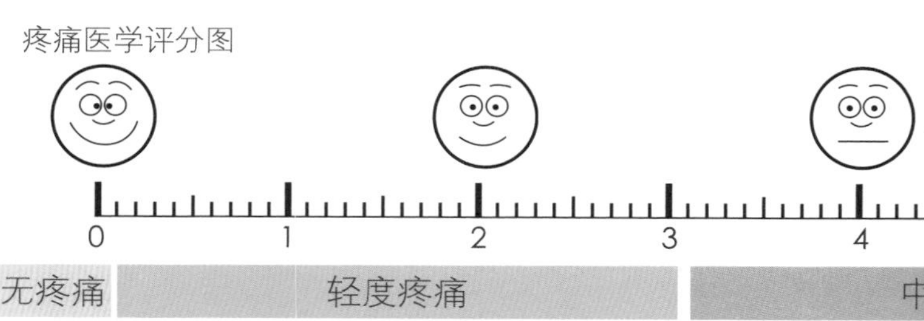

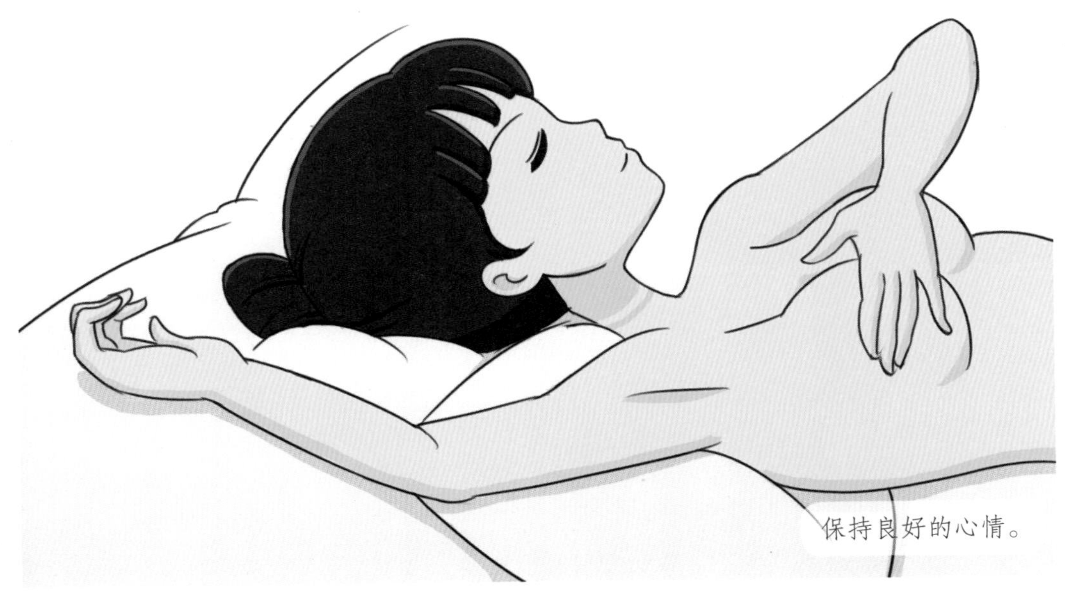

保持良好的心情。

乳房胀痛有两种

你有过这样的疑问吗？明明两个人都是乳房胀痛，去医院检查，但是医生给出的建议却是迥然不同的。其实，乳房胀痛在中医上分为两种类型。

1. 肝郁痰凝型胀痛： 疼起来的时候属于胀痛或者刺痛，随着心情的好坏会减轻或者加重，可能还会伴有心烦口苦，或者失眠。

2. 冲任失调型胀痛： 乳房疼痛是属于微微的胀痛或者隐痛，时常伴有腰酸乏力，月经失调，月经量少色淡等症状。

从 0~10 代表不同的疼痛等级，0 为无疼痛，0.1~3.0 为轻度疼痛，3.1~6.0 为中度疼痛，6.1~10 为重度疼痛

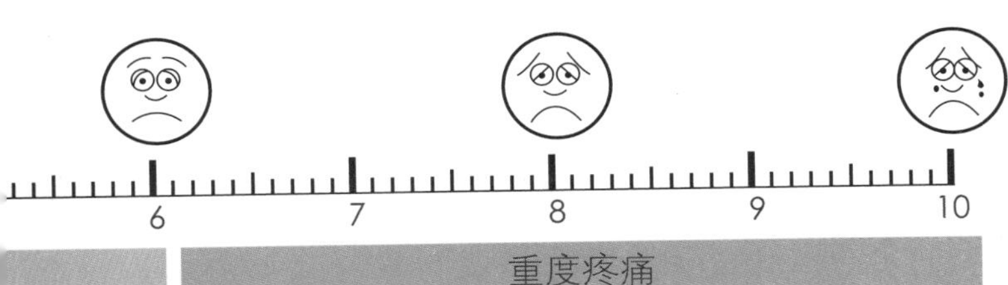

在家使用该尺子的时候，自己对比就可以了。需要注意的是，如果疼痛比较严重，一定要及时就医，以免耽误病情。

为什么经前乳房胀痛明显

有很多女性在月经来潮前1周内会出现双乳胀痛或不适感，但随着月经来潮，疼痛随之缓解或消失。症状或轻或重，有的人只是感觉经前乳房胀满、发硬，或有轻微的压痛；也有的人表现的症状较明显。有的女性经前乳房受到轻微的抖动、不经意间的摩擦以及碰压，就会出现胀痛难忍，甚至有下坠感和针刺样疼痛，还有的女性会有触痛结节等症状。

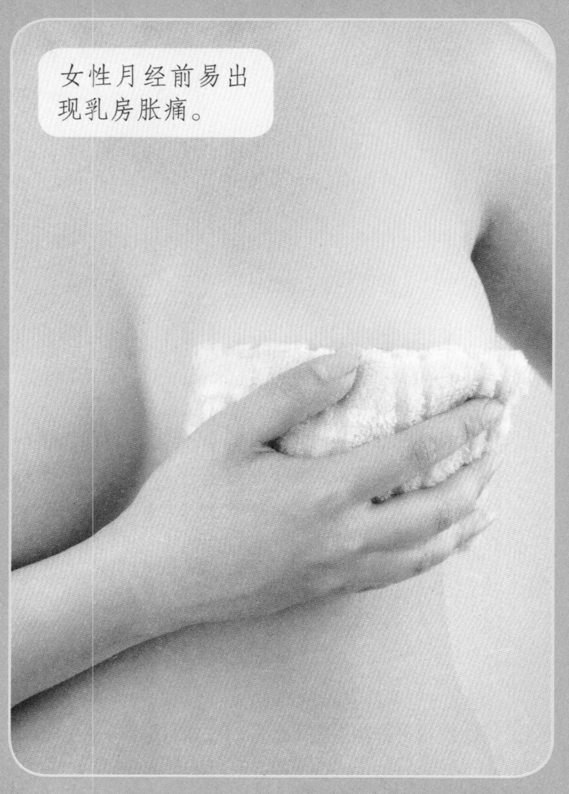
女性月经前易出现乳房胀痛。

首先，我们要明确一点，经前乳房胀痛是一种生理性的乳房疼痛，所以广大女性应该先松一口气，这并不是一种恶性病，是由乳腺这个内分泌器官的正常生理变化引起的一种症状。但为什么会出现经前乳房胀痛呢？

从现代医学角度来看，经前乳房胀痛与体内激素关系密切，由于经前体内雌激素水平增高，而患者乳腺组织对雌激素敏感性高，使乳腺组织不断处于雌激素的刺激之中，导致乳腺增生，乳腺间组织水肿而引起了经前乳房胀痛。因此，周期性的激素分泌失调和乳腺组织对激素敏感性增高是发生经前乳房胀痛的主要原因。同时，经前乳房胀痛与精神状况有一定的关联性，很多患者在出现情绪的波动之后，会明显感觉到乳房疼痛加重。有研究表明：女性月经前出现烦躁、抑郁或易激动这些情绪变化，会影响内分泌功能，使醛固酮分泌增加，产生水钠潴留，出现水肿，从而导致经前乳房胀痛。

从中医角度来看，女性乳房属肝，乳头属胃，又与冲、任脉密切相关。经前乳房胀痛大多由肝气郁结所致，因精神刺激，使肝郁气滞，肝气不能下达冲任二脉，经前冲脉气壅，滞塞不通，乳络阻滞，血行不畅，以致经前乳房胀痛，随着月经的到来，冲脉气泄，络脉通畅，故而痛减。若肝气郁结或痰湿阻滞，经前、经期冲脉气血充盛，郁滞更甚，令乳络不畅导致本病的发生。简单来说，就是因为负面情绪导致肝气郁结，使气血壅滞在乳房及其周围部位，气血不畅，不通则痛。

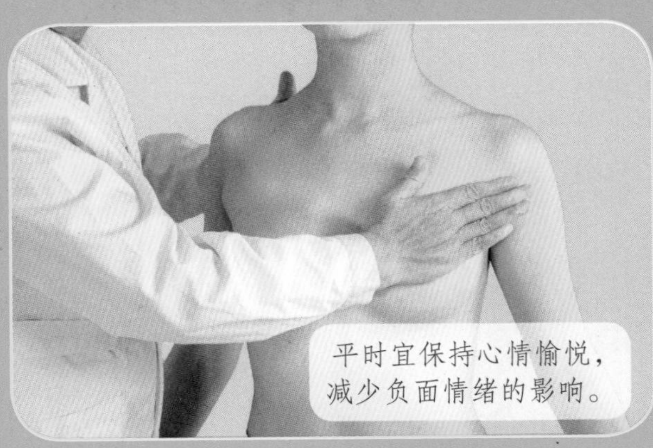

肝郁痰凝型胀痛

自测：你的乳房内有肿块吗？经常胀痛或刺痛吗？你入睡困难吗？总是做梦吗？是否特别容易生气？如果你有这些状况，那可能属于肝郁痰凝型乳房胀痛！

可使肝气舒畅，缓解胀痛。

每天来杯玫瑰花柴胡茶

肝郁痰凝型乳房胀痛大多是由于女性常常生闷气造成的，因为生闷气会伤肝，肝郁气滞就会引起乳房胀痛。而柴胡能够疏肝解郁，是很好的中药材。常喝能够令肝气畅通，缓解乳房胀痛，还能缓解痛经。

原料：

玫瑰花 5~6 朵、柴胡 5 克。

做法：

柴胡和 3 碗水放入锅中，开中火煮，约 15 分钟后关火；将茶汤冲入盛有玫瑰花的杯子即可饮用，可加点冰糖趁热喝。

佛手粳米粥当晚餐

佛手有疏肝理气、和胃化痰、治肝气郁结的功效，而粳米能够健脾胃、养阴生津。吃佛手粳米粥，对乳房胀痛也能起到缓解的作用。

原料：

佛手 15 克、粳米 100 克、冰糖适量。

做法：

将新鲜佛手切成片，装入洁净的纱布袋中，扎紧口；粳米洗净，加水适量煮粥。等到粥八成熟时，放入纱布袋，再煮约 15 分钟，下冰糖溶化调匀，拣去纱布袋。温热适量食用。

疏肝理气，养阴生津。

固精安神，嫩肤美容。

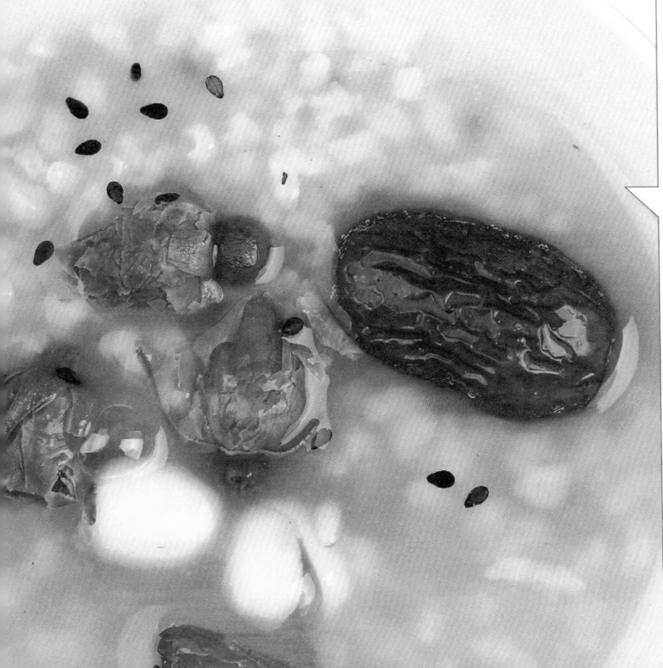

常喝红枣莲子玫瑰粥，缓解疼痛又美颜

如果你最近郁郁寡欢，食欲也不好，那么试试红枣莲子玫瑰粥吧！它不仅有生津益气、固精安神、疏肝解郁的功效，而且对女性还有很好的嫩肤美容作用。

原料：

红枣 5 颗、莲子 10 克、黑芝麻 20 克、生麦芽 50 克、高粱米 50 克、荞麦 30 克、玫瑰花 10 克。

做法：

将所有原料清洗干净，然后温火煮成粥。

服加味逍遥丸

乳房胀痛有轻有重，疼痛较重时可服用加味逍遥丸以缓解疼痛。

- 在服用剂量上要遵医嘱，一般一次1袋，一天2次。
- 只在经前疼痛时服用即可，月经期停用。
- 如果疼痛感没有消失请尽快就医。
- 主要成分为甘草、当归、茯苓、芍药、白术、柴胡、干姜。
- 加味逍遥丸可补肝脾，胸胁胀痛也能服用加味逍遥丸，效果不错。

万万不可用力过大。

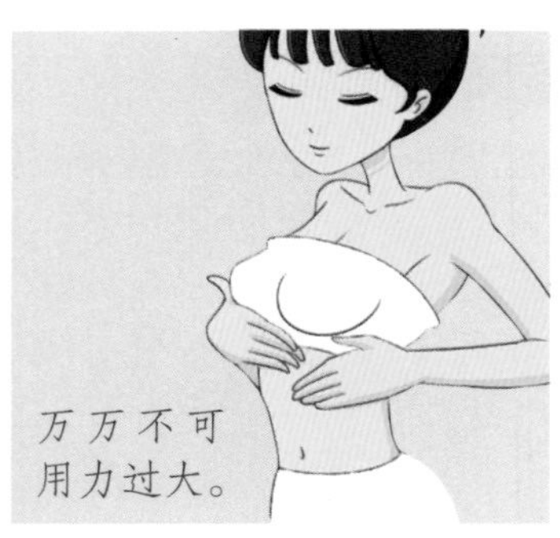

1 将腋下两旁肉轻轻推向胸前，然后将小腹的赘肉用力向胸部上推。经期也可以按摩，注意手法要轻柔，不可使用蛮力。

洗澡后，做10分钟舒胸操

2 顺着乳房四周由内而外打圈按摩，最后由下往上按箭头方向按摩至颈部。每天洗澡后，做舒胸操10分钟，大约1个月就会有效果，千万不可以偷懒。

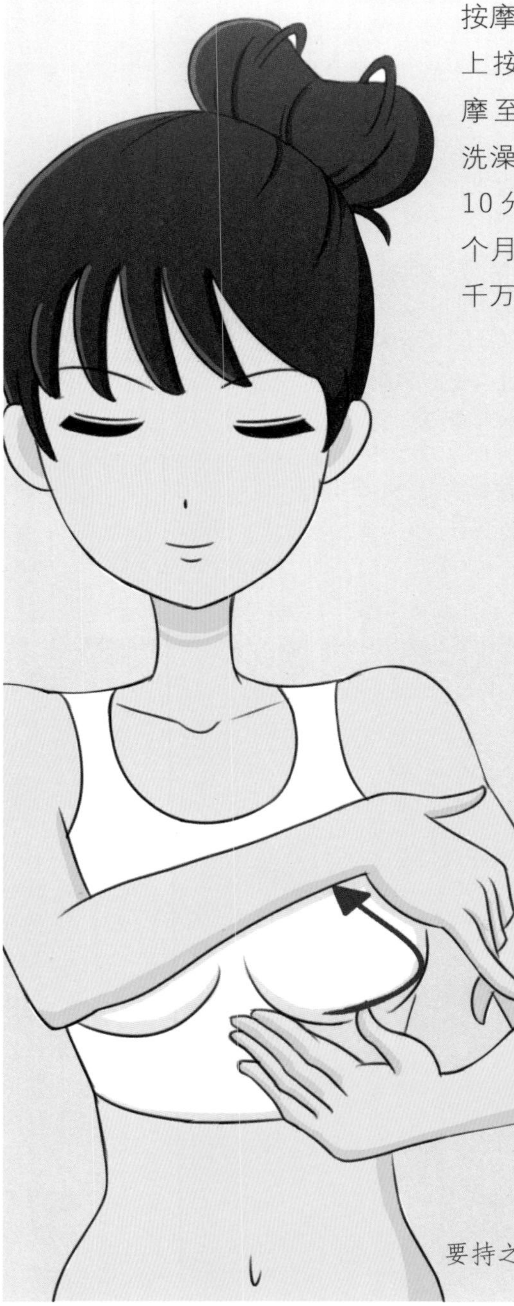

要持之以恒才有效果。

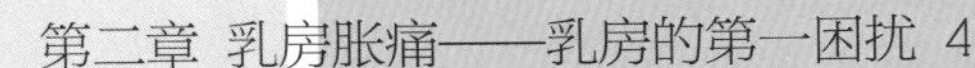

常刺激五大穴位

1 摩擦乳根穴：用左手手掌摩擦左侧乳根，并做圈状按摩，然后再换右侧。配合呼吸频率，每晚睡前20次。

圈状按摩乳根穴。

快速找到穴位

1. 乳根穴：在胸部，第5肋间隙，前正中线旁开4寸。

2. 太冲穴：位于足背侧，第1、2趾跖骨连接部位中。

3. 期门穴：在胸部，当乳头直下，第6肋间隙，前正中线旁开4寸。

4. 膻中穴：位于人体的胸部前正中线上，两乳头连线的中点处。

5. 肝俞穴：位于背部脊椎旁边，第9胸椎棘突下，旁开1.5寸。

有酸胀感为宜。

2 揉捻太冲穴：用右手拇指指腹揉捻左脚太冲穴，1分钟后再换左手拇指指腹揉捻右脚太冲穴。

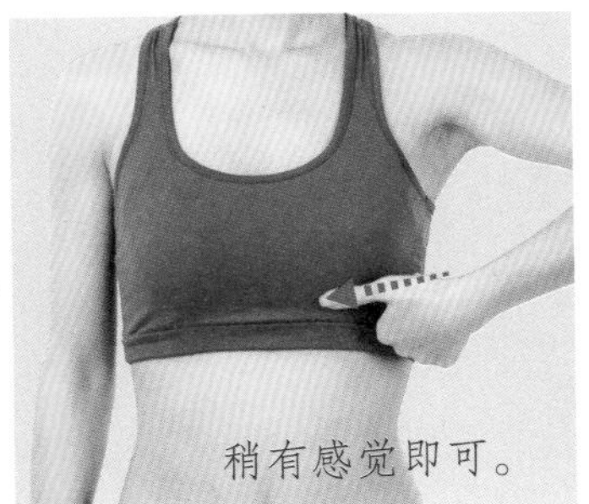

稍有感觉即可。

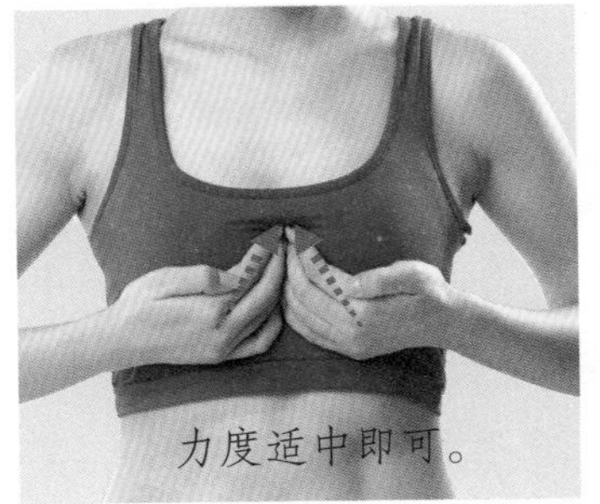

力度适中即可。

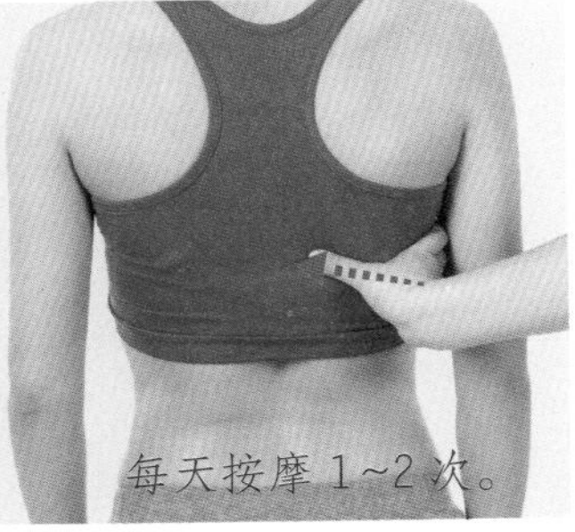

每天按摩1~2次。

3 点按期门穴：先用手掌轻擦双侧胁部，然后用拇指指面点按期门穴。

4 按揉膻中穴：两手作护胸状，用两手的食指、中指的指肚按摩17次。

5 点按肝俞穴：用拇指指端点按肝俞穴，轻轻按揉至有热感。

冲任失调型胀痛

自测：作为一名女性，你是否总感到神疲倦怠、腰酸乏力？是否觉得乳房内有肿块，并在月经前加重，经后减缓？是否经常月经失调，而且量少色淡？如果有，你轻微的乳房胀痛是属于冲任失调型，试试下面的方法吧！

滋阴润燥，活血化瘀。

柑橘山楂做茶饮

橘子除橘肉外，在中医药上至少还有五种可用之处：橘叶、橘皮、橘红、橘核、橘络。尝试着用橘络、橘核和山楂做个饮料吧，有缓解乳房胀痛的功效。

原料：

山楂 30 克、陈皮 20 克、大红橘 1 个（用其橘核和鲜橘络）。

做法：

将山楂、陈皮、橘核和鲜橘络一起水煮，共 40 分钟，最后留下汤水大约 500 毫升，分 2 次饮用。

夏枯草当归粥，帮你补血调经

如果你时常乳房胀痛，还伴随着月经不调，经量少，那么，试试夏枯草当归粥吧。这是个很好的选择。当归是补血活血的良药，而夏枯草有很好的清肝散结效果。

原料：

夏枯草10克、当归10克、香附10克、粳米适量。

做法：

将夏枯草、当归、香附洗净后放入锅中，加水煎煮20分钟。去除渣滓后，再将汁液和粳米同煮，等到粳米熟烂后就可以食用了，如果觉得粥的中药味道过重，可以根据个人口味加入红糖拌服。

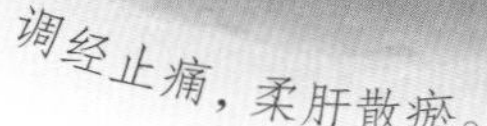

调经止痛，柔肝散瘀。

肉苁蓉归芍蜜饮，为你赶走乳房胀痛

补血活血，清肝散结。

肉苁蓉可以有效预防、治疗女性月经不调、闭经不孕等疾病，当归和赤芍用于肝肾两亏，阴虚血少。因此，肉苁蓉归芍蜜饮是你赶走乳房胀痛的又一大帮手。

原料：

肉苁蓉15克、当归10克、赤芍10克、柴胡5克、金橘叶10克、半夏10克、蜂蜜适量。

做法：

将原料分别拣去杂质，洗净，晾干并切碎，一起放入砂锅，加适量水，浸泡片刻，煎煮30分钟，用洁净纱布过滤，把汁放入容器，等到温热时，加入蜂蜜，拌和均匀就可以了。上午下午分别服用1次。

保持乐观情绪

积极向上、轻松乐观的情绪可以使人体阴阳平衡、气血畅通，让身体保持一种健康的状态。现代医学研究也证明，当人精神愉快时，中枢神经系统兴奋，指挥作用加强，人体能够进行消化吸收、分泌和排泄的调整。

如果你每天都能有一个好心情，乳房胀痛的症状会慢慢减轻直至消失。

慢跑半小时

慢跑是治理月经不调，缓解乳房胀痛很好的方法。气机不畅，血瘀湿阻是引起冲任失调型乳房胀痛的原因，而慢跑可以改善呼吸，顺畅气血。

慢跑时的姿势不必刻意像专业运动员那样，只要以一种不勉强的速度，在轻松的状态下锻炼就可以了。肩部放松，避免含胸。自然摆臂，呼吸均匀，两步或三步一呼一吸，有利于调节肺部功能。身体前倾，幅度应以自然舒适为好。

经常做做强肾操，有助于缓解胀痛

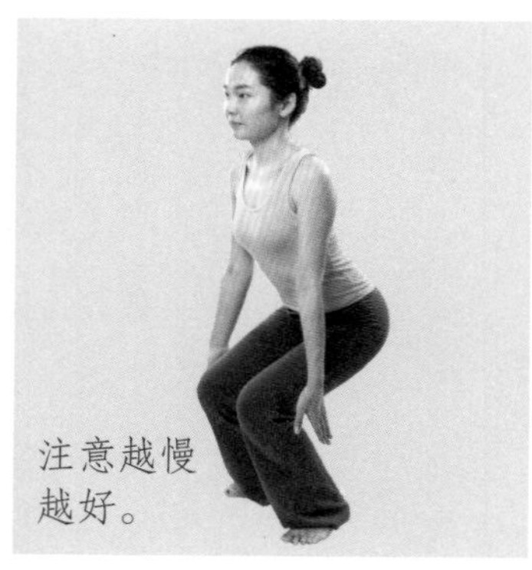

注意越慢越好。

1 两臂自然下垂，两掌贴在裤缝上，手指自然张开，脚跟提起。慢慢曲膝下蹲，两手背逐渐转后，虎口对脚踝。

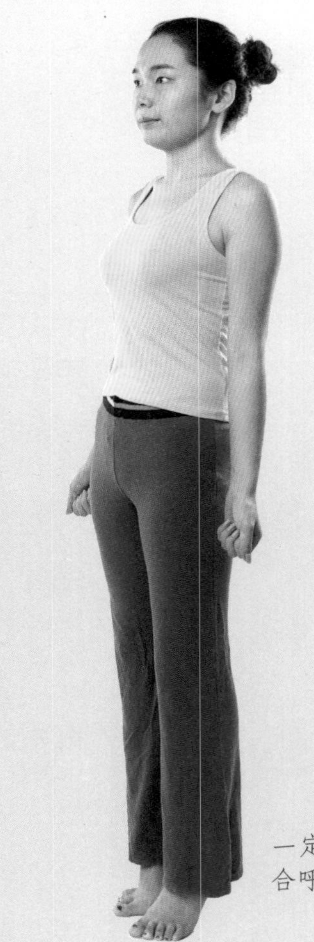

2 吸气，身体逐渐起立，两手下垂，逐渐握紧；呼气，身体立正，两臂外拧，拳心向前，两肘从两侧挤压软肋，同时身体和脚跟部用力上提，并提肛，呼吸。

一定要配合呼吸。

常刺激五大穴位

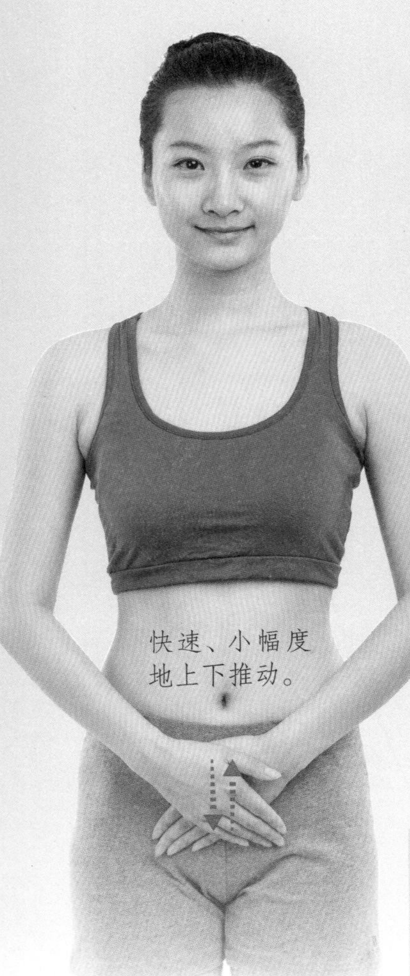

1 按揉关元穴：双手交叉重叠放在关元穴上，稍加压力，然后快速、小幅度上下推动。操作不分时间、地点，随时可做。注意不可以过度用力，按揉时只要局部有酸胀感即可。

快速找到穴位

1. 关元穴：位于腹部，身体前正中线，脐中下 3 寸处。

2. 三阴交穴：在小腿内侧，当足内踝尖上 3 寸，胫骨内侧缘后方。

3. 气海穴：在人体下腹部，身体前正中线，脐下 1.5 寸，肚脐下两指宽处。

4. 中极穴：位于腹部前正中线上，脐中下 4 寸。

5. 血海穴：在大腿内侧，髌底内侧端上 2 寸，当股四头肌内侧头的隆起处。

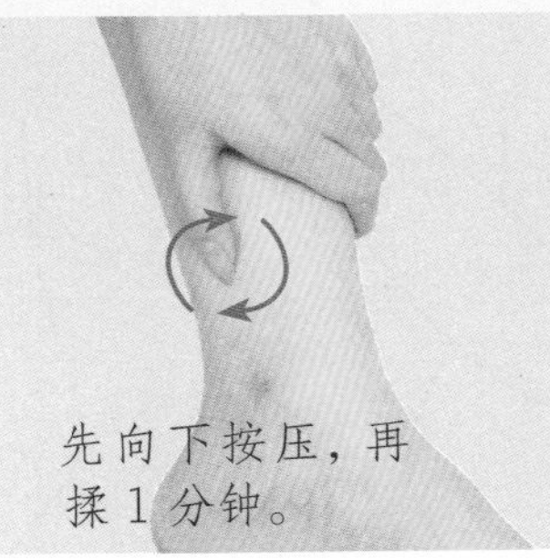

2 按压三阴交穴：拇指放在三阴交穴的表面用力向下按压，再揉 1 分钟后停下来，间隔一会，再揉 1 分钟。

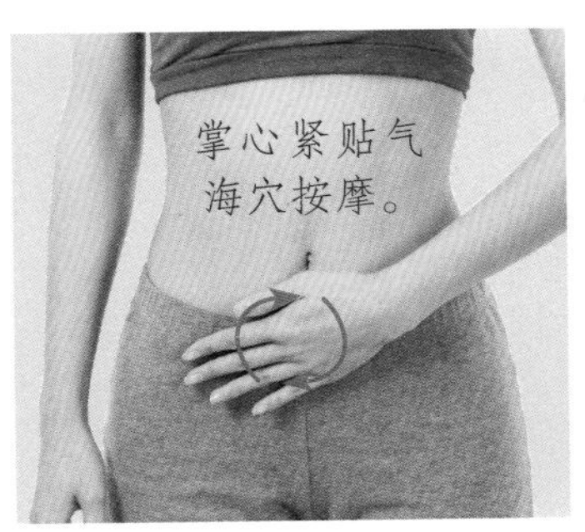

3 按摩气海穴：掌心紧贴在气海穴位置，按顺时针、逆时针方向分别按摩。

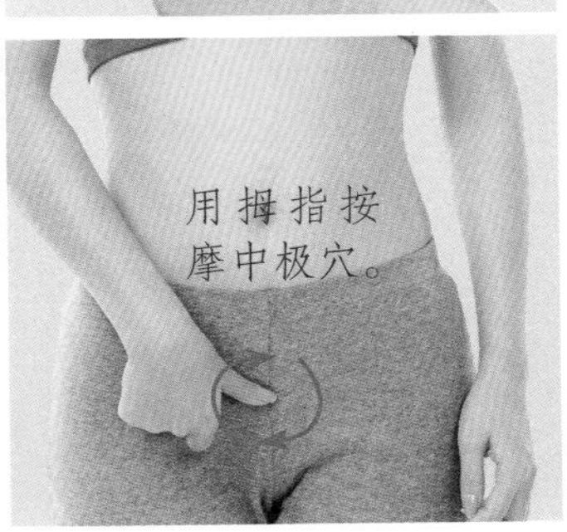

4 按摩中极穴：用拇指按摩中极穴，每次 2 分钟，每天 2 次。

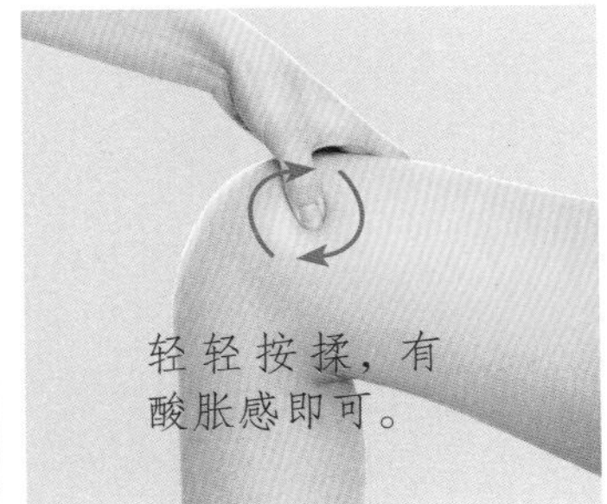

5 按揉血海穴：每一侧按揉3分钟，不宜大力，有酸胀感就好。

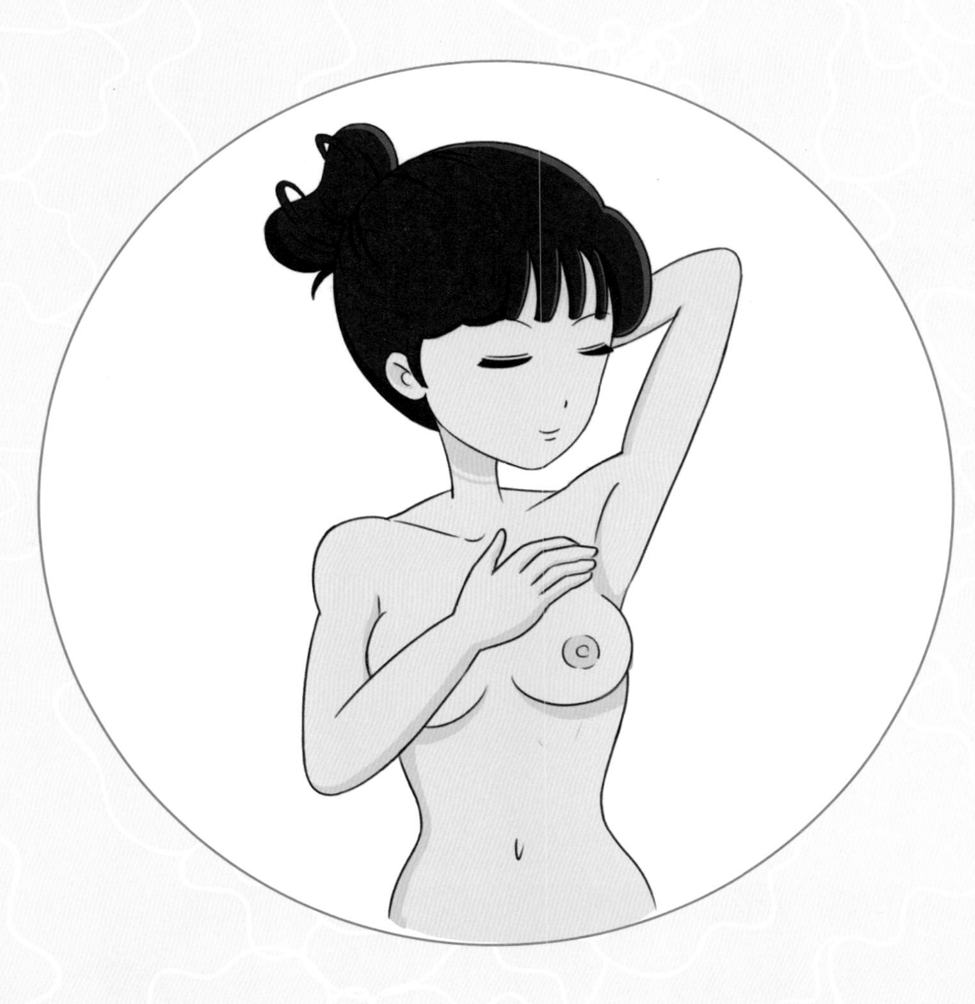

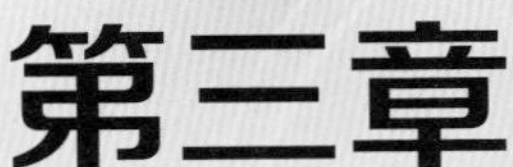

乳腺增生——最常见的乳房困扰

大多数的女性到了一定年龄，会出现乳腺增生。得了乳腺增生该吃什么、喝什么？怎样调养呢？本章我们将带你走近乳腺增生，让你对乳腺增生有一个清晰的认识。

乳腺肿块分为哪几类

乳腺肿块是什么

现在很多女性朋友生活节奏快，工作压力大，饮食不健康，作息不规律，内分泌紊乱，都会诱发乳腺疾病。随着乳腺疾病发病率的逐渐升高，女性对乳房健康的重视程度也随之提升。乳腺肿块为女性心中的一大噩梦，如果您有一天在洗澡时，无意中摸到胸部中好像多出一块东西，您一定会非常担心和害怕。面对肿块，我们需要冷静地面对。肿块 = 恶性？我们一定要对这种观念 say no！肿块是分为良性和恶性的，乳腺增生、乳腺纤维瘤等疾病所产生的肿块都属于良性的。发现乳房肿块后，我们首先应该关注肿块的大小、硬度、表面是否光滑、边界是否清楚以及活动度。一般来说，良性肿块的边界清楚，活动度大。恶性肿块的边界不清，质地硬，表面不光滑，活动度小。

对于乳房肿块，我们需要鉴别三种常见乳房疾病：

乳腺囊性增生病：乳房胀痛和肿块为本病的主要表现，此疾病症状具有周期性，即经前期的乳房胀痛，月经过后，疼痛可减轻，肿块可随之缩小。此疾病肿块可呈多发性，质地韧或软，常伴有局部轻度到中度的触痛，经过药物治疗后，可有不同程度的好转。少数患者乳头可挤出分泌物。此种疾病多因雌、孕激素比例失调造成。

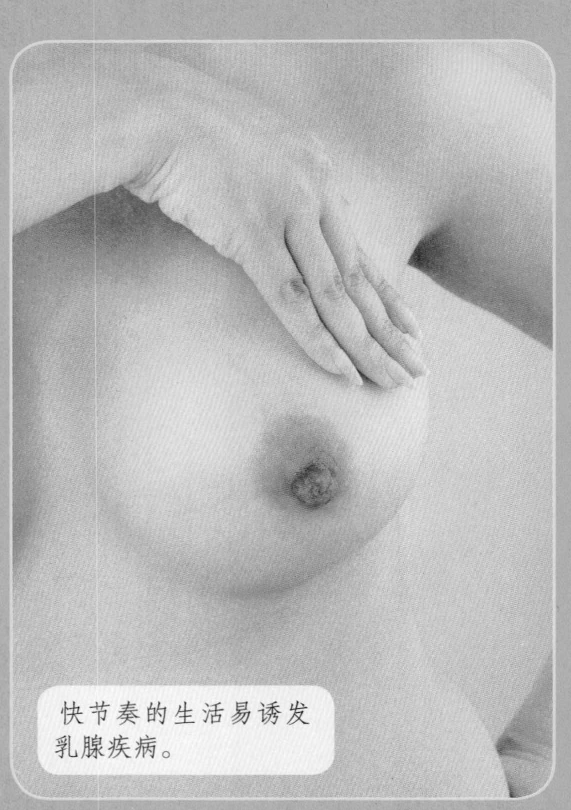

快节奏的生活易诱发乳腺疾病。

乳腺纤维瘤：此疾病是女性常见的乳房肿瘤，高发年龄为30岁以下的女性，多为单个肿块出现。患者常无明显疼痛，此种肿块增大缓慢，触摸表面光滑，质地有皮球样的弹性感，易于推动。一般月经周期对肿块的大小并无影响。

乳腺癌：乳腺癌为女性最常见的恶性肿瘤之一，并且我国的乳腺癌发病呈逐年上升趋势。乳腺癌早期常表现为无痛，单发的小肿块，常为患者无意中发现。所以，越是不痛的肿块，我们越应该予以重视。乳腺癌肿块质硬，表面不光滑，与周围组织分界不清楚，在乳房内不易被推动。晚期患者还可出现表面皮肤凹陷，或者出现"橘皮样"改变。

对于乳房疾病的鉴别与诊断，除了需要医生经验丰富的触诊，还需要借助超声、钼靶，甚至核磁等先进设备。所以女性朋友们一旦发现乳房肿块，需要及时到医院检查，以免延误病情。

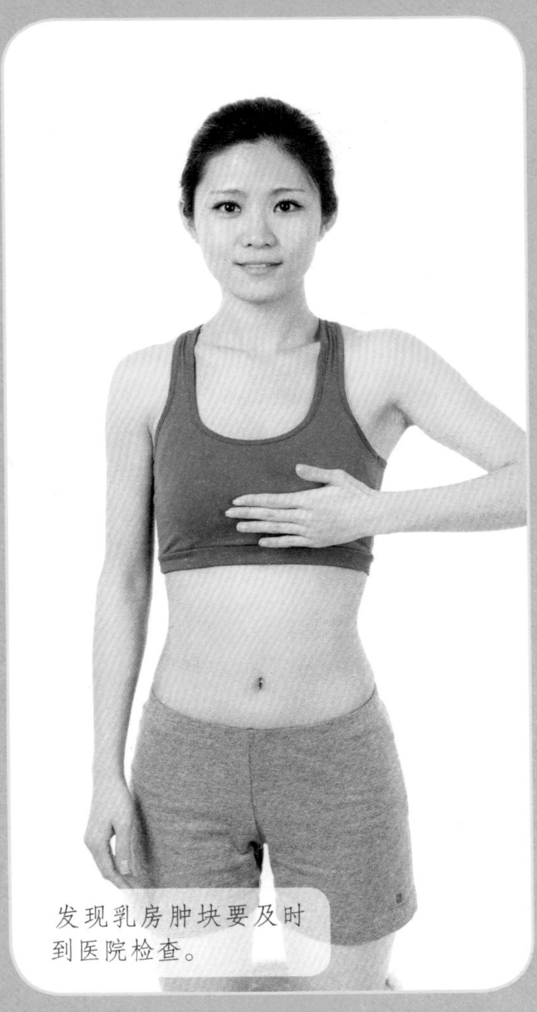

发现乳房肿块要及时到医院检查。

摸一摸，你有乳腺增生吗

体检时，医生是不是用手摸一摸就诊断出了有乳腺增生？其实，自己摸也能检查出是否有乳腺增生。现在，我们就一起来看看，当摸到什么的时候，预示着可能得了乳腺增生。

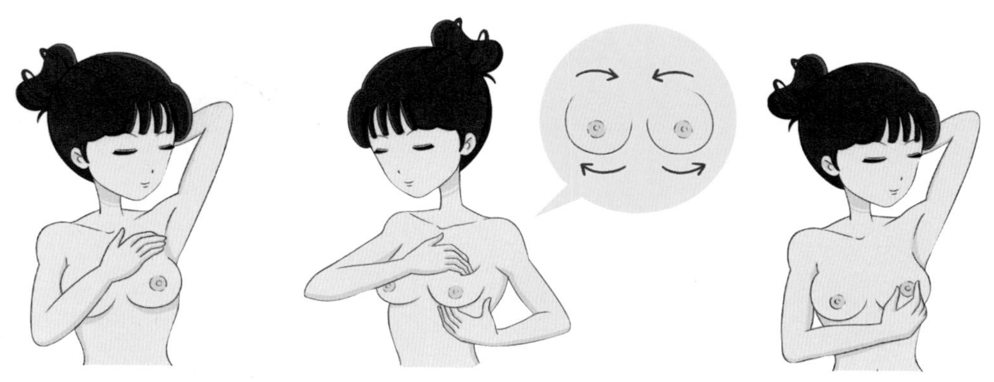

1. 摸：将左手放在头后，以右手手指的指腹轻压左侧的乳房，摸乳房内是否有片块状或者颗粒状的小结节，再用同样的方式检查右侧乳房。

2. 摸：由乳头开始做环状顺时针方向检查，逐渐向外（三四圈），直到全部乳房检查完为止。用同样方法检查右侧乳房。

3. 拧：将左手放在头后，用右手大拇指和食指轻轻压拧左侧乳头，观察是否有少量的透明分泌物，再用同样的方式检查右侧乳房。

轻度乳腺增生不用怕

20~50 岁的育龄妇女，去做各项乳房体检的话，体检报告里几乎是很难见到“正常”这样的字眼的，最常见的诊断用语是“双乳小叶增生”。如果报告里仅有“增生”的表述，那么你不用担心，说明了你的乳房基本是正常的。

— 雌激素 Es
— 促卵泡成熟激素 FSH
— 黄体生成激素 LH

第 1 天
5
经期

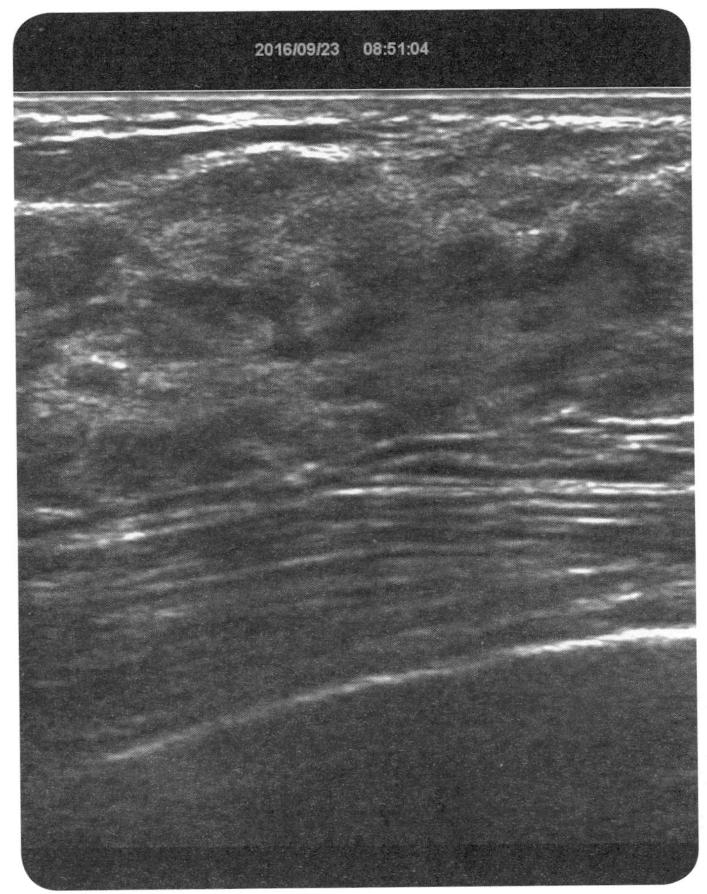

病理性乳腺增生存在癌变的可能，一定要积极治疗，尤其是囊性增生类型，由于存在癌变的可能，不能掉以轻心。

有结节，去做 B 超

很多女性在疼痛的同时还能摸到自己的乳房里有“肿块”。如果左右两边对称，而且肿物在经期的前后有变化，那么可以猜测为普通增生。想知道自己的增生是生理性增生还是病理性增生吗？去做个 B 超检查吧，检查后医生会给你一个可行的治疗建议。

活动时感到乳痛可吃药

口服逍遥丸、乳癖散等中药，有缓解胀痛的作用。注意平时放松心情，保持乐观；避免情绪抑郁，心理紧张。

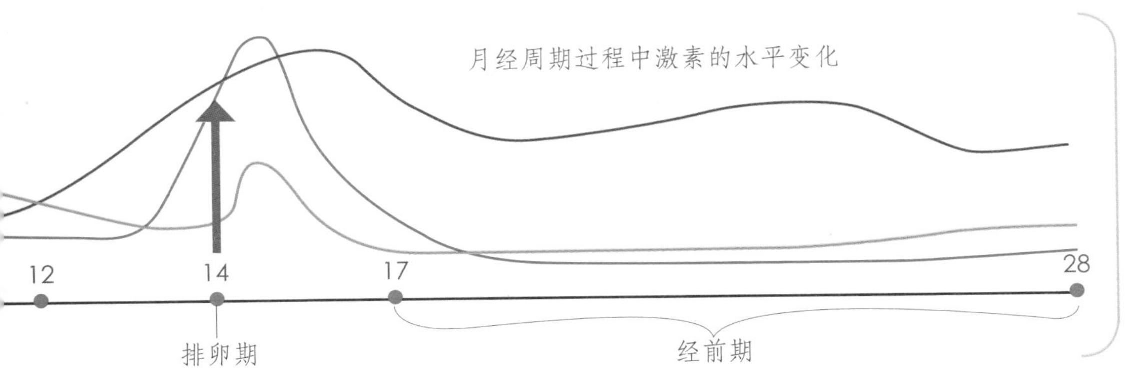

乳腺肿块调养方法

如果通过饮食就能达到治病的效果，女性朋友都会很开心吧！和其他治疗方法相比，“吃”实在是一件既简单又幸福的事了。因此，来好好研究一下，通过哪些食物能缓解乳腺增生吧！

玫瑰蚕豆花茶，帮你疏肝理气

玫瑰花和蚕豆花均有很好的疏肝理气、解郁散结的功效。此款茶是乳腺增生患者很好的饮品。

原料：

玫瑰花 6 克、蚕豆花 10 克。

做法：

将原料分别洗净，沥干，一同放入茶杯中，加开水冲泡，盖上茶杯盖，闷 10 分钟。可代茶饮，早、晚分服。

疏肝理气，解郁散结。

海带紫菜汤，降低乳腺增生风险

你知道吗？海带的好处远不止你了解的那么多。它不仅有美容瘦身等保健作用，还能够辅助治疗乳腺增生。由于海带含有大量的碘，可促使卵巢滤泡黄体化，使得内分泌失调得到有效调整，降低女性得乳腺增生的风险。

主料：

鲜海带 50 克、海藻 20 克、干紫菜 20 克、香油 10 毫升、盐 2 克。

做法：

将海带发好，洗净，切片；锅里加适量清水，放入海带片煎煮一会儿；再加入海藻和干紫菜，继续煎煮半小时，加盐和香油即可。

消痰软坚，泄热利水。

清热散结，调冲任脉。

玉米丝瓜络羹，为你调冲任

乳腺增生大多是因为肝气郁结、痰凝血瘀导致的，而玉米丝瓜络羹恰可起到疏肝理气、清热散结、调冲任脉的功效。

原料：

玉米 100 克、丝瓜络 50 克、橘核 10 克、鸡蛋 1 个、水淀粉适量、冰糖适量。

做法：

将玉米、丝瓜络和橘核一同放入锅中，加水熬煮 1 小时，然后打入蛋花，并加入适量的水淀粉和冰糖，调匀即可服用。

刮拭注意事项

- 每周刮痧 1 次。
- 每次 20 分钟左右。
- 刮拭后饮 1 杯热水，促进代谢产物的排出。
- 刮痧后半小时以内要避风，3 小时左右方可洗浴。
- 一般连续刮 3~4 周即可。
- 切记遵循轻柔和缓的原则，防止皮肤受损。

刮拭乳房投影区

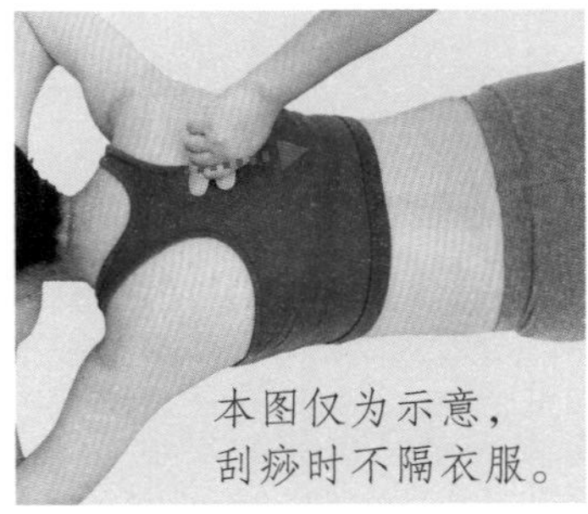
本图仅为示意，
刮痧时不隔衣服。

1 在背部的乳房投影区，即背部与前胸乳房对应的部位，涂抹少许刮痧油，然后让刮痧板与皮肤呈 45° 角，从上向下、从内向外依次刮拭。刮痧板下有疼痛、结节、沙砾状、条索状物的部位应当重点刮拭，因为其相对应的胸前处就是乳腺增生的部位。

2 让患者取俯卧位，在背部与乳房同水平段的脊椎区涂抹刮痧油，用刮痧板从上向下刮拭脊椎、两侧的夹脊穴和膀胱经，可以巩固治疗效果。

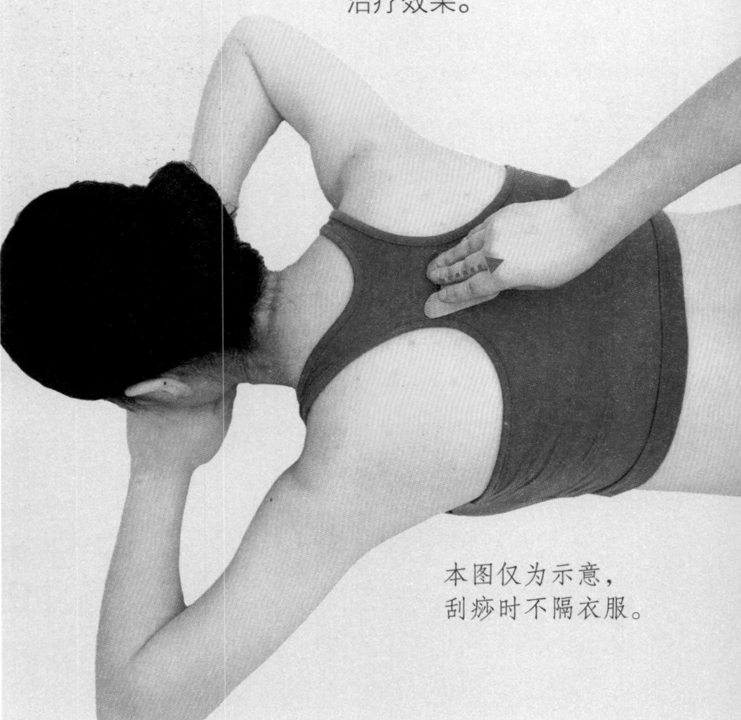
本图仅为示意，
刮痧时不隔衣服。

保证愉悦的心情和规律的睡眠

乳腺增生和情绪有着密切的关系，少生气是预防和治疗乳腺增生的关键。遇到不顺心的事情时，我们首先应该改变自己的心境。因为客观因素是无法改变的，我们唯一能做的就是换不同的角度看问题。当看问题的角度不同了，所有的人、事也会随之改变。

同样，规律的睡眠也是十分重要的。规律睡眠能给体内激素提供一个均衡发挥健康功效的良好环境。

常刺激五大部位

1 刮拭天宗穴：刮痧的顺序应该是由上向下纵向刮，由里向外排列推进。每周刮 1 次，乳腺增生的症状会得到缓解。

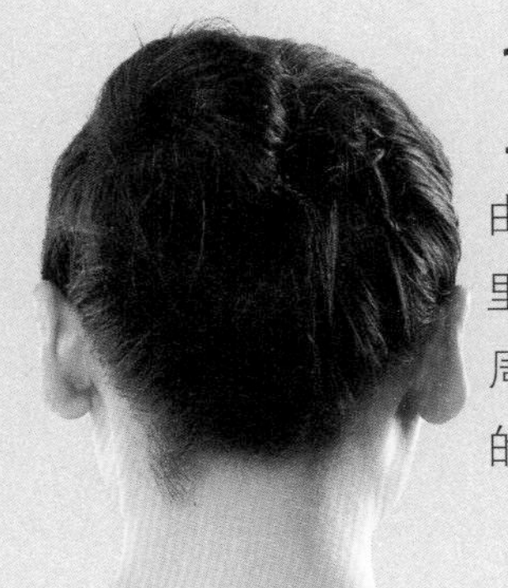

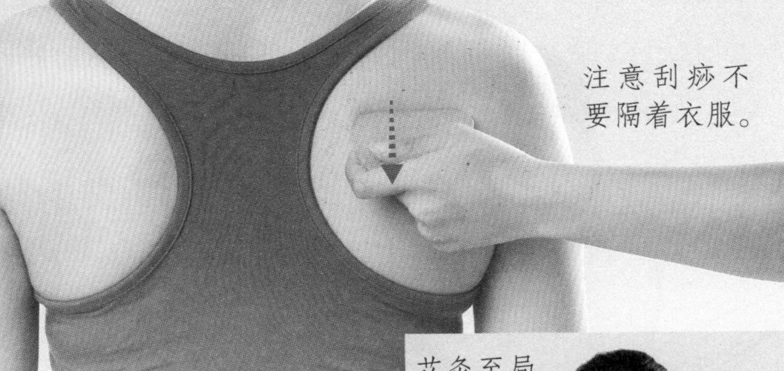

快速找到部位

1. 天宗穴：大致在肩胛骨的正中，冈下窝中央凹陷处，与第 4 胸椎相平。

2. 屋翳穴：位于胸部，当第 2 肋间隙，距前正中线 4 寸。

3. 渊腋穴：位于人体侧胸部，举臂，当腋中线上，腋下 3 寸，第 4 肋间隙中。

4. 胸椎耳穴：在耳轮体部，将轮屏切迹至耳输上、下脚分叉处分为 5 等份，中 1/5 部分。

5. 肋间隙部。

2 艾灸屋翳穴：艾条灸 5~10 分钟；或艾炷灸 3~5 壮。

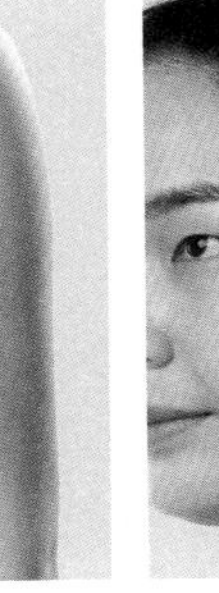

3 按摩渊腋穴：用拇指指腹按压穴位，动作要缓慢。

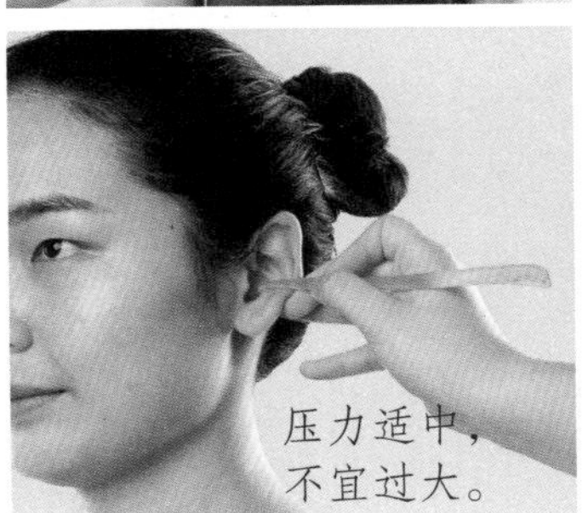

4 棒针按揉胸椎耳穴：手持按摩棒针，揉双侧胸椎耳穴 1.5 分钟，压力适中。

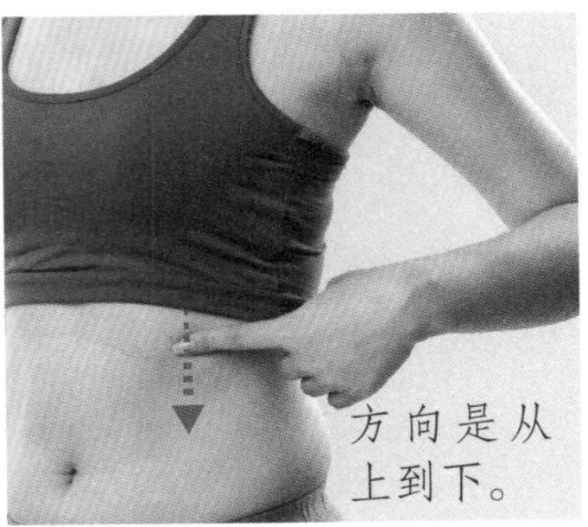

5 指推肋间隙部：用自己的单手食指指腹从里往外、从上往下直推。

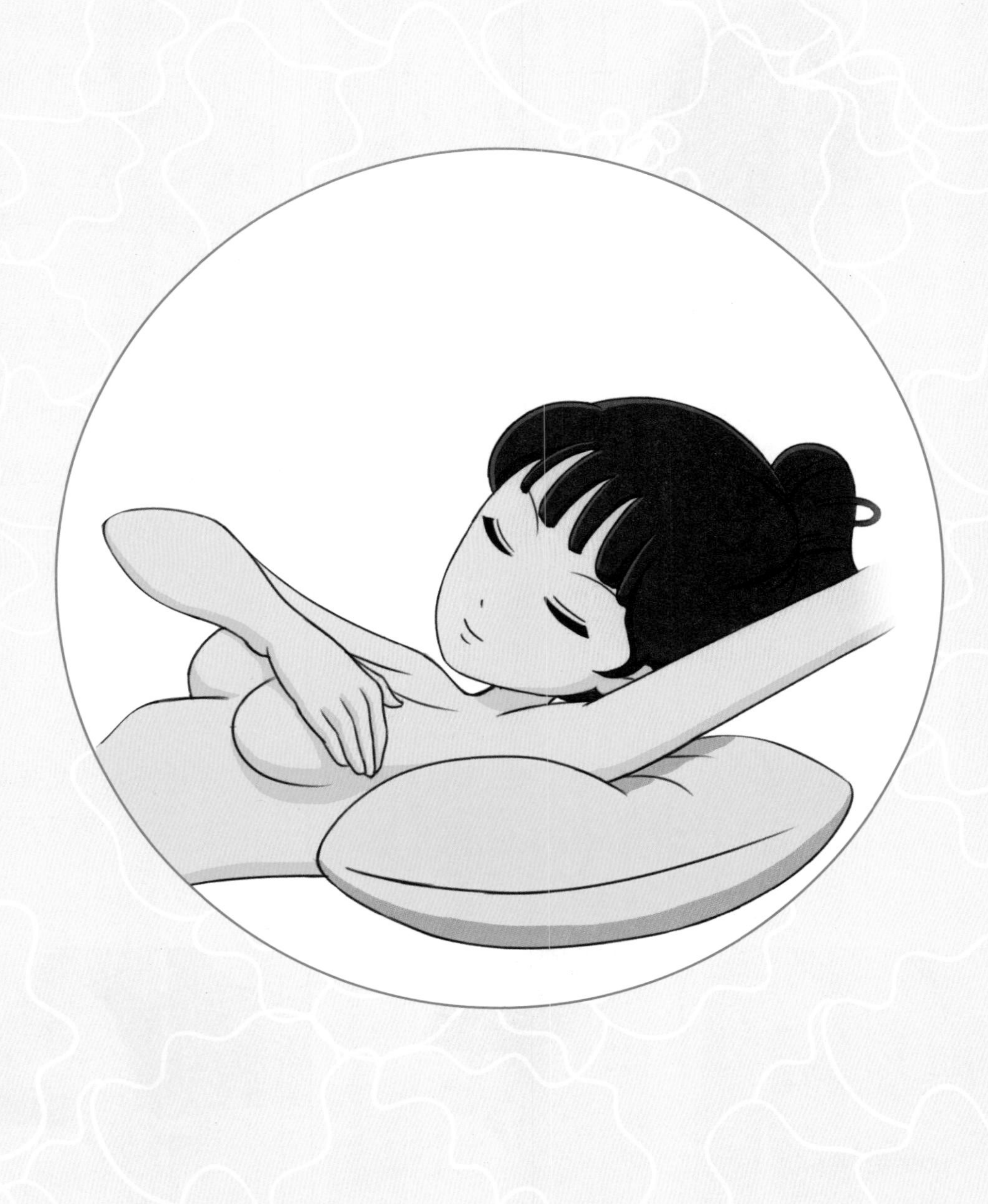

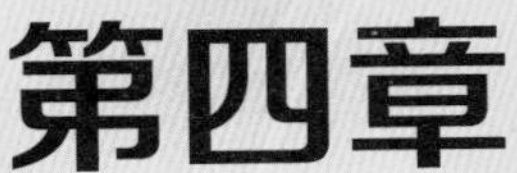

第四章

乳头溢液——乳房疾病的第三大困扰

乳头溢液是乳房疾病比较常见的症状之一，不仅常发生在哺乳期的女性身上，也可能发生在非哺乳期女性身上。多种症状及其不同的表现形式，也是众多女性应该警惕和预防的。本章将为你详细讲解关于乳头溢液的知识。

何为乳头溢液

乳头溢液是乳房疾病比较常见的症状之一，也可能是身体其他疾病的临床表现之一。乳头溢液的常见病因主要有全身原因和局部原因，某些药物也可导致乳头溢液。全身原因：多见于垂体肿瘤等所致的内分泌紊乱。局部原因：常见于乳腺增生症、乳腺导管扩张症、乳腺炎症、乳腺的各种良性和恶性肿瘤，这类疾病均可累及较大的乳腺导管，从而引发乳头溢液。药物原因：口服避孕药、安眠药等引起的乳腺组织出现异常分泌，导致乳头溢液。

乳头溢液应注意以下 5 个方面的鉴别：

1. 真性还是假性

真性溢液是指液体从乳腺导管内流出。假性溢液常见于乳头内陷者，由于乳头表皮脱落细胞积存于凹陷处，引起少量形似液体豆渣样的渗出，时常有臭味，一旦拉出凹陷的乳头，保持局部清洁，溢液就会消失。

2. 单侧还是双侧

单侧可能是病理性改变，并多为局部改变。双侧可能是生理性或全身性病变，如成人下丘脑垂体病变导致的溢乳——闭经综合征。

3. 单孔还是多孔

乳头有 15~20 个乳管的开口，出现乳头溢液时要观察液体从哪一个或几个开口溢出。单孔溢液多为乳腺导管内乳头状瘤。多孔溢液可能是生理性、药物性、全身良性疾病或乳腺增生症。

4. 自行外溢还是挤压后溢出

自行外溢说明导管内积存的液体较多，并仍在不断分泌，多为病理性的，乳腺癌患者约 13% 有自发性溢液史。挤压某部位后溢出提示该部位可能为病变所在，良性或生理性溢液以挤压后溢液多见。

5. 溢液的性状

乳汁样：其色泽和性状犹如脱脂乳汁，多为下丘脑功能紊乱，血中催乳素水平异常升高引起。

浆液性：常为挤压而出，经常将衣服染湿，可为单侧或双侧，溢液呈稀薄透明微黄色或棕褐色或黏稠状，多为良性乳腺病引起。

脓性：常发为单侧，自行溢出或挤压而出，多呈绿色或乳黄色，浓稠，脓样，可带血液，多见于炎性乳房疾病，多为乳腺导管扩张症、浆细胞性乳腺炎。

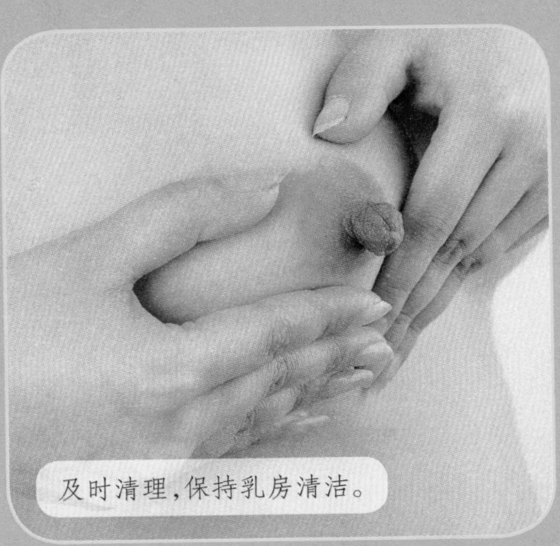
及时清理，保持乳房清洁。

淡黄色：是最常见的一种溢液，几乎见于各种乳腺疾病，以乳腺增生症多见。

血性：可为鲜红色、咖啡色、淡黄色、褐色等不同的颜色，此种溢液是危险的信号，应高度警惕，其中50%~75%为腺导管内乳头状瘤，15%为乳腺癌，若发生在绝经后，则75%是乳腺癌。恶性病变更易引起血性溢液，故临床对于血性溢液患者更应该警惕恶性病变的可能。

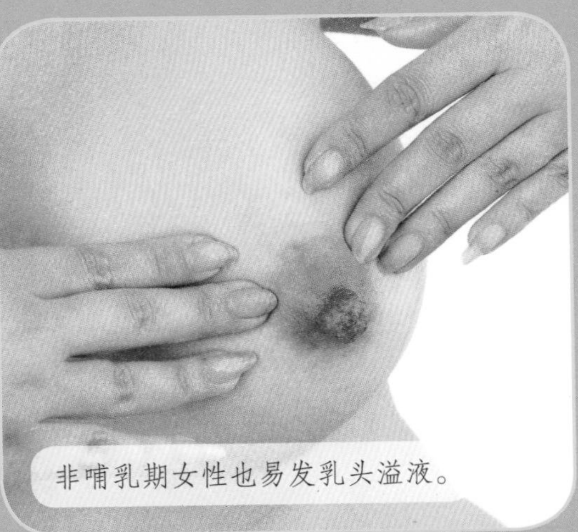
非哺乳期女性也易发乳头溢液。

乳头溢液可发生在许多非哺乳期女性身上，其中最常见的病因是乳腺导管内乳头状瘤，其次是乳房囊性病及乳腺导管扩张症，10%~15%的病变为恶性病变。乳头溢液应注意区分患者年龄、溢液的性质、是否伴有肿块等，要了解乳头溢液的病因，但出现乳头溢液，无论是何种方式、何种性状的溢液，均应引起重视，因为非哺乳期的乳头溢液绝大多数是各种乳房疾病的表现。

红色或咖啡色乳头溢液要引起警惕

乳头溢液表现为红色或咖啡色时提示为血性溢液，恶性病变更易引起血性溢液，故血性溢液患者更应该警惕恶性病变的可能。

乳头血性溢液应考虑以下疾病的可能：

乳腺癌：乳头溢液以血性、浆液血性多见。发生在大导管内的乳头状癌或浸润性癌，在病变先露部有毛细血管扩张和出血变化，可有血性溢液。

乳腺导管内乳头状瘤：瘤体呈现单个或多个存在，多发生在近乳头的扩张的乳管内，或生长在乳头附近，与乳管相通。乳头状瘤体积小，有蒂，壁薄，血管丰富。其主要症状为自乳头流出血性液体，无疼痛，有时可在乳头附件摸到小的圆形肿瘤，质软，可推动，轻压此肿块，即自乳头排出血性液体。如果其增长速度较快，乳头分支较多且质地较脆者，常容易发生出血。

乳房囊性增生：常见乳房两侧有多个大小不一呈中等硬度的结节，囊肿者大，质地较软，可有波动感，患者常感有乳房疼痛，在经前期加重。有时按压肿块部，自乳腺的一个或多个乳管口处有血性或浆液血性液体流出。

少数乳腺增生、乳腺导管扩张综合征及乳房部的炎症亦可引起血性溢液。若发现血性溢液，建议到专科医院就诊检查，以便早期治疗。乳导管造影、溢液涂片细胞学检查可为诊断提供必要的诊断依据。

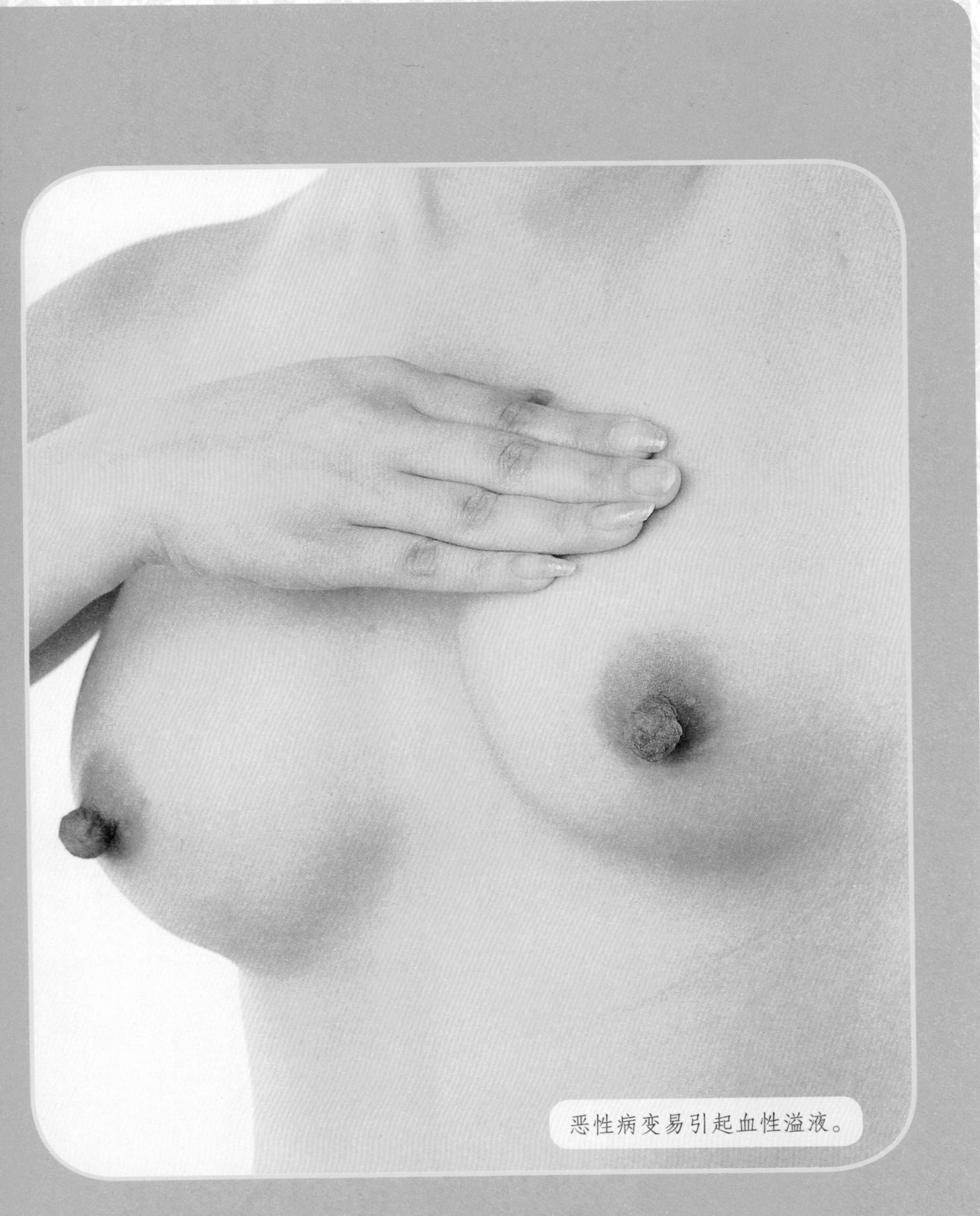

恶性病变易引起血性溢液。

超声检查乳管增宽是怎么回事

超声检查乳管增宽提示乳腺导管扩张。乳腺导管扩张症是指由各种原因引起的导管扩张，管腔内分泌物淤积，导致炎症性改变，最终形成浆细胞性乳腺炎。该病占乳腺疾病的 4%~5%。一般认为，本病的发病原因有两方面，其一为内分泌激素紊乱，异常的性激素刺激促使导管上皮产生异常分泌物，导致导管扩张；其二为导管排泄不畅，如先天性乳头畸形或乳头凹陷、不洁或外来毛发及纤维等引起乳孔堵塞，导管发育异常或乳腺结构不良，导致上皮增生、炎症损伤等，从而引起导管狭窄、中断或闭塞，导致导管内分泌物积聚和导管扩张。在致病因素的刺激下，乳头及乳晕的输乳管和大导管扭曲扩张，受累乳管常为 3~4 条，多者可达十几条，扩张的导管直径可达 3~4 毫米或更大。本病多见于 40 岁以上非哺乳期或绝经期妇女，常有哺乳障碍史。病变常见于一侧，但亦有两侧乳腺同时受累者。乳头溢液有时为本病的首发症状，且为唯一体征。多个部位压迫乳腺，均能使分泌物自乳头溢出，病变常累及数目较多的乳管，也可占据乳晕的一大半。乳头溢液常为间歇性，时有时无。治疗上，既要考虑到局部的处理，又要注意调整机体内分泌的状况。

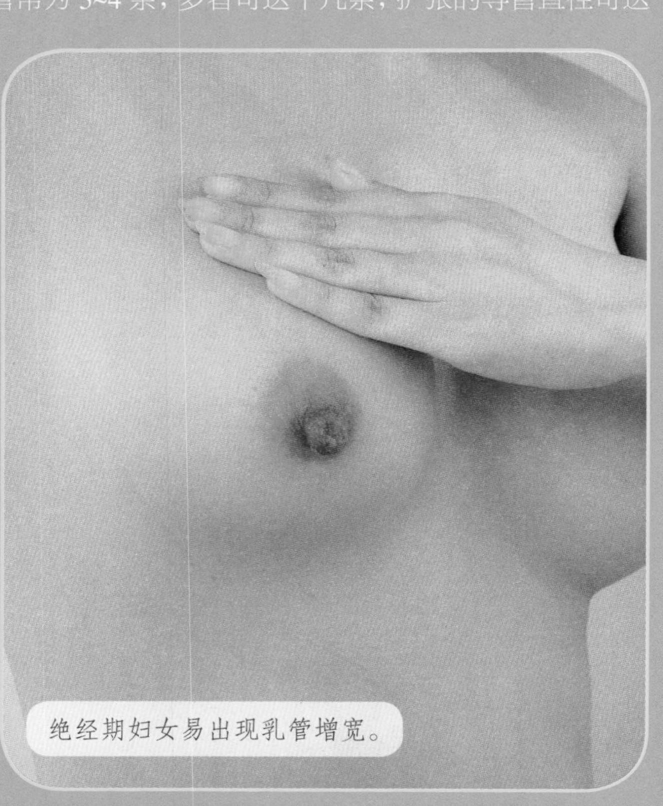

绝经期妇女易出现乳管增宽。

如何探究乳头溢液——要做哪些检查

乳头溢液应观察溢液出现的情况并做好记录，同时需要进行影像学的检查。

乳导管造影术是将造影剂注入乳导管后摄片以显示导管病变的检查方法。其适应证为：任何非妊娠期、非哺乳期的乳头溢液或乳头溢液超过正常哺乳时间，X线平片不能显示其病变者。但是乳导管造影检查的临床价值有限，有可能影响手术定位，应慎重应用。

细胞学检查是运用采集器采集病变部位脱落的细胞，或用空针穿刺吸取病变部位的组织、细胞，或由体腔积液中分离所含病变细胞，制成细胞学涂片，做显微镜检查，了解其病变特征的一种检查方法。乳头溢液涂片应采用新鲜的溢液，因为陈旧的溢液其细胞形态常常会发生退变，从而对正确诊断产生一定的影响。但是，细胞学检查有一定的假阴性和假阳性的概率，对其检查结果应慎重。

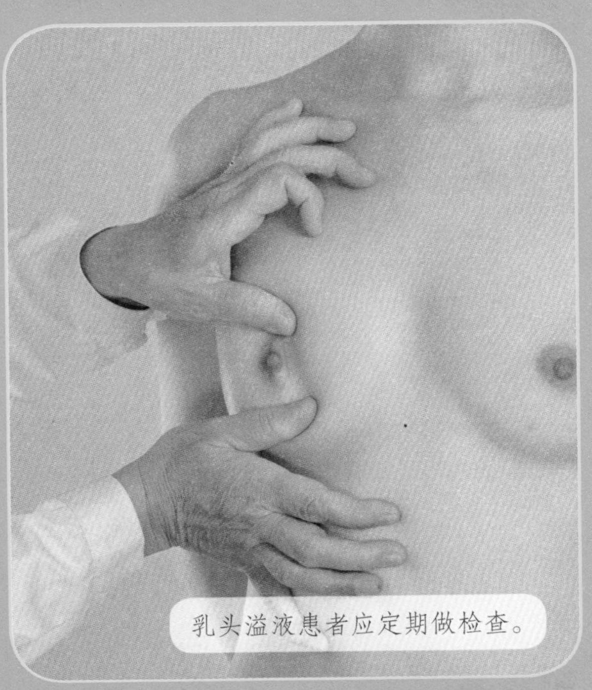
乳头溢液患者应定期做检查。

超声检查不仅可以发现扩张的导管，有时还可以发现比较小的导管内乳头状瘤。临床上有利于乳头溢液的鉴别诊断。

乳腺导管镜可发现患者单个或多个扩张的导管，也可发现一些隐匿性的病灶，推荐为适龄妇女病理性溢液的常规检查方法。

乳头溢液需要通过影像学检查以确定病变部位，从而有利于对其进行治疗。

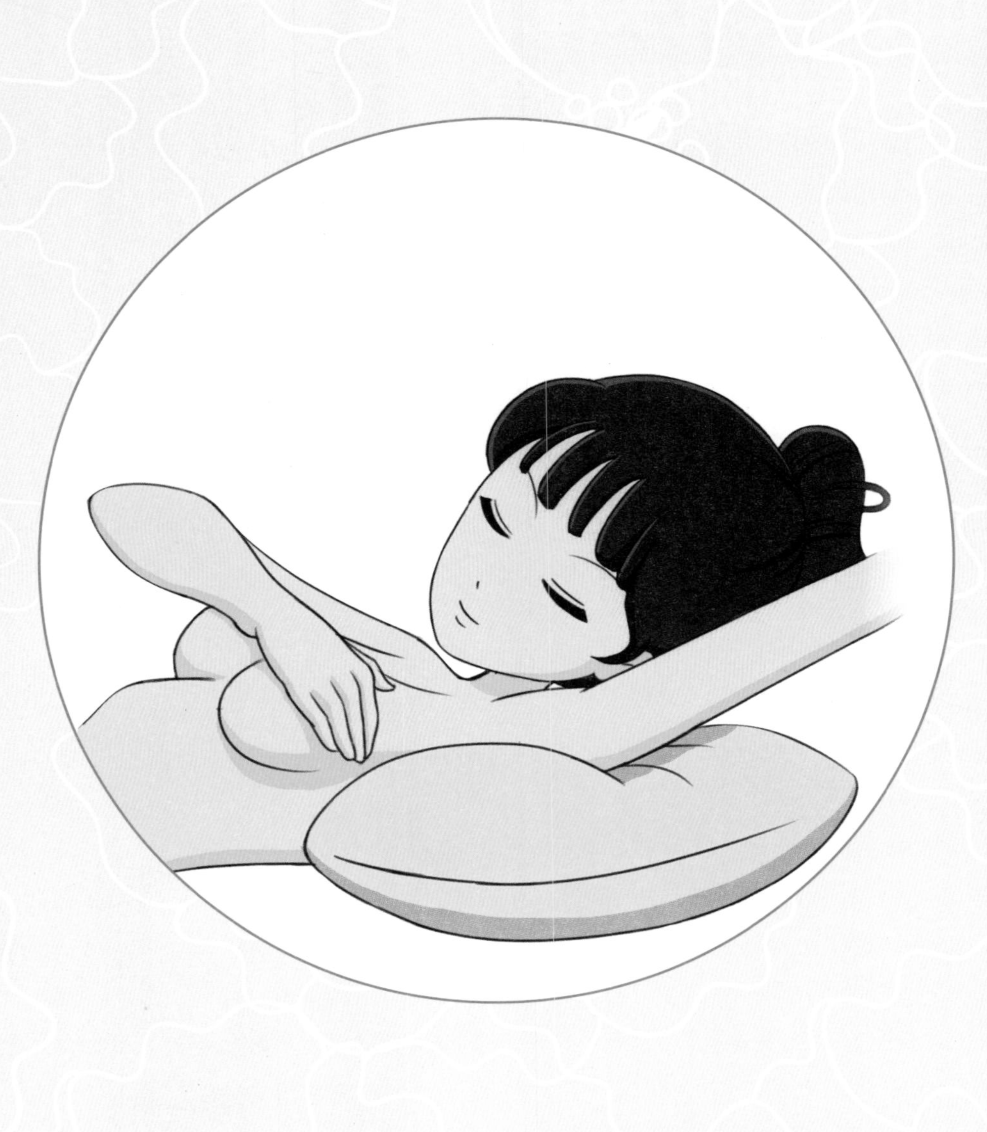

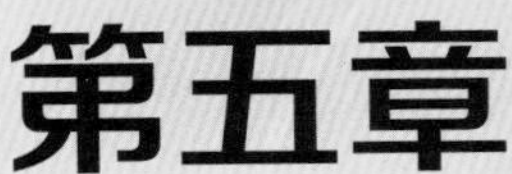

第五章

乳腺癌让女人谈之色变

对于一个女人来说，最难受的事情莫过于得乳腺癌了。你知道吗，世界上每3分钟就会有一名女性朋友被诊断为乳腺癌，可想而知发病率有多高。那么女性怎样才能尽早发现病症并积极治疗呢？治疗后又该如何保养呢？我们一起看看吧！

怀疑是乳腺癌时应做哪些检查

乳腺癌是女性健康中的恶魔，是女性最常见的恶性肿瘤之一，其发病率近年来呈逐步上升的趋势。大量临床事例表明，提升乳腺癌患者生存率的决定因素不完全在于该病的治疗方式，最关键的还是在于早期发现该病。那么当怀疑患有乳腺癌时，我们需要做哪些检查来早点发现并确诊呢？目前医院里常用的检查手段有乳房触诊、乳腺钼靶 X 线片、乳腺超声、乳腺穿刺检查等。

1. 乳房触诊

很多患者前来就诊时，经过一番病史询问后，乳腺专科医生都会说“撩起衣服，检查一下”，即是要进行乳房的触诊。有的患者可能会有点不适应，但是触诊却是乳腺疾病中不可缺少的一项检查手段。对于一个有经验的乳腺科医生来说，乳房触诊甚至比影像学检查等其他检查更具有价值。患者自己在家也可以自行触诊，了解乳腺的异常情况。那么如何进行很好的触诊呢？基本手法是将中间的 3 个手指合拢，3 个手指略弯，将指腹平放在乳房上进行触摸，每一个区域的力度应由轻到重以触到不同深度的乳腺组织。另外必须要依顺序触摸，以免漏查。

2. 乳腺钼靶 X 线片

乳腺钼靶 X 线片是乳腺较常规的检查方法。钼靶 X 线检查的出现在乳腺癌史上具有重要意义，因为非常早期的乳腺癌也可能会在钼靶片上有异常表现，而这个时候乳腺触诊很可能没有任何异常，或者只有局部增厚感。乳腺癌可见多种异常的 X 线表现，最常见的表现为高密度肿块影，形态多不规则，类圆形、分叶形等，肿块的边缘模糊。

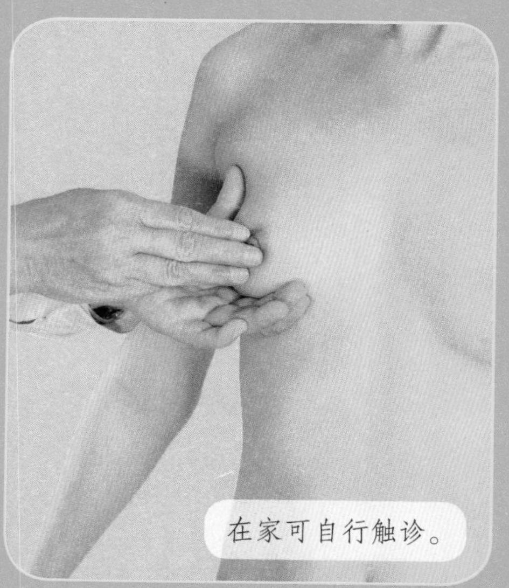
在家可自行触诊。

3. 乳腺超声

乳腺超声是乳腺癌辅助检查手段中最常用、最实用的检查方法。超声检查能够很好的提供乳腺肿块的部位、大小、囊实性、形态、病灶血液供应情况等影像资料，为诊断该病提供有价值的信息。下面这些声像特征有助于乳腺癌的诊断：肿块形状不规则，锯齿状或多形状，边界模糊；乳房内回声杂乱，有几种不同回声存在；肿瘤后方回声衰减或消失；有微小钙化；彩色多普勒显示病变区为高速血流信号。另外超声还可以对腋窝、锁骨上下区的淋巴结和有可能出现乳腺癌复发、转移的其他部位进行多角度检查。

4. 乳腺穿刺检查

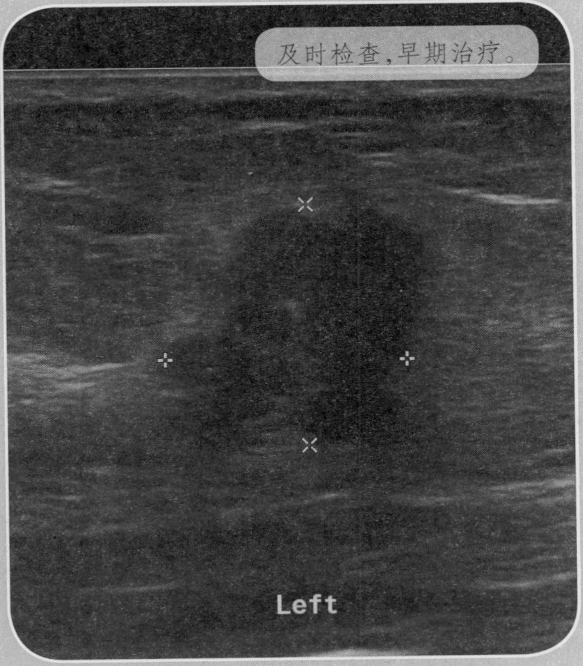

乳腺穿刺检查即是临床上穿刺取活检行病理学和细胞学检查，此项检查非常必要，有时甚至是首选的确诊方法。穿刺检查有X线立体定位穿刺活检术、细针穿刺检查。据研究表明X线立体定位穿刺活检术对临床不可触及乳腺病变和局部结构紊乱等乳腺病变，诊断乳腺癌的敏感性达90%以上。粗针穿刺细胞学检查，方法简便、安全、准确。

及时检查，早期治疗。

Left

乳腺癌的检查手段还有很多，比如：近红外线扫描、核磁共振检查、CT检查、肿瘤标志物检查等，对于那些怀疑患乳腺癌的患者来说，还是及时到正规医院检查，明确诊断，早期治疗，从而达到很好的治疗效果。

乳腺癌手术治疗

近 20 年来，乳腺癌发病率呈上升趋势，在许多国家已经是发病率最高的妇科肿瘤疾病。乳腺癌的治疗也在不断发展进步，其中乳腺癌手术就是一个重要的治疗方法。乳腺癌手术治疗方式的演变是医学史上很重要的事件。这一演变不仅可以反映对乳腺癌渐趋合理化的深入认识以及临床新方法的日趋合理化，还反映了人们的治疗观念逐步现实化、人性化。接下来我们来具体看看乳腺癌主要的手术治疗。

乳腺癌的手术治疗至少已有几千年的历史，在早期是以无规则的小范围切除为主要特征。随着医学的不断发展，人们发现该病可以转移扩散，尤其是经淋巴途径，遂希望通过增大切除范围来避免复发。在 1894 年，Halsted 创立了乳腺癌根治术。这一手术创伤很大，需要切除全部乳腺组织、肿瘤以及临近乳腺组织表面的皮肤、锁骨至乳房下方广泛区域的皮下组织、胸大肌、胸小肌以及腋窝淋巴结和淋巴管及其相应软组织。接受这一手术后，患者身体恢复难、并发症多、外观异常，生活质量严重受影响。人们慢慢意识到其局限性，认为扩大手术切除范围后并未带来更好的生存机会。

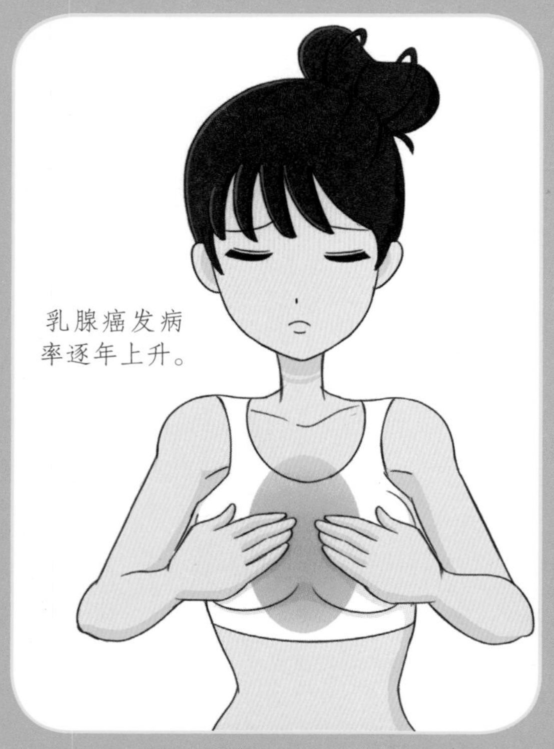

随着医学的不断发展，临床经验的不断积累，人们开始质疑乳腺癌根治术的必要性。开始研究应用切割范围比较保守的手术是否可以获得同样的生存率。于是对于乳腺癌早期且胸肌上无乳腺癌细胞附着的患者采取保留胸肌的新型手术方式，于是就出现了改良根治术。经过不断试验研究及经验证明，应用改良根治术取代根治术来治疗Ⅰ期、Ⅱ期与部分Ⅲ期的乳腺癌的患者，其长期生存率出现了上升的趋势。目前改良根治术已经成为了国内外正规医院治疗乳腺癌最常用的手术方式。

改良根治术的成功让人们意识到全身转移才是乳腺癌致死的根本原因，人们又开始探索在不降低患者长期生存机会的前提下是否可以进一步缩小手术切除范围，于是开始用保乳手术治疗早期乳腺癌。保乳切除术常用的手术方式就是肿瘤扩大切除术，即是将肿瘤连同周围部分正常组织一并切除，但关于肿瘤至切缘的距离仍然是争论的焦点。而临床上制订保乳手术方案时会综合考虑切除范围和术后美观等因素。据大量临床研究表明，保留乳房的手术方法可以获得与切除乳房的根治性手术相同的生存率，而且保留乳房的患者生活质量明显要高很多。

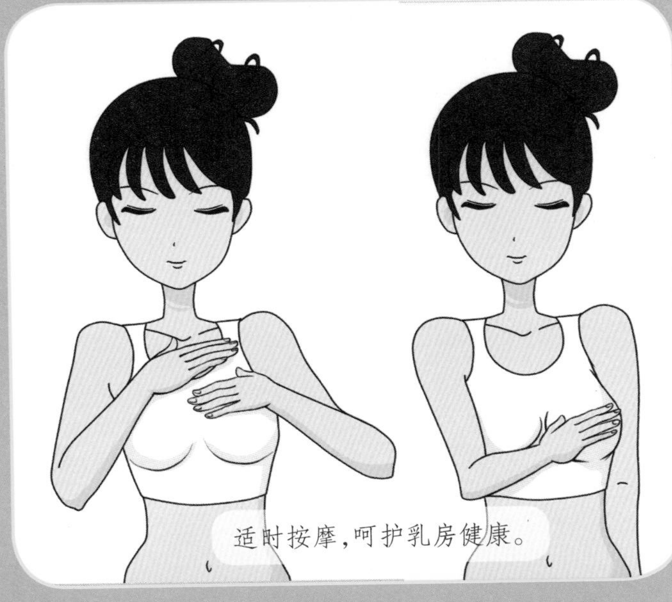
适时按摩，呵护乳房健康。

保乳手术治疗做不做

乳腺癌发生率逐年上升，已经严重危害着女性健康。乳腺癌手术是治疗乳腺癌的主要手段，有多种有效手术方式，不同程度的癌症患者手术方式不同。最开始乳腺癌根治术应用广泛，后发现某些患者采用保乳手术方式也有同样的生存率，并且保乳手术能够明显改善患者的审美需求以及生活质量，因为这些优点，保乳手术受到越来越多的关注，但随之而来也有很多问题，很多患者会怀疑保乳手术的安全性，那么到底做不做保乳手术呢？

首先一起来了解保乳手术的适应证和禁忌证吧。保乳手术可主要应用于下面这些情况：检查结果显示病灶没有多方发散；肿块的位置在乳房边缘，距离乳晕2cm以上；肿块不伴有乳头溢液；肿瘤直径<3cm；患者强烈希望保乳并且能够接受后续治疗。随着保乳手术的不断发展，其手术适应证也发生了一些变化。总体来说，手术适应证在逐渐扩展，禁忌证在缩小。但是这并不表示患者可以随便选择手术方式，只有在保证手术治疗安全性的前提下，实行保乳手术才有用。

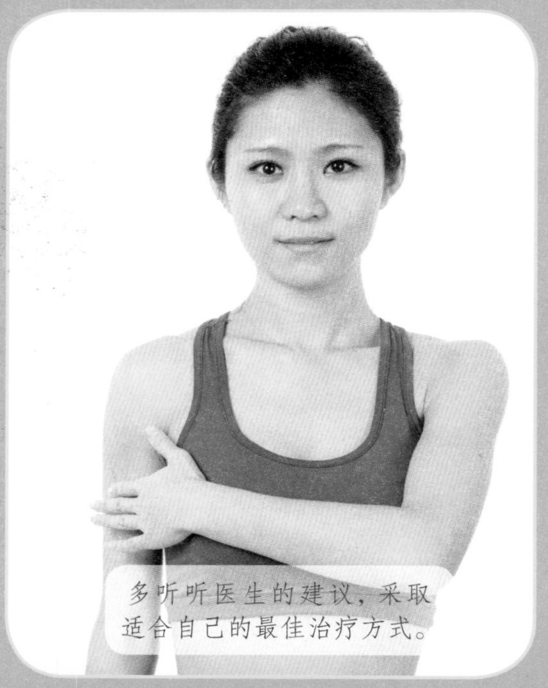

多听听医生的建议，采取适合自己的最佳治疗方式。

2010 年美国国立综合癌症网络（NCCN）指南指出，保乳手术的绝对禁忌证是已经做过乳腺或胸壁放疗或者在妊娠期间做过放疗，钼靶摄片显示弥漫性可疑的或癌性微钙化灶等。这些患者都不可采用保乳手术进行治疗。

保乳手术的手术方式有多种。在权衡复发率和美观效果之后，临床上大致形成了以下几种手术方式：第一，肿瘤切除术，就是只将肿瘤及肿瘤周围的极少量乳腺组织切除，不对肿瘤边缘行特殊处理；第二，肿瘤扩大切除术，就是将肿瘤周围比较多的乳腺予以切除；第三，象限切除术，由米兰癌症研究所首创的术式，切除方法是放射状切除所在象限的皮肤、胸肌筋膜等组织。当肿块在乳腺外上象限时，那么将肿块整块切除，并做腋窝淋巴结清扫。

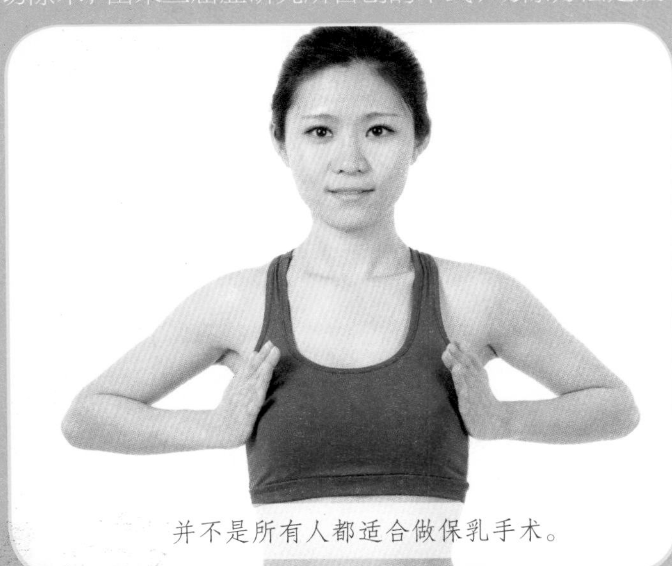
并不是所有人都适合做保乳手术。

保乳手术做与不做首先要在适应证范围内，并且无绝对禁忌证，根据患者的要求以及临床经验，选择适宜的保乳手术是必要的。

何为乳房重建

乳腺癌患者从确诊到手术，在很短的几天内，还来不及调整自己的心理状态，就得作出痛苦的抉择，而乳腺癌患者行手术切除后，虽然患者的生存机会得到了一定的保证，但是患者术后出现了很多心理问题。因为对于女性来说乳房不只是一个器官，更是女性独特魅力的象征，也是女性自信的基础。在很多家庭里这种缺失较之身体功能的缺失可能还要痛苦和难以弥补。所以对于进行乳腺癌根治术患者，乳房重建很有必要。

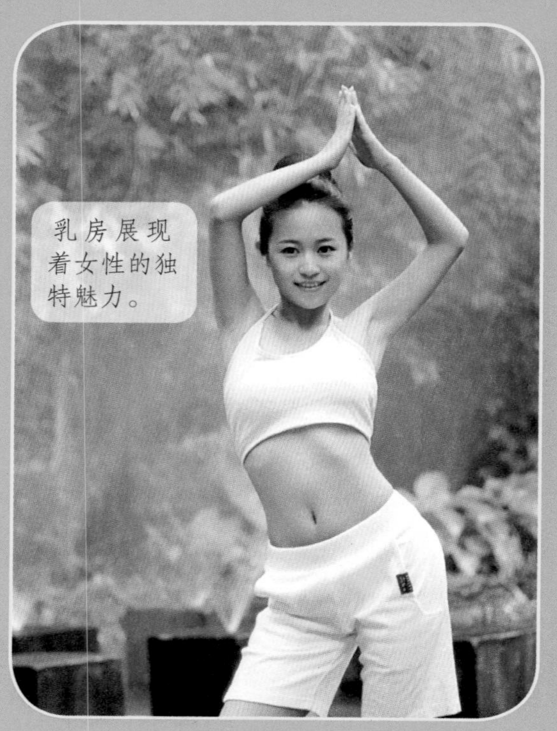

现代临床医师在积极完成肿瘤原发灶根治切除的同时也很注重乳腺癌术后患者的乳房重建。乳房重建被认为是改善患者术后生活质量的好方法。乳房重建分为两类，一类是利用自体的组织进行局部修复，重新构建乳房外观，例如用腹直肌肌皮瓣、背阔肌肌皮瓣、大网膜皮瓣重建乳房。1977 年背阔肌肌皮瓣开始用于乳房重建，因为背阔肌肌皮瓣血供可靠、获取方便、组织量适宜，目前被广泛应用于临床。

传统的乳房重建术后会遗留下长15~20cm的背部瘢痕，还会引发切口相关并发症，严重影响了美观和患者的生活质量。为了降低传统乳房重建术后病发率，改善美容效果，现代多位学者将内镜、腹腔镜、机器人技术运用到背阔肌重建，实现了传统的乳房重建向微创乳房重建的飞跃。并且微创乳房重建技术具有供区创口小、出血少、疼痛轻、并发症少、恢复快、美容效果好等诸多优势，是乳房重建发展的一大趋势。另一类则是利用硅胶等假体进行植入重建，这一乳房重建方法大家应该都不陌生，很多乳房偏小的女性会选择此类方法来增大乳房。

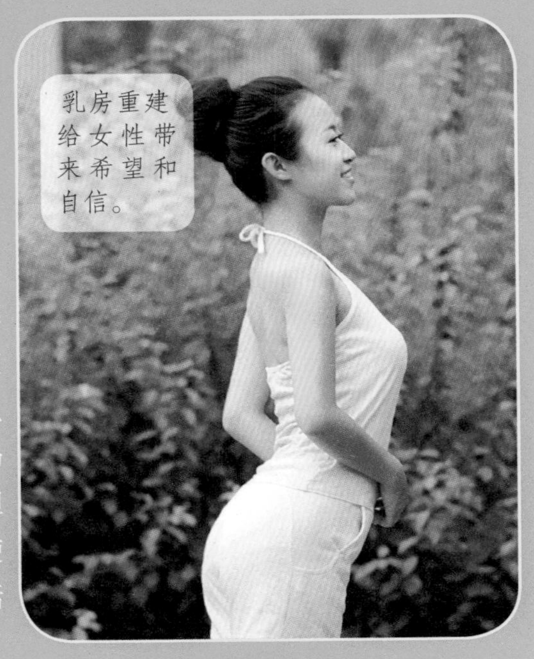
乳房重建给女性带来希望和自信。

乳房重建使患者能获得一个与健侧外观相似的乳房，给女性带来希望，同时也解决了因为丧失乳房而产生的心理问题，在一定程度上让患者重拾女性的自信魅力以及社会参与意识。然而乳房重建也存在局限性，重建的乳房一般只有外观相似，但是患者自身并没有正常的神经感觉。即使如此，乳房重建也大大提高了患者的生活质量。

术后上肢水肿如何防治

上肢水肿是乳腺癌手术治疗中淋巴清扫后的常见并发症。其主要症状是乏力、麻木、皮肤烧灼感等，常常给患者带来痛苦，不仅影响美观还降低患者生活质量。一旦患者出现上肢水肿，身体上便可能有终身的乏力、疼痛、麻木、反复感染、关节功能障碍等，精神上会焦虑、苦恼。所以术后上肢水肿的预防是关键。下面我们就一起看看哪些措施可以预防术后上肢水肿。常见的方法有功能锻炼、艾灸、空气波压力治疗仪治疗、自制软枕，其他措施如避免上肢局部施压或者输液采血等。

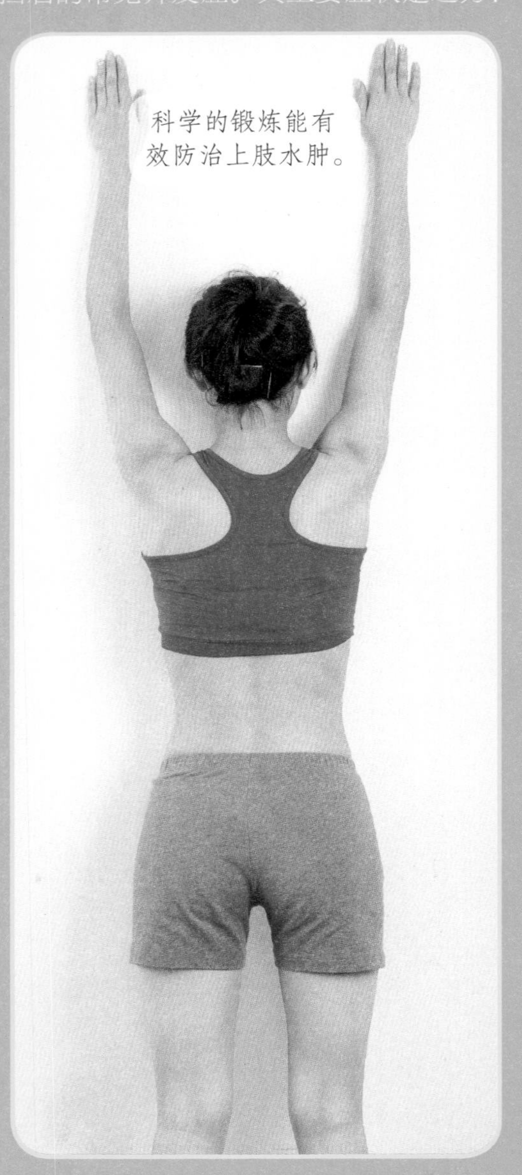

科学的锻炼能有效防治上肢水肿。

1. 功能锻炼

科学的锻炼能有效促进淋巴液回流，促进关节功能的恢复。

时间选择：有研究表明，术后过早进行功能锻炼是没有必要的，可在拔除引流管或术后 7 天开始个体化功能锻炼。亦有学者提出术后即可轻微运动，但以患者不痛苦为度。

锻炼形式：伸缩手指，每次 5 分钟；拔除引流管后，进行握拳、梳头、摸对侧耳、爬墙、滑绳、仰卧抬举上肢与床呈 30°、肩外展 30°~60° 等。以患者不感觉痛苦为度。

2. 艾灸

艾灸可以温通血脉，改善局部血液循环。在患肢手厥阴心包经循行路线进行艾灸，天泉、曲泽、郄门、内关、劳宫每穴各5分钟，以患者感到舒适为度，每周5次，每天不超过2次。

3. 空气波压力治疗仪

压力泵是空气波压力治疗仪的原理，压力泵疗法作为一种复合物理疗法，对淋巴水肿早期肢体未发生明显纤维化之前是最有效的。空气波压力治疗仪可促进局部血液和淋巴液的回流，改善局部血液循环，也可加快代谢产物的排出，通过减少致痛物质的潴留来减少患者疼痛。

4. 自制软枕，抬高患侧上肢

棉布内放柔软的海绵，做成一个直角三角形软枕，斜边上做一个圆柱形凹槽，大小依据患肢做个体化调整，以舒适无压迫感为度。自制软枕使用方便，制作简单，经济安全，可减少褥疮等并发症。

5. 避免上肢静脉输液、量血压、采血

上肢输液会加重血液回流和淋巴液回流负担，可能会加重上肢水肿症状，故应尽量避免。量血压时袖带充气压迫局部，影响静脉血回流，加重水肿。

6. 热敷，穿紧身衣等

热敷能改善局部血液循环，穿紧身衣可加速血液和淋巴液回流，减轻水肿症状。

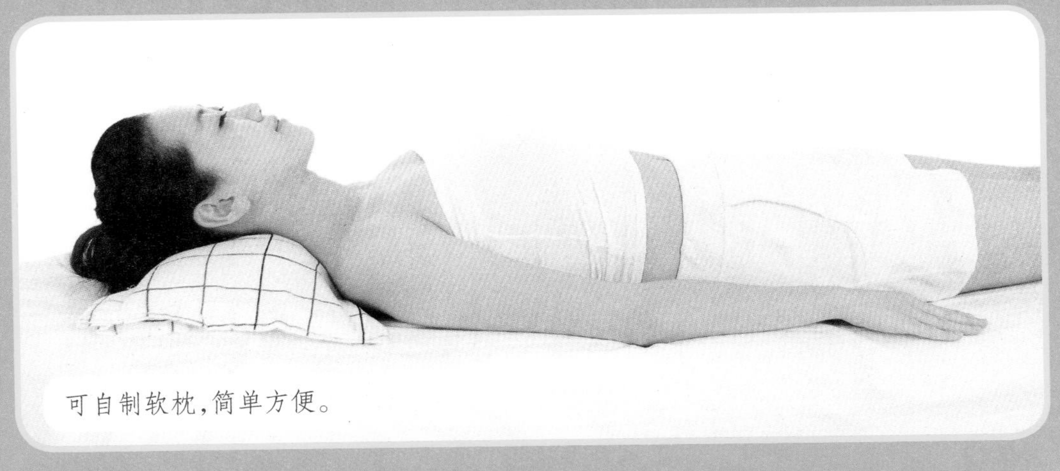

可自制软枕，简单方便。

术后恢复的中医调理

中医上乳腺癌属于“乳岩”范畴。葛洪《肘后备急方》中有乳房坚硬如石的记载。南宋陈自明《妇人大全良方》中明确提出“乳岩”的病名：“若初起，内结小核，……此属肝脾郁怒，气血亏损，名曰乳岩”。乳腺癌术后不适，一方面是术后并发症，一方面是放化疗引起的不良反应，乳腺癌术后患者可选择中医的方法改善症状，缓解不适。

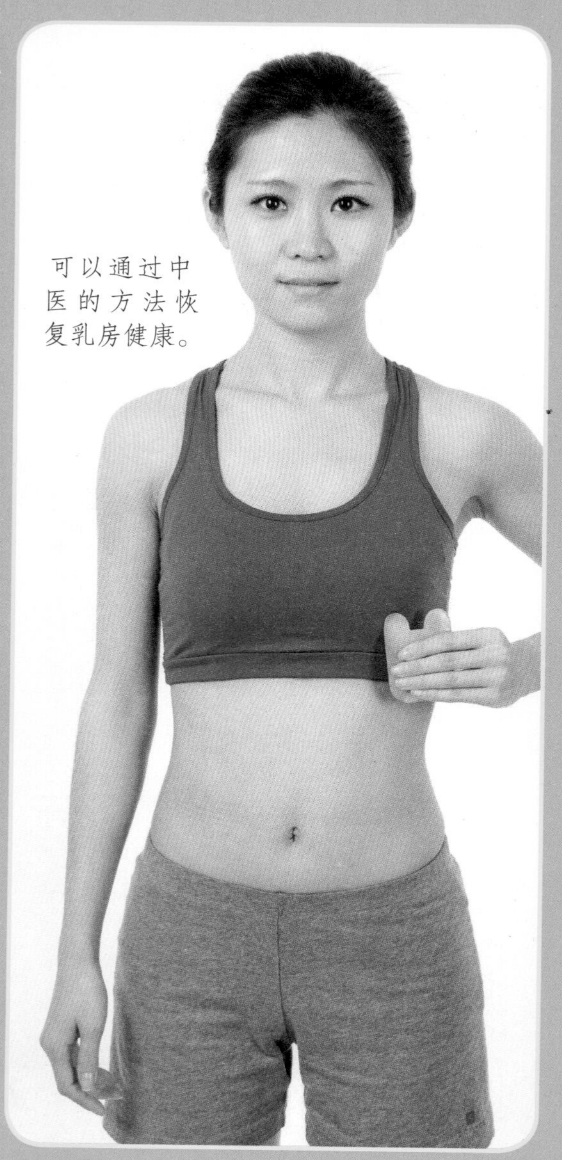
可以通过中医的方法恢复乳房健康。

中医认为乳腺癌是气滞血瘀、痰凝、邪毒结于乳络而成，加之手术受刀针所伤，损伤脉络，耗伤气血，使正气虚弱，气虚无力推动血行，从而形成一系列并发症，如皮瓣坏死、淋巴漏、皮下积液、上肢水肿等。上肢水肿发病率较高，且严重影响患者的工作和生活。

针对乳腺癌术后上肢水肿，中医一方面通过中药利水消肿，如：防己、黄芪、桑枝等药物缓解上肢肿胀，改善患肢功能障碍情况；另一方面通过中医外治法促进上肢水肿的吸收，如刺血拔罐、温和灸、药物外敷、康复锻炼等方式提高患者的生活质量。

刺血拔罐是一种中医传统疗法，通过促进局部血液循环，刺激炎性细胞大量聚集，加快局部新陈代谢，能明显减轻局部症状，消除局部肿胀，排毒利水，减轻患者痛苦；温和灸通过艾灸穴位达到消肿的目的，温通利水；药物外敷可理气活血，使水邪有出路；康复操锻炼通过患者进行高举、轮转运动，有利于淋巴的回流，减轻上肢水肿，但运动量不可过大，应该循序渐进。

乳腺癌术后放化疗后会出现胃肠道不适、白细胞下降等副作用。恶心呕吐者可用半夏、生姜和胃降逆止呕，用茯苓、白术、砂仁、苍术健脾醒胃；或者按摩、针灸足三里、内关以缓解症状。高热、各种炎症可用金银花、山豆根、射干、板蓝根、蒲公英等；咽干、口干津液受损可用西洋参、麦冬、石斛、天花粉、芦根等；全身疲乏、精神不振、白细胞降低可用枸杞子、女贞子、何首乌、山茱萸、菟丝子；食欲不振可用白术、茯苓、陈皮、半夏、木香、砂仁、鸡内金、山药等药物。通过中医药治疗可以减轻胃肠道反应，改善症状，提高机体抗病能力，从而提高患者的生活质量。

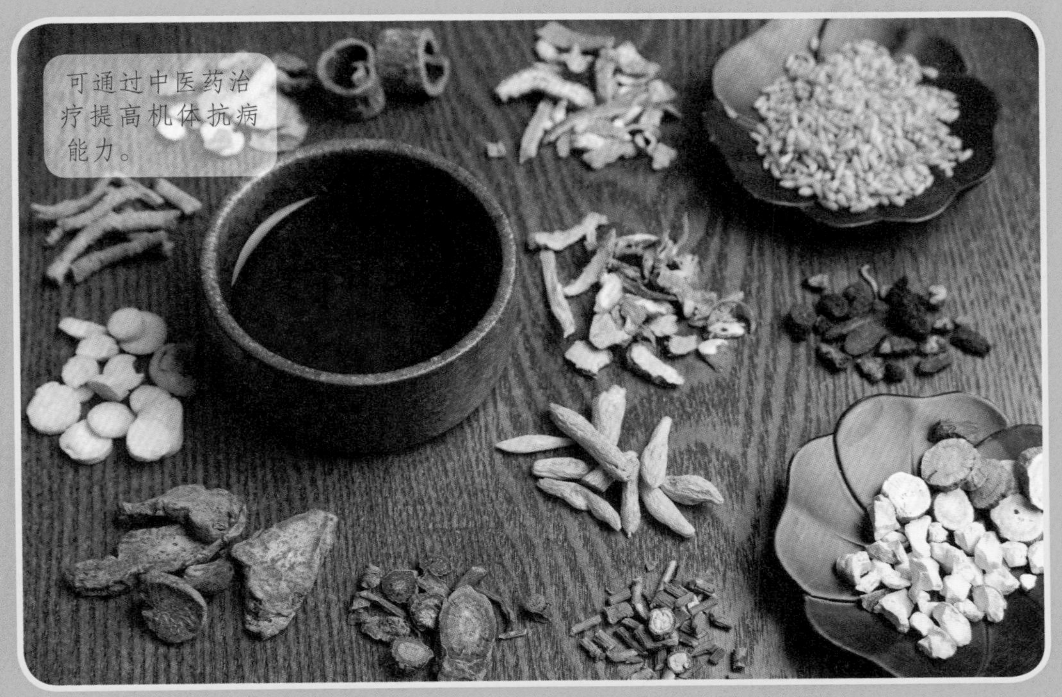
可通过中医药治疗提高机体抗病能力。

治疗乳腺癌，化疗很重要

你一定很难理解，好不容易鼓起勇气进行了乳腺癌治疗手术，怎么还没缓过神来，医生又开始劝说接受化疗？每每谈到化疗，许多人首先想到的就是呕吐到吐出胆汁，脱发到一根不剩，精神萎靡，抵抗力下降。患者对化疗的副作用均有谈虎色变之感，为什么医生还要推荐我们在术后不久又接受化疗呢？

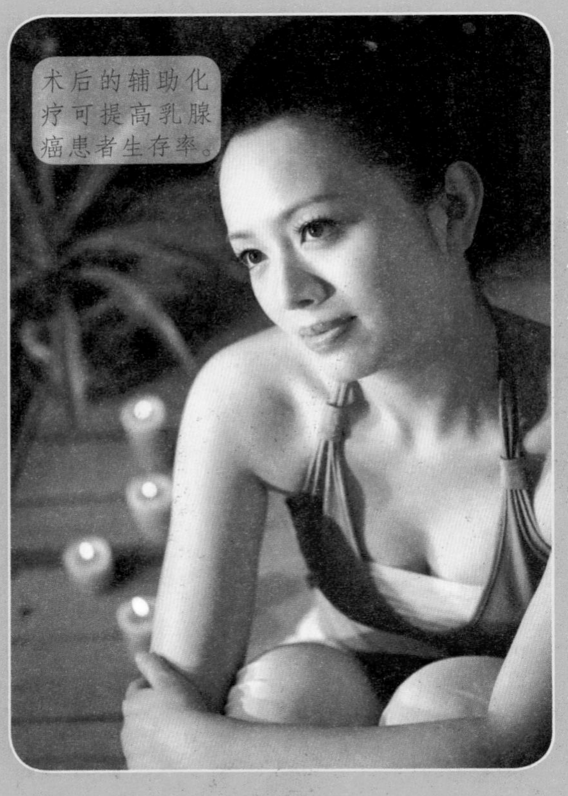

术后的辅助化疗可提高乳腺癌患者生存率。

为什么要化疗

这是因为，乳腺癌是一种全身性疾病，它是可以进行全身性转移的，并且转移时间较快。它能够经过淋巴管转移，或通过血液循环转移到肝、肺、脑、骨骼等各处器官，从而失去手术切除的机会。

其实，潜在病灶大多数是在手术前就已经存在，由临床检查不能发现的微小癌细胞转移发展而来。正因为这种潜在转移灶的存在，导致一部分患者术后经历了一段时间的“复发”“转移”。

对于消灭这一小部分“逃逸”的癌细胞，化疗起到了至关重要的作用。实践证明，大多数乳腺癌术后的辅助化疗对提高患者的生存率有很大帮助。

什么是化疗

化疗是一种针对全身的治疗。当进行化疗时，受到药物袭击的不只是癌细胞，还包括健康的细胞，甚至这些药物对于健康细胞的危害要远远大于癌细胞。但是，健康细胞是有极性的，修复的速度比较快。癌细胞由于没有基底面，呈现杂乱的状态，修复能力比较差，容易坏死。化疗指的是通过这种手段对癌细胞进行抑制的过程。

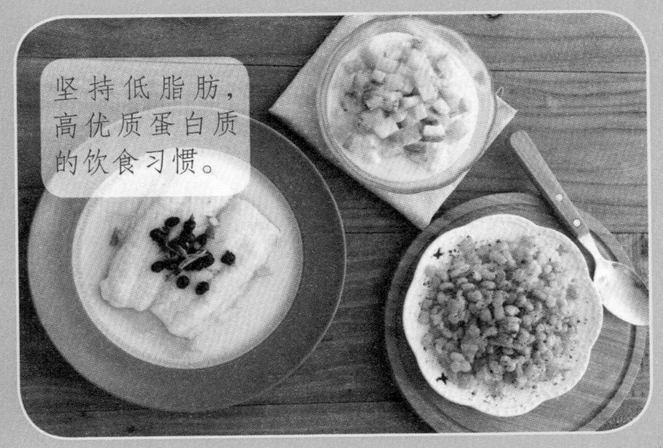

注意饮食，减小化疗副作用

刚刚我们已经说过，化疗在控制症状的同时，对人体正常的细胞也有伤害，会引发一系列的副作用，比如，脱发、胃肠道的反应、肝脏和肾脏功能的损害、腹泻、过敏反应以及对骨髓造血功能的抑制。因此，在进行乳腺癌化疗时，要格外注意饮食。

1. 坚持低胆固醇、低脂肪和高优质蛋白质的饮食原则，要多吃鸡蛋、瘦肉、酸奶，少吃盐腌、烟熏、火烤、烤煳焦化的食物。

2. 多吃一些对健康有利的食物，比方说含丰富维生素和矿物质元素的卷心菜或者芥菜、蘑菇等；芝麻、南瓜子、花生等干果类食物，富含多种维生素、微量元素、膳食纤维、蛋白质和不饱和脂肪酸。

3. 要注意多吃一些五谷杂粮，如玉米、豆类等，米面之类的不宜过精。富含膳食纤维的饮食对乳腺癌患者是有利的。

你了解放疗吗

放疗虽是常见的癌症治疗方式，但很多人对此并不了解，她们不知道放疗是怎么回事，更不知道为什么要放疗。接下来，我们一起来看看，什么是放疗，为什么要放疗，以及放疗会给身体带来哪些损伤吧！

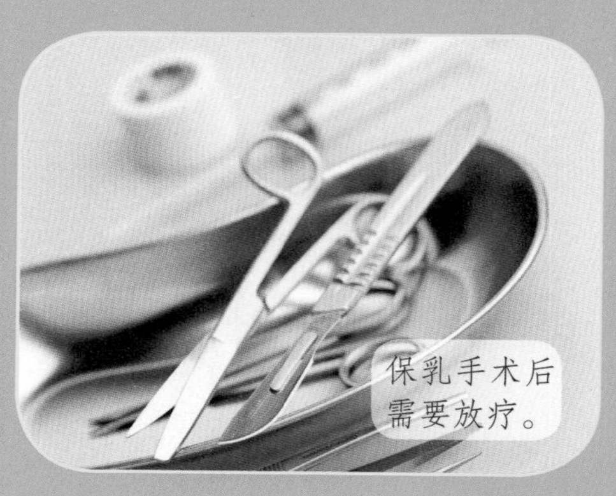
保乳手术后需要放疗。

什么是放疗

放疗是用放射线对局部进行照射。它和手术一样，是一种针对局部的治疗方式。在保乳手术之后，特别需要进行放疗。

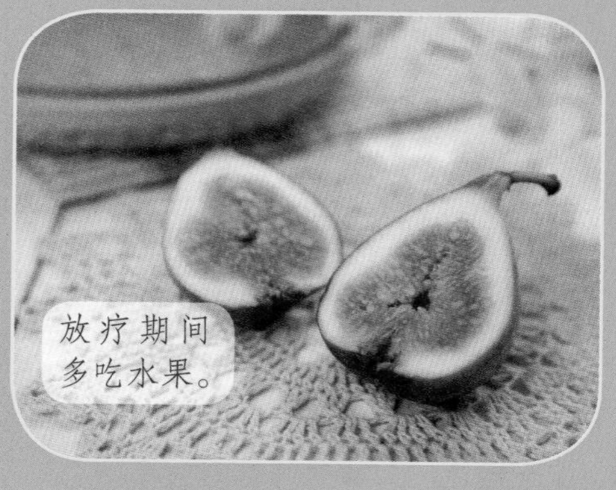
放疗期间多吃水果。

为什么要放疗

这是因为保乳手术保留了乳头、乳晕，通常情况下，也不会对腋窝和淋巴结进行清扫。这样一来，保乳手术就不能完全清除掉癌细胞，作为辅助治疗手段的放疗这时就派上用场了。放疗可以把未能在手术中清除的癌细胞消灭，从而降低乳腺癌患者今后的复发概率。

注意饮食，减小放疗对身体的伤害

保乳手术能够被认可，可以说放疗功不可没。但是，放疗对身体的伤害，也是不能不提的。乳腺癌放疗通常会引起局部皮肤灼烧、口干口渴、咳嗽等，由于在肺部的前面，也会造成一定程度的肺损伤。在饮食上，有哪些需要注意的呢？

1. 乳腺癌术后放疗时，易耗伤阴津，所以应该吃些甘凉滋润的食品，如：杏仁霜、枇杷果、白梨、乌梅、莲藕、香蕉、橄榄等。

口渴可以喝
点柠檬汁。

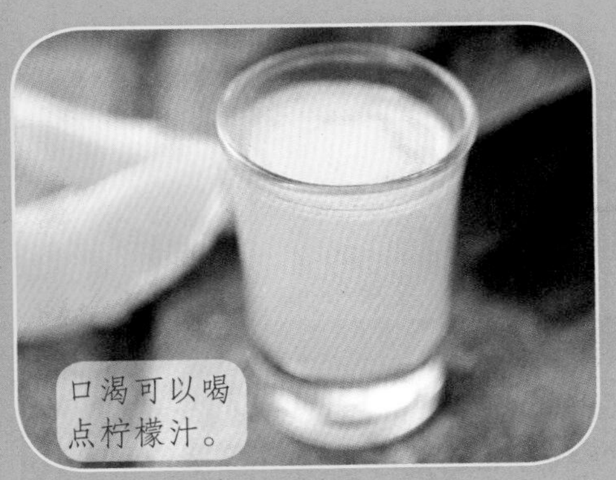

2. 当出现口干口渴症状时，可以选用柠檬汁、酸梅汤、话梅等一些酸味饮品或食物来刺激唾液的分泌，通过自身分泌的唾液来减轻口干舌燥的症状。

吃富含维生素和
蛋白质的食物。

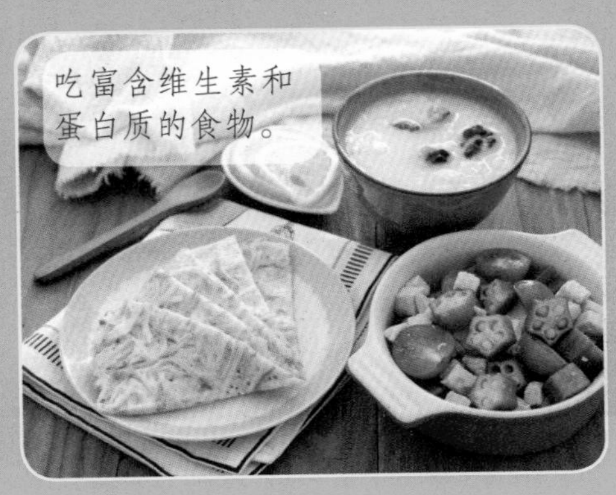

3. 要多吃含维生素的食物，比如新鲜的水果和蔬菜，包括鲜猕猴桃、胡萝卜等。另外，还要多食牛奶、鱼肝油、鸡蛋等高蛋白、易消化食物，以利于机体更好的修复。

你了解内分泌治疗吗

近年来，随着国家医疗技术的明显进步，不少女性在检出乳腺癌后，经积极治疗仍可以重返工作岗位，正常生活。只是她们要坚持一段时间口服药物治疗，可这类药物到底是什么呢？有什么作用呢？对患者身体有没有伤害呢？

那么我就要向大家介绍一种乳腺癌的全身性防治策略——内分泌治疗。乳腺癌患者长期口服这类药物就是要起到内分泌治疗的效果。我们都知道，乳腺癌的发生和发展主要与雌激素的刺激有关，乳腺作为雌激素的靶器官之一，雌激素水平绝对或相对过高都会对腺体产生影响，最可怕的就是诱发乳腺癌了，同时肿瘤的生长也需要雌激素。因此可以说，内分泌治疗有防癌抗癌的双重效果。

内分泌治疗的原理就是抑制雌激素合成分泌，降低体内雌激素的水平或者阻止雌激素作用于乳腺腺体和肿瘤，从而抑制肿瘤的生长、转移、复发。抑制雌激素的合成分泌有两种办法，具体选择时要考虑患者是否绝经，绝经前的女性卵巢功能活跃，体内雌激素分泌旺盛，当然要抑制卵巢功能以降低体内雌激素水平，比如诺雷德。绝经后的女性卵巢功能已经基本退化，雌激素主要由外周组织转化而成，那么针对这种情况，就是阻断雌激素的转化途径，比如弗隆、瑞宁得这类药物。但是谁也无法确保体内完全不存在雌激素，所以也有办法阻止雌激素发挥作用，如三苯氧胺就是起到这种效果的。

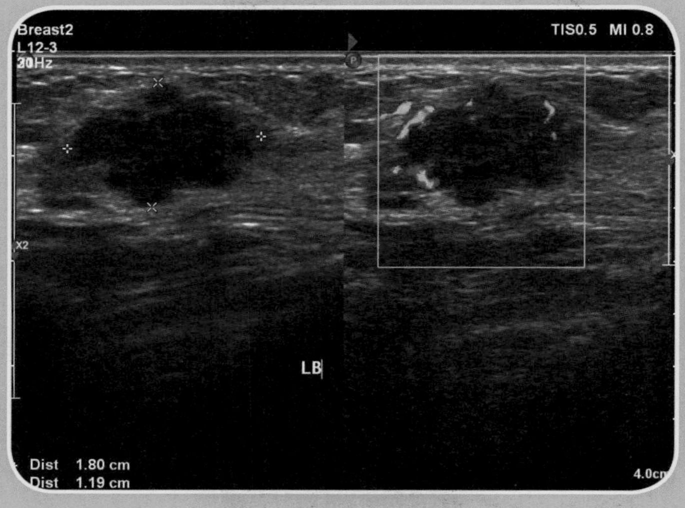

内分泌治疗是一种乳腺癌的全身性防治策略。

为什么要长年吃药

患者可能心中有疑问：这类药物为什么要长期口服，像三苯氧胺还要吃5年？有研究证实，乳腺癌患者口服5年三苯氧胺后，不仅发生转移的概率下降，同时还可以将对侧乳腺癌发病率降低，但是短期（1~2年）口服三苯氧胺，对于50岁以下的女性是基本无效的。三苯氧胺降低乳腺癌复发危险和死亡危险的价值可以持续到治疗结束10年、15年之后。该怎么理解这一现象？当然，长期口服三苯氧胺是为了阻断雌激素发挥作用，那么降低体内雌激素水平的药物呢？

激素调节本来就是微量、持久的，它不像神经反射一样短暂、迅速，身体需要一段时间的适应才能慢慢地见效。可以说，短时间口服药物还不能达到降低雌激素水平的效果，当体内雌激素达到较低水平时，我们为了维持这一状态，当然要坚持服药。否则，体内激素水平有较大的波动也会有诱发疾病的可能。就像我们坚持一日三餐是为了维持体内的血糖水平，吃这类药物就是这个道理，只不过要维持的是雌激素水平。

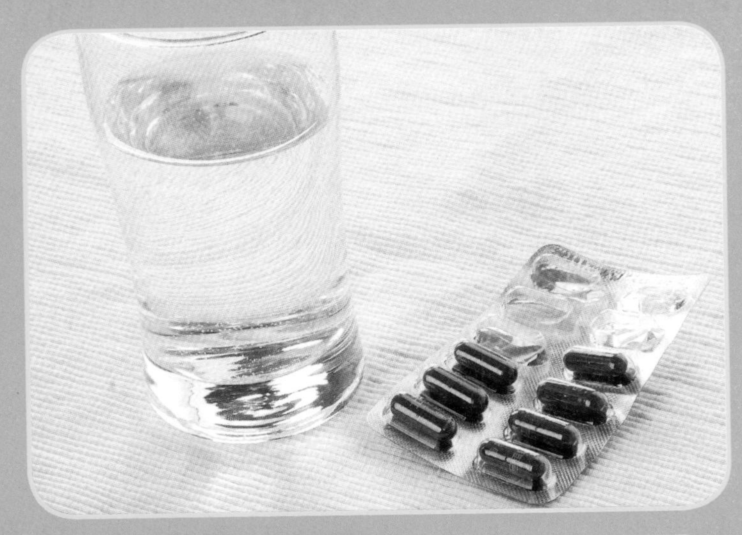

激素调节是微量、持久的，需要常年吃药。

内分泌治疗的副作用

患者不论口服抑制卵巢功能的药物、阻断雌激素转化途径的药物，还是阻断雌激素发挥作用的药物都是全身性防治策略，既然是全身性的药物，作用范围广，不只是靶向性的针对乳腺腺体或者肿瘤，当然会对身体其他部位产生不好的影响。

对女性来说，体内雌激素水平下降就会产生类似更年期的症状，颜面潮红、烘热汗出、疲倦乏力、头痛头晕、腰膝酸痛、眩晕耳鸣、失眠多梦、消化道不适等。不得不说，雌激素对于女性骨骼来说也是不可或缺的，长期口服弗隆、瑞宁得、阿诺新等药物的患者发生骨质流失和骨质疏松是常见的。长期口服三苯氧胺，虽然能阻断雌激素发挥作用，但是体内就会积攒很多雌激素，这样的话就容易导致脂肪肝、子宫内膜增厚等副作用。

但综合考虑，内分泌治疗的副作用相对于治疗作用来说，还是微不足道的，毕竟我们还有办法弥补。

如何管理内分泌治疗

内分泌治疗的效果已经被广泛认可，所以乳腺癌患者肯定要坚持口服药物，不能半途而废，放弃内分泌治疗。与此同时，考虑到内分泌治疗的副作用，还要想办法缓解控制。首先基于对患者病情的充分评价，可选择种类恰当的药物。然后，在患者不能耐受不良反应时可以更换不同种类的药物。

期间还要注意对骨质流失和骨质疏松做预防处理：进行骨密度检测，推荐常规补充维生素 D 和钙剂，鼓励进行体育锻炼。并且戒烟、限酒、积极参加体育锻炼。对于颜面潮红、烘热汗出、疲倦乏力、头痛头晕、腰膝酸痛、眩晕耳鸣、失眠多梦、消化道不适等类似更年期的症状以及脂肪肝、子宫内膜增厚等问题则主要靠患者日常生活的调节。

注意饮食，减小内分泌治疗对身体的伤害

患者口服药物进行内分泌治疗时，可以从日常生活方面来调节药物带给身体的副作用，如豆制品、咖啡含有植物性雌激素，可能具有保护作用，能显著降低乳腺癌的患病风险。

进行内分泌治疗时，在饮食调理上要注意补充足够的优质蛋白，动物蛋白以低脂肪的鸡、鱼、奶为好；多吃含植物蛋白丰富的豆类食品；可选用人参、西洋参、黄芪、红枣、膳鱼、甲鱼、桂圆等，以增强体质。

当然肿瘤患者首先应该做到就是忌烟酒；忌辣椒、姜、桂皮等辛辣刺激性食物；忌肥腻、油煎、霉变、腌制食物。

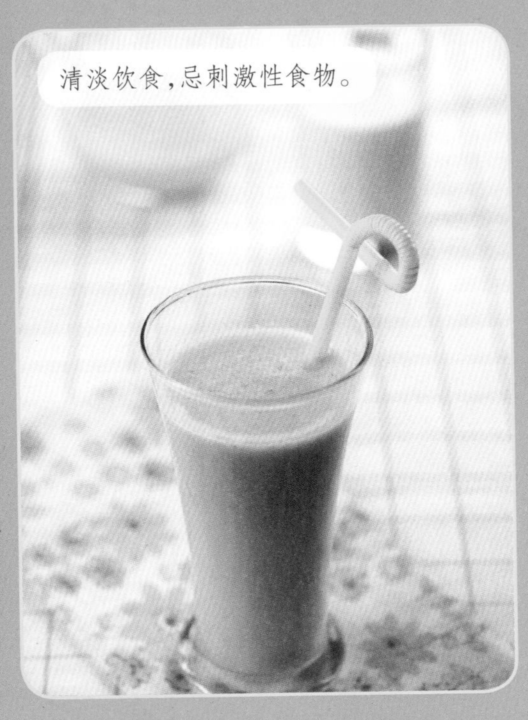

清淡饮食，忌刺激性食物。

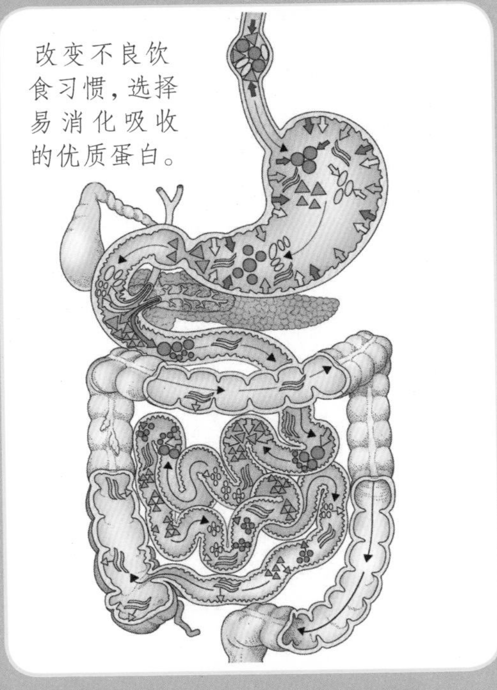

改变不良饮食习惯，选择易消化吸收的优质蛋白。

术后调理

乳腺癌患者的术后调理非常关键。那么，在饮食方面要注意什么呢？一起来看看吧。

益气养血，巩固疗效。

香菇豆腐鲫鱼汤——益气养血

乳腺癌手术后患者的饮食调养可以给些益气养血、理气散结之品，以巩固疗效，促进身体康复。鲫鱼营养丰富，既对乳腺有很好的作用，又有补血的功效。

原料：

鲫鱼 400 克、香菇 50 克、豆腐 200 克、盐适量。

做法：

将豆腐洗净切块；香菇洗净切成片；鲫鱼收拾好。起油锅，鲫鱼煎至两面金黄后，放适量的清水，等汤烧至白色后，放入切好的豆腐块、香菇片，加适量的盐，1 分钟后就可以起锅。

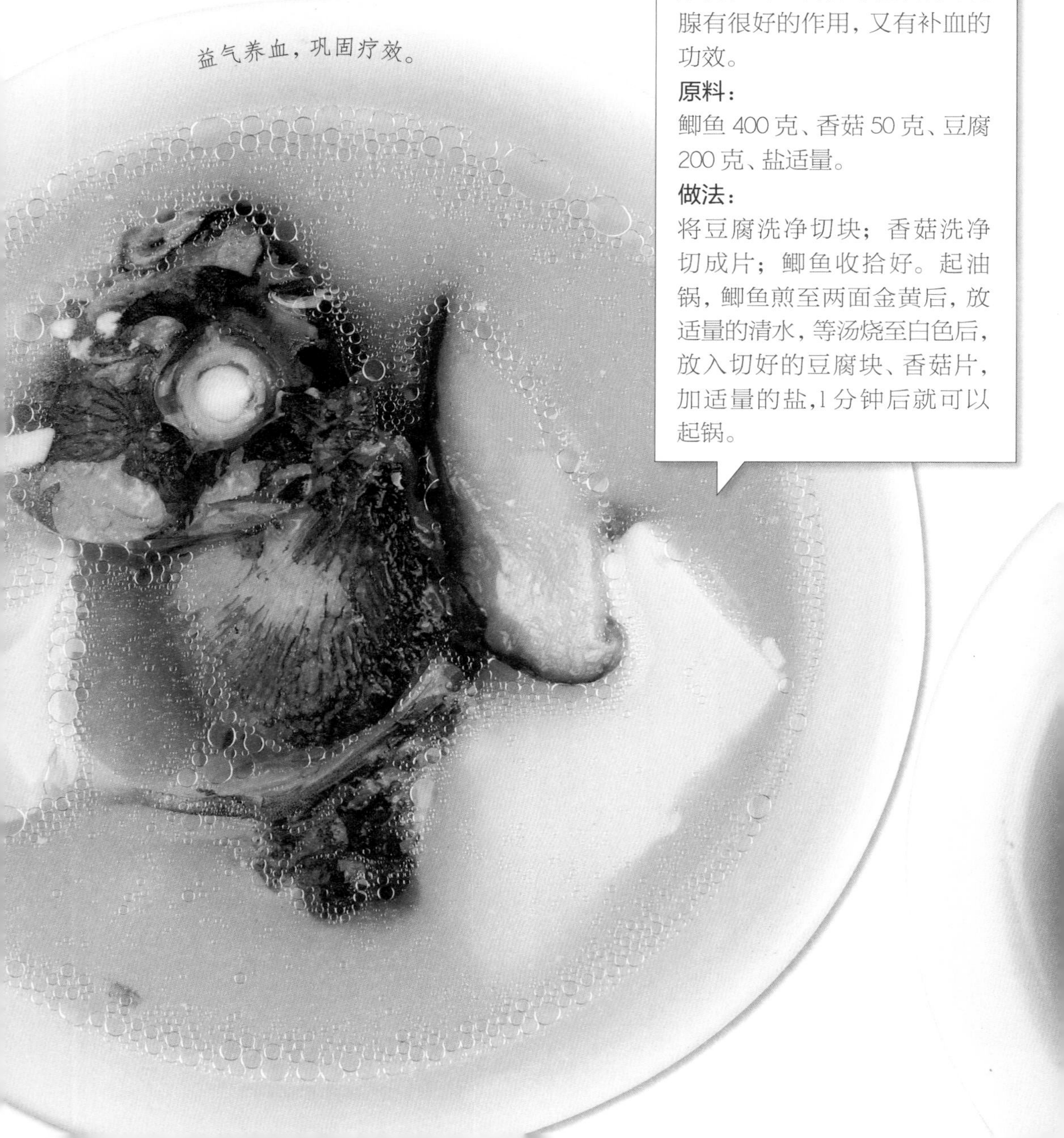

菠菜炒蛋——加速愈合

乳腺癌患者术后要吃一些有利于伤口愈合的食物。菠菜中富含维生素C和维生素K，维生素C可以促进组织再生，而维生素K有很好的凝血功效，同时，蛋黄也有凝血作用。因此，菠菜炒蛋是加速伤口愈合的理想食物。

原料：

菠菜300克、鸡蛋2个、盐适量。

做法：

将鸡蛋打入碗中搅成蛋液；菠菜洗净，切段，开水汆烫后快速沥干。锅内倒油烧热，倒入鸡蛋液炒熟，放入盘中。锅内倒油烧热，放入菠菜段翻炒几下，加入炒熟的鸡蛋，快速炒30秒即可。

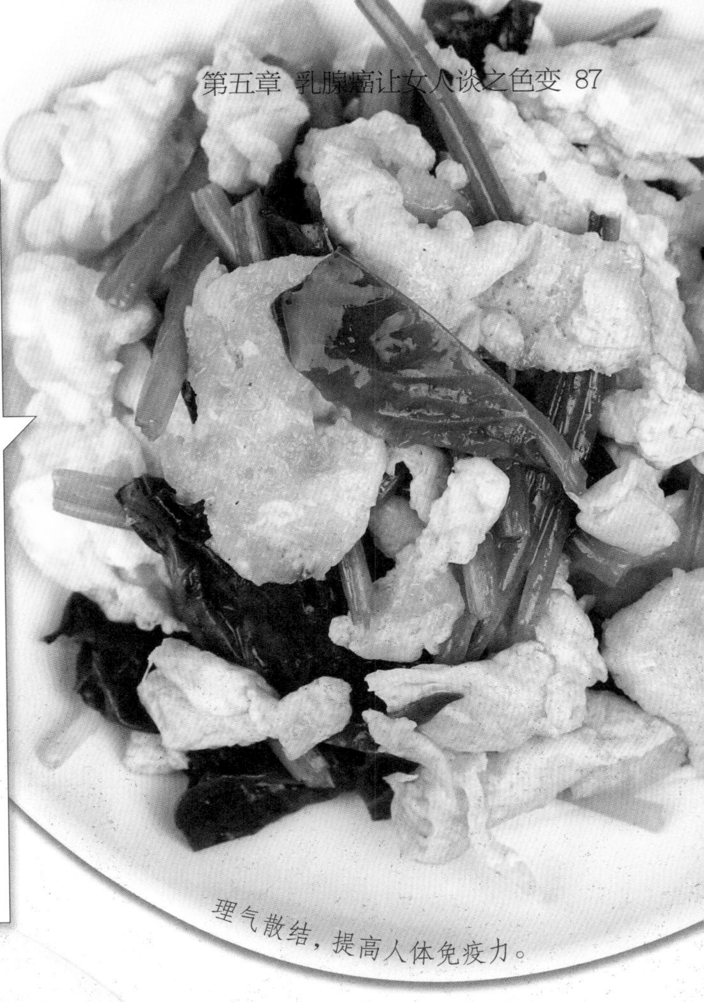

理气散结，提高人体免疫力。

止血凝血，促进伤口愈合。

山楂绿茶——散结、抗癌

山楂有活血化瘀的功效，而绿茶能够提高人体免疫力，并可在一定程度上延缓癌细胞的生长速度。每天喝杯山楂绿茶吧！

原料：绿茶6克、山楂25克。

做法：绿茶和山楂一起，加3碗水煮沸。三餐后服饮，加开水冲泡即可续饮。

化疗期间

化疗对提高乳腺癌患者的生存率有很大的帮助，所以很多乳腺癌患者要过化疗这个“鬼门关”。说“鬼门关”并不夸张，因为患者在化疗期间所受到的痛苦一点不亚于疾病本身带来的痛苦。那么化疗过程中，饮食方面需要注意哪些呢？

五红汤——提升白细胞计数

白细胞计数减少是化疗常见的副作用。为了预防白细胞计数下降，应该提升白细胞数，可以试试这款五红汤。

原料：

枸杞 20 粒、红枣 5 颗、红豆 20 粒、红皮花生米 20 粒、红糖 2 匙。

做法：

将所有原料洗净后放入砂锅中，浸泡半个小时，加入红糖搅拌均匀，大火烧沸，改为小火，煮 1 小时即可。

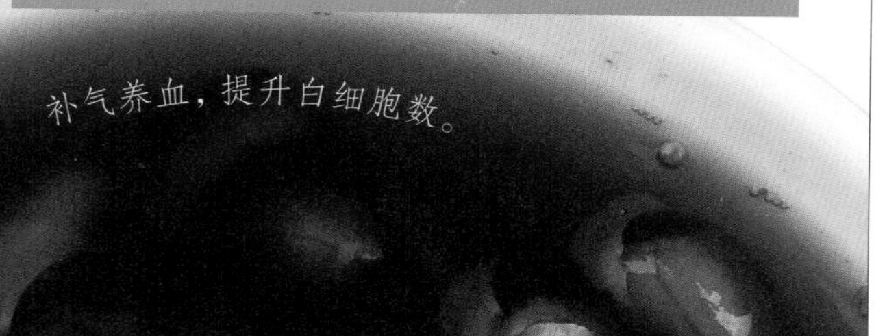

补气养血，提升白细胞数。

白水萝卜汤——健脾开胃

当患者出现食欲不振时，可以多吃些有健脾开胃功效的食物。而白萝卜恰好具有很好的开胃作用。

原料：

白萝卜400克、盐3克、胡椒2克、高汤适量。

做法：

将白萝卜去皮切片；烧高汤，下白萝卜煮软，加入盐、胡椒即可。

健脾开胃，增强食欲。

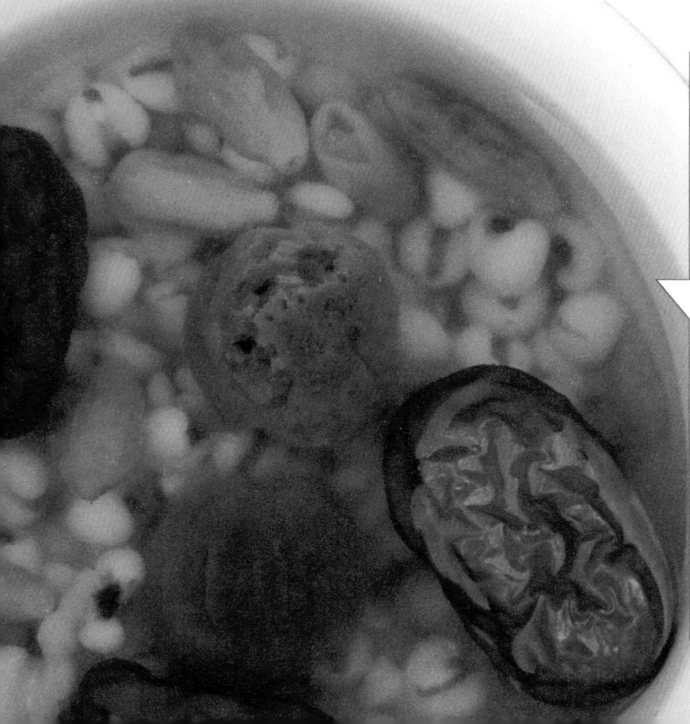

健脾补肾，填髓生血。

红枣桂圆枸杞粥——填髓生血

红枣桂圆枸杞粥具有很好的健脾补肾、填髓生血的功效，适合化疗后血象减少的患者食用。

原料：

红枣10颗、桂圆肉15克、枸杞子15克、薏米100克、冰糖10克。

做法：

薏米提前浸泡8小时。所有食材洗净，同薏米一同放入锅中，加适量水煮粥即可。

放疗期间

乳腺癌放疗后身体会出现很多不适的症状，那么我们应该怎么进行有效的调理呢？放疗后可以吃些什么呢？一起来看看吧。

吊梨汤——甘凉滋润

乳腺癌放疗时，易耗伤阴津，应该吃些甘凉滋润的食品。吊梨汤是一款不可多得的滋补润肺的汤。

原料：

梨 500 克，红豆、香白芷、川贝母、冰糖、桂花酱、红枣各适量。

做法：

梨、红枣、红豆、香白芷和川贝母洗净，梨去皮，自底部挖掉部分梨肉和梨核，放在锅内。依次放入红枣、红豆、香白芷和川贝母，添加足量的清水。放火上烧沸，转中小火熬煮 2 小时，关火，放入冰糖。再放桂花酱调味即可。

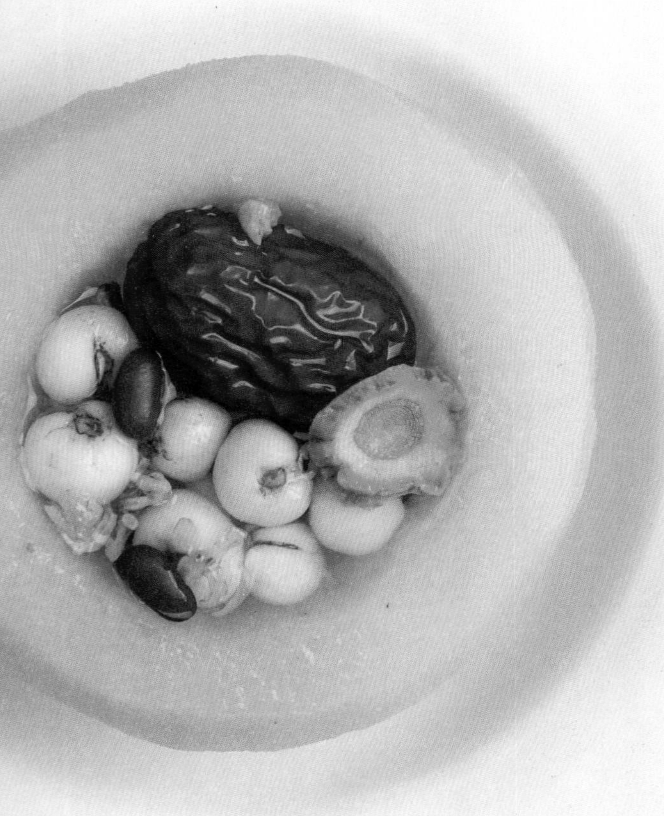

生津止渴，滋阴润燥。

百香凤梨鲜果汁——和胃降逆

乳腺癌放疗时，如果出现消化道反应，如食欲不振、恶心、呕吐、嗳气、反酸、便秘等，可以来些和胃降逆的食物或饮品。试试这款百香凤梨鲜果汁吧！

原料：

凤梨、百香果、果糖各适量，白开水 500 毫升。

做法：

将凤梨和百香果放入果汁调理机，再加入 500 毫升白开水和少许果糖，榨汁。

消食解渴，增强食欲。

补气养血，防癌抗癌。

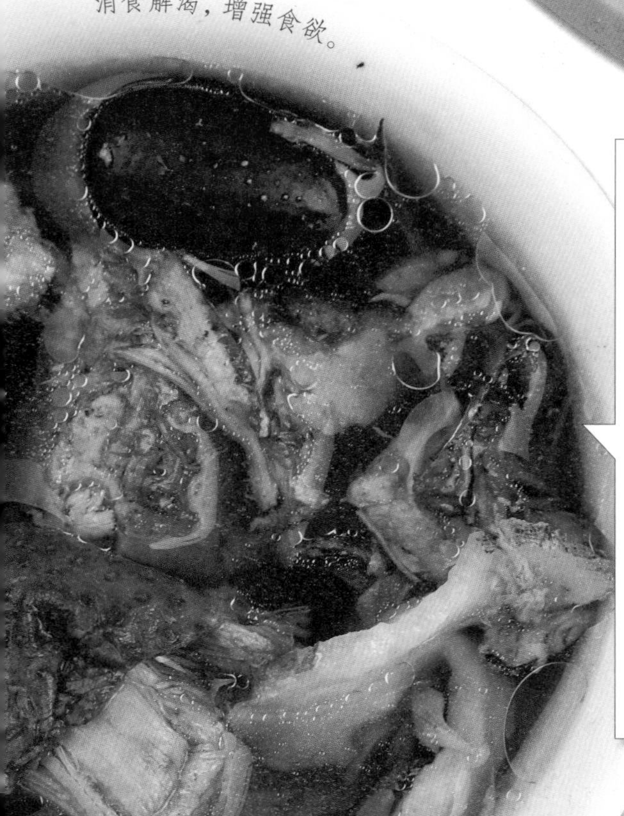

花旗参乌鸡汤——防癌抗癌

花旗参能提高机体免疫力，乌鸡可补肝肾、益气血。本品以补气养血、防癌抗癌为主，适合乳腺癌放疗期间出现骨髓抑制现象的患者食用。

原料：

乌鸡 50 克、红枣 4 颗、花旗参 2 克、盐适量、上汤适量。

做法：

将乌鸡洗净，切成小块；红枣洗净备用；花旗参洗净切片。将乌鸡块和上汤入锅煮沸后，将红枣、花旗参片放入，然后再转用小火煲 60 分钟，调入盐即可。

做这些，帮你更快恢复

术后睡眠差，五大穴位助睡眠

快速找到穴位

1. 安眠穴：用小手指指尖顶住耳垂，五指并拢，中指压的位置就是安眠穴。

2. 印堂穴：位于前额部，当两眉头间连线与前正中线之交点处。

3. 太阳穴：位于眉梢与目外眦之间，向后约 1 寸的凹陷处。

4. 神门穴：位于小指侧腕部横纹头凹陷处。

5. 涌泉穴：位于足前部凹陷处第 2、第 3 趾趾缝纹头端与足跟连线的前 1/3 处。

1 点压安眠穴：四指并拢握拳，用拇指指腹在安眠穴上做点压约半分钟，或揉按 10~20 次。

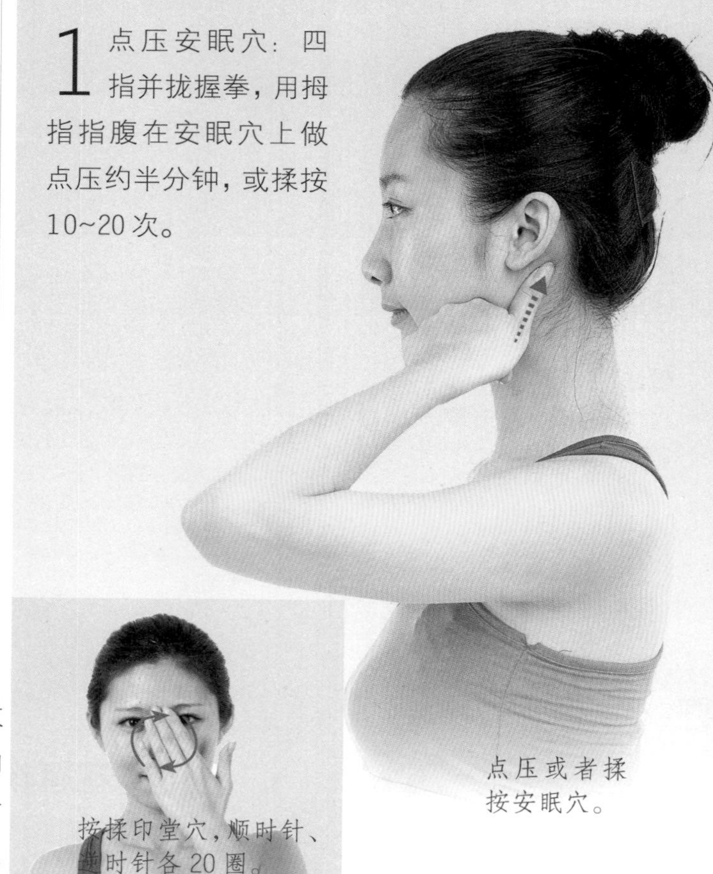

点压或者揉按安眠穴。

按揉印堂穴，顺时针、逆时针各 20 圈。

2 按摩印堂穴：将中指放在印堂穴上，用较强的力点按 10 次，然后再顺时针、逆时针各按揉 20~30 圈。

中指按揉太阳穴 1 分钟。

3 按揉太阳穴：用双手中指指端按揉 1 分钟。

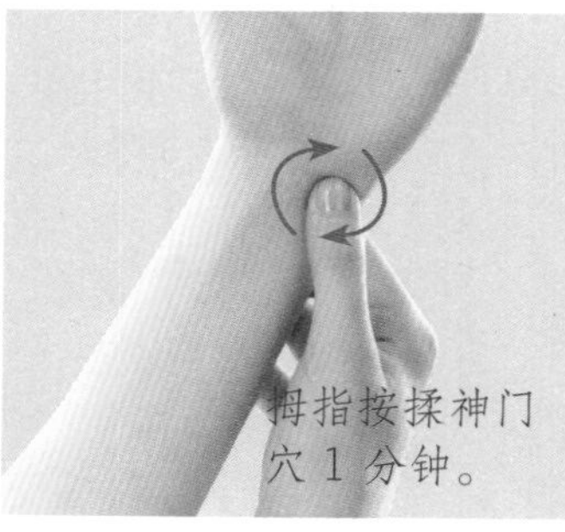

拇指按揉神门穴 1 分钟。

4 按揉神门穴：用拇指指端轻轻按揉 1 分钟。

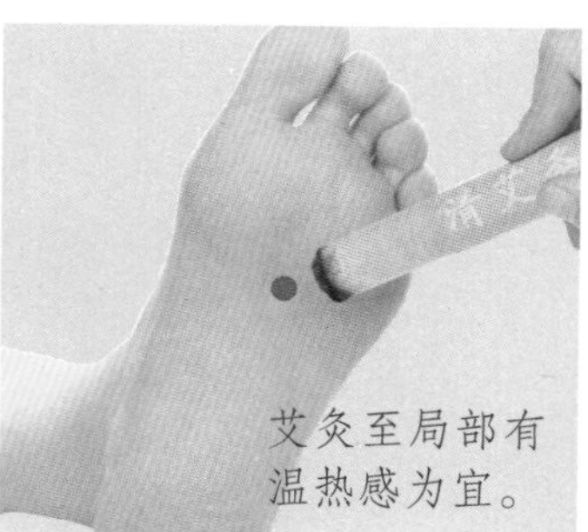

艾灸至局部有温热感为宜。

5 艾灸涌泉穴：每晚睡前用艾条在涌泉穴灸 20 分钟。

术后上肢麻木，常刺激五大穴位

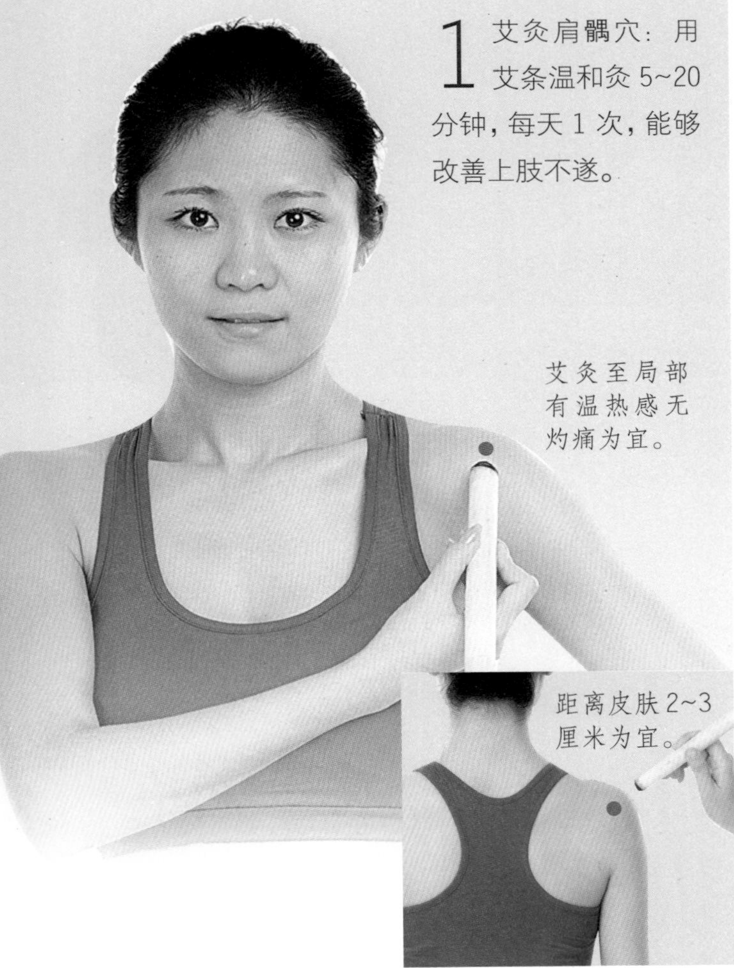

1 艾灸肩髃穴：用艾条温和灸 5~20 分钟，每天 1 次，能够改善上肢不遂。

距离皮肤 2~3 厘米为宜。

2 艾灸肩髎穴：如果用艾条灸，则 5~10 分钟；如果用艾炷灸，则 3~5 壮。

掐按肩贞穴。

3 按摩肩贞穴：用大拇指指尖掐按肩贞穴 100~200 次。

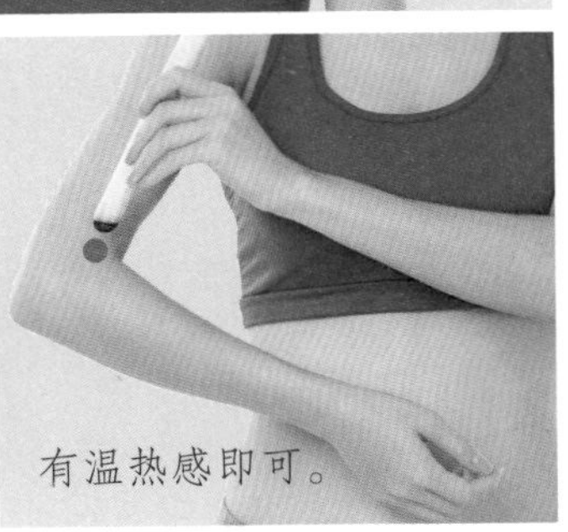

4 艾灸曲池穴：用艾条温和灸 5~20 分钟，每天 1 次。

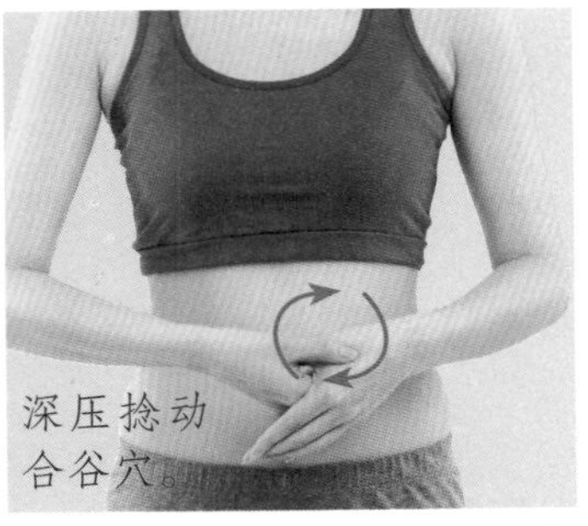

5 按摩合谷穴：将拇指指端按在合谷穴上，用力深压捻动。

快速找到穴位

1. 肩髃穴：肩峰端下缘，当肩峰与肱骨大结节之间，三角肌上部的中央。

2. 肩髎穴：上臂外展时，当肩髃穴后寸许凹陷中。

3. 肩贞穴：臂内收，腋后纹头上 1 寸。

4. 曲池穴：屈肘成直角，在肘横纹外侧端与肱骨外上髁连线中点。

5. 合谷穴：在手背，第 1、2 掌骨之间，当第 2 掌骨桡侧的中点处。

快速找到穴位

1. 百会穴：位于头顶正中心，以两边耳尖画直线与鼻尖到后颈直线的交叉点。

2. 气海穴：位于下腹部，前正中线上，当脐中下 1.5 寸。

3. 合谷穴：在手背，第 1、第 2 掌骨之间，当第 2 掌骨桡侧的中点处。

4. 足三里穴：坐位屈膝，取犊鼻穴，自犊鼻穴向下量 4 横指。

5. 太溪穴：位于足内侧，足内踝（高点）后方与脚跟骨筋腱之间的凹陷处。

术后易疲劳，常刺激这些穴位

1 点揉百会穴：以一手的拇指附于百会穴上，先由轻渐重地按 3~5 下，然后再向左、向右各旋转揉动 30~50 次。

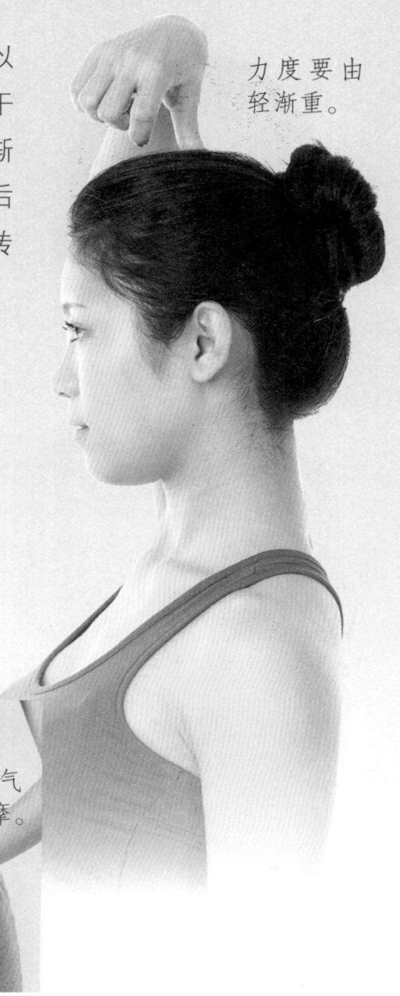

2 按摩气海穴：掌心紧贴于气海的位置，按顺时针、逆时针方向各按摩 100~200 次。

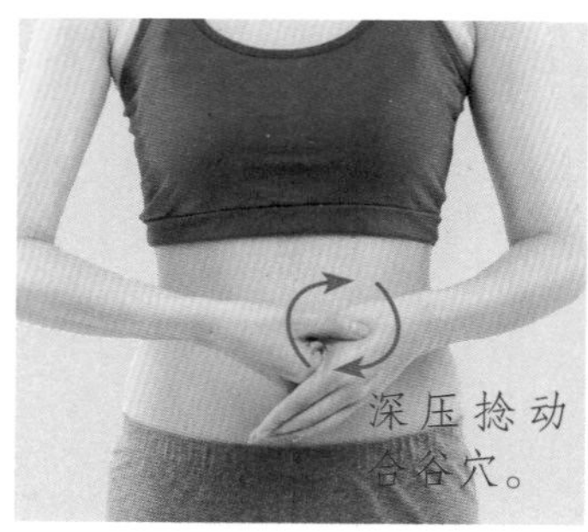

3 按摩合谷穴：将拇指指端按在合谷穴上，用力深压捻动。

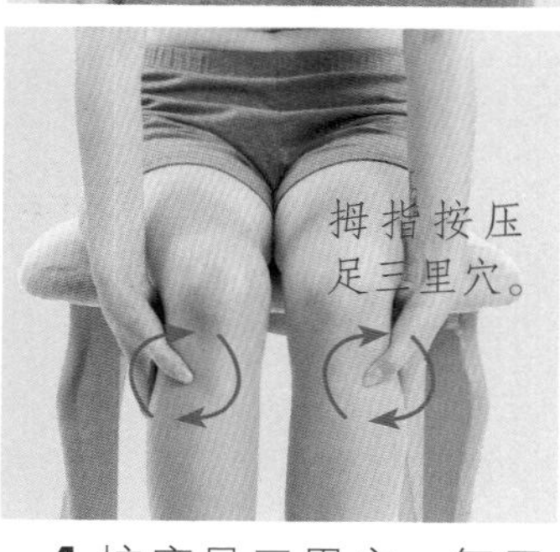

4 按摩足三里穴：每天用拇指或中指按压足三里穴 5~10 分钟。

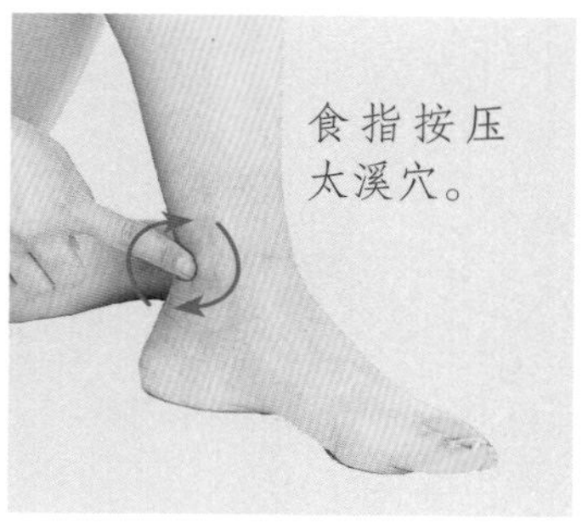

5 按摩太溪穴：用右手食指指腹按压左侧太溪穴，然后再换左手按压右侧的。

化疗伤肠胃，五大穴位健肠胃

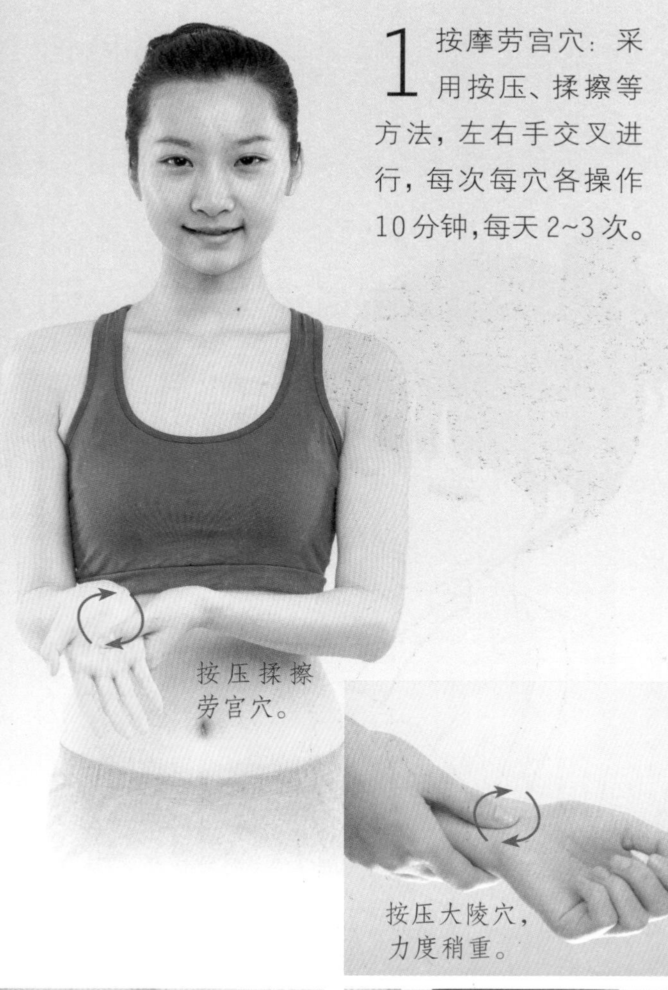

1 按摩劳宫穴：采用按压、揉擦等方法，左右手交叉进行，每次每穴各操作10分钟，每天2~3次。

快速找到穴位

1. 劳宫穴：中指及无名指往下延伸交会的凹陷处，握拳时，中指指尖点于掌心的位置。

2. 大陵穴：位于人体腕掌横纹的中点处，当掌长肌腱与桡侧腕屈肌腱之间。

3. 内关穴：位于手掌面关节横纹的中央，往上约三指宽的中央凹陷处。

4. 章门穴：位于人体的侧腹部，第11肋游离端的下方。

5. 中脘穴：位于身体正中线的任脉上，肚脐向上4寸处。

按压大陵穴，力度稍重。

2 按摩大陵穴：用拇指指腹按压大陵穴，力度稍微重些，每次5分钟，每天2次。

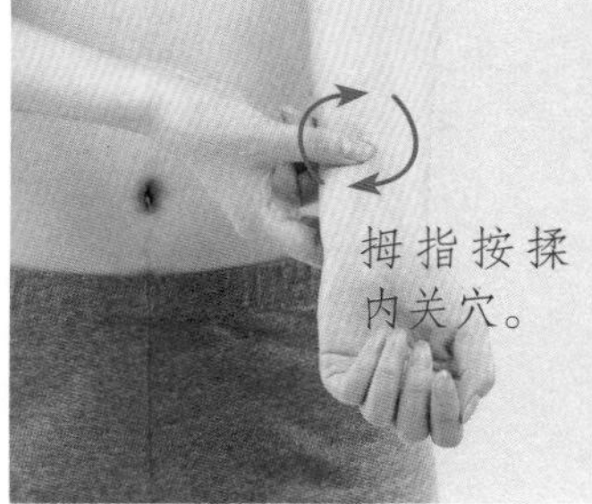

3 按摩内关穴：用拇指指腹按揉内关穴100~200次。

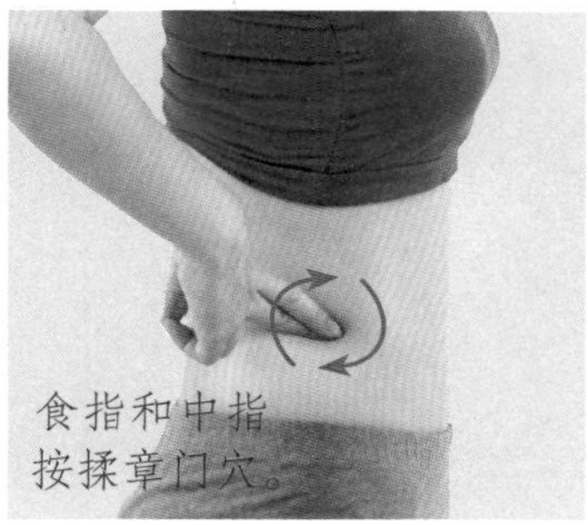

4 按摩章门穴：可用食指和中指按揉章门穴至发热即可。

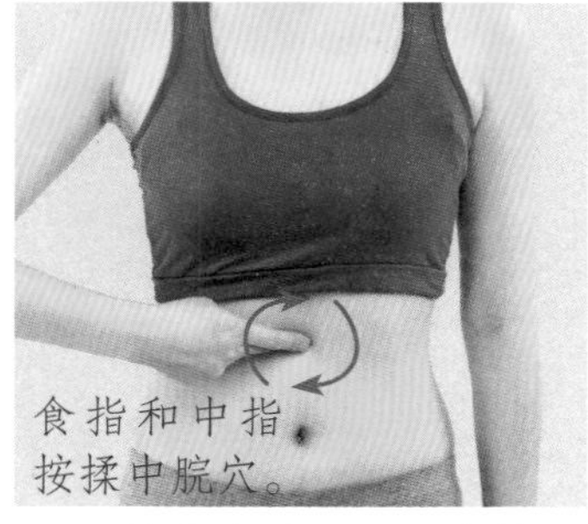

5 按摩中脘穴：用食指和中指点按中脘穴1分钟，发热即可。

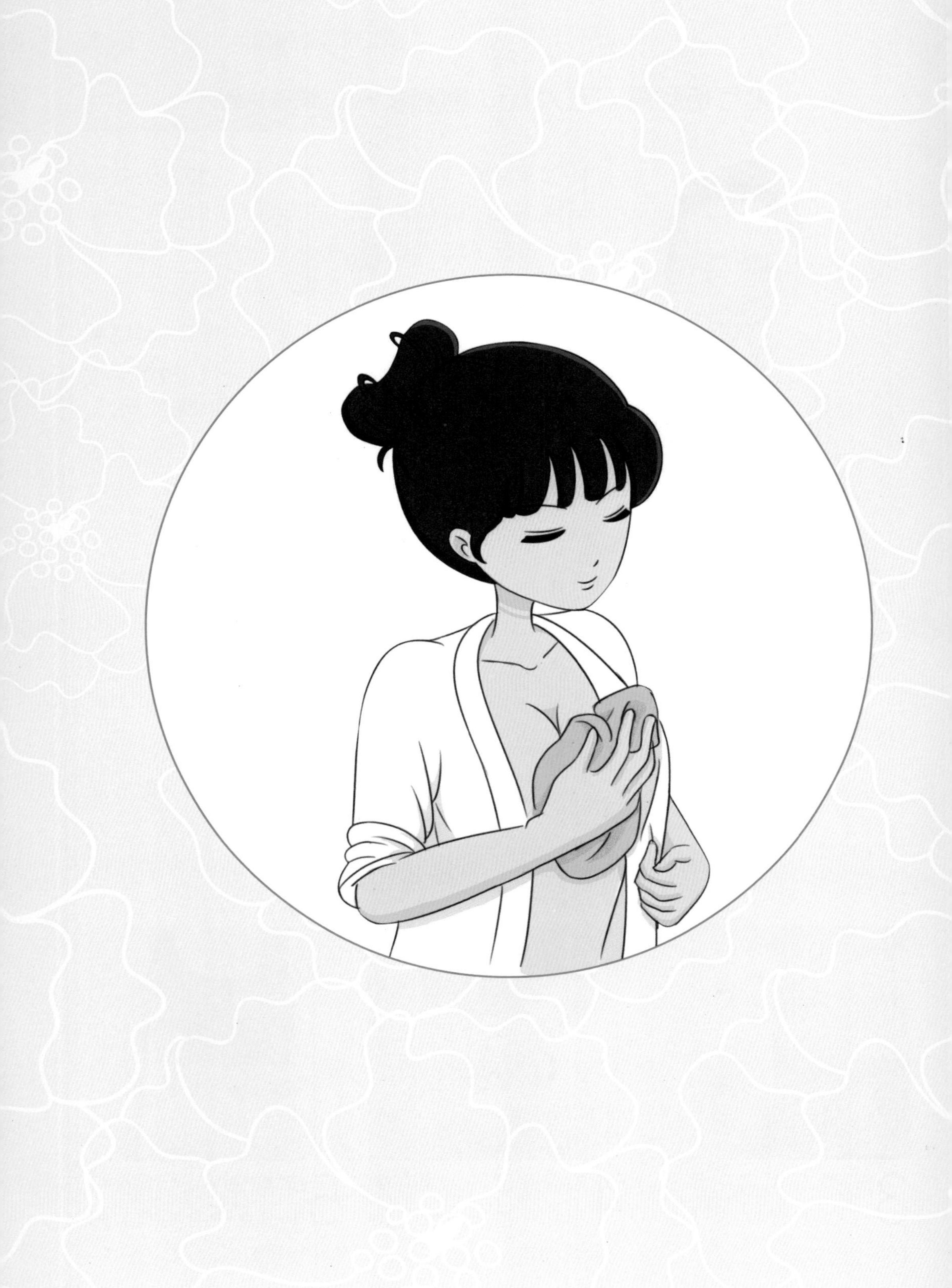

第六章

女人关键时期如何呵护乳房

乳房不仅是女性凸显身材的“性感武器”，也是哺育后代的“营养源泉”。因此，呵护乳房健康非常重要。女人一生会经历几个重要的时期，在这些时期内该如何呵护乳房呢？本章我们将截取女性的几个重要时期，来讲讲该如何在相应的阶段保养乳房。

婴幼儿时期

婴幼儿时期乳房内仅有几根主要的腺管，但是也会出现乳汁分泌、乳头内陷等情况，有的婴儿会发现多余的乳房——“副乳”。

有的婴儿乳头下面出现蚕豆大小的硬结，双侧乳腺肿大，乳头有时甚至有少量分泌物溢出。这是因为婴儿出生后，母体残留在婴儿体内的雌激素和泌乳素刺激婴儿的乳房，使乳腺增生，乳房略胀大，若有液体从乳头内分泌出，称为“婴乳”，这是婴幼儿乳腺组织的一种正常的、暂时的生理变化，切忌不可用力去挤压乳房。在经 1~3 周后，婴儿体内的母体激素逐渐耗竭，乳腺的分泌活动便会减弱，4~8 个月后进入婴儿期乳腺的静止状态，上述症状会随之消失。

婴幼儿乳头内陷，在很大程度上有遗传的因素，如果母亲或外婆有乳头内陷病史，下一代发生乳头内陷的可能性比常人大。对于这种先天性乳头内陷可先判断其内陷的程度，是可复性乳头内陷还是不可复性乳头内陷，可选择在青春期进行负压吸引或者手术方式矫正，但在婴幼儿时期应避免挤压、揉捏乳头，以免造成感染，必要时可局部热敷以缓解症状。

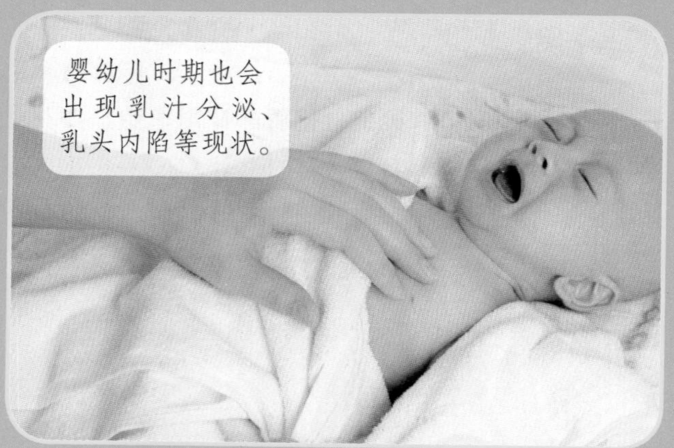

婴幼儿腋窝或前胸出现像乳头样突起，不必惊慌，这是副乳，属于一种生理现象。副乳常有明显的遗传性，多数人副乳仅有一对，常发生在腋窝或前胸，像肿块一样在局部形成隆起，它的中央部位常见乳头一样的突起，或者仅有像乳晕一样的色素沉着，隆起的部位质地柔软，可有触痛，边界不清。人类一般只有一对乳腺，但是少数人会有副乳腺。在胚胎第 6 周时，在身体两侧，从腋窝到腹股沟这条线上会发生组织隆起，它是乳房发育的始基，到了胚胎第 9 周，这些乳腺始基只有胸前一对保留并发展，最终演变为乳房，其余的全部退化。如果不消失甚至继续发育的话就会成为多余的乳房或乳头，即副乳。有的人会随月经来潮而发生周期性的变化，在月经期、妊娠期和哺乳期较平时增大，部分患者会出现疼痛。副乳一般对人体没有什么影响，如无症状是不需要治疗的。

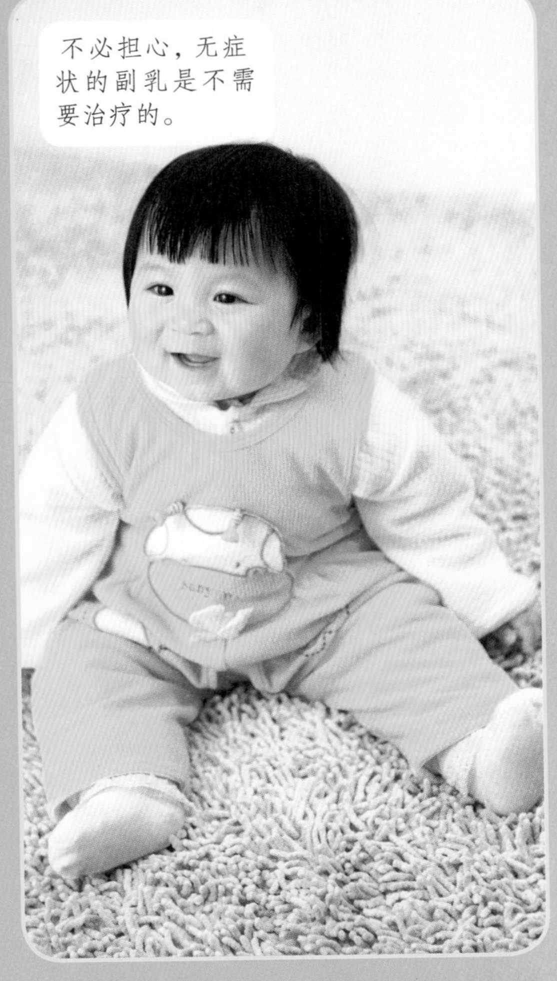

青春期

青春期是女性乳房发育的关键时期，一定要注重对胸部的保养，否则乳房很有可能会长得不够丰满，而且没有弹性。其实，很大一部分女性对自己的乳房不满意，原因是没有注重青春期的保养。如果你想要拥有健康、丰满、坚挺的乳房，从青春期就开始保养吧！那么，青春期的女孩应该怎样保养乳房呢？

好习惯，让乳房充分发育

青春期的女孩们还处于懵懵懂懂的阶段，只有少数的女孩了解乳房保养的重要性，并且积极参与其中。大多数女孩对于这方面的知识还比较匮乏，很容易走入乳房保养的误区，影响到乳房的健康。

睡觉时不要挤压

青春期的女孩乳房正处于发育期，如果受到挤压，某种程度上会使得乳房发育不良，而且容易导致乳形不漂亮，如下垂、外扩等。更严重的是，会使女孩产生胸闷气短的症状。所以睡觉时不要对胸部进行挤压，宜脱掉内衣再睡觉。

含胸驼背要不得

正常的乳房增大，一般是两侧对称的，也有先从一侧开始发育的，但随着月经的来潮，两侧乳房会变得对称、丰满而富有弹性。有些女孩在乳房发育后，由于羞怯，走路总会含胸驼背。这样不但不能体现出女性的曲线美，还会影响脊柱、胸廓、乳房的正常发育，以致影响整个体形的美丽。

青春期女孩乳房发育是一种正常的生理现象，因此，你大可不必害羞。平时走路要抬头挺胸，收腹紧臀；坐姿也要挺胸端坐，不要含胸驼背。

注意睡觉姿势，不要挤压乳房。

青春期禁止束胸

有少部分的女孩因为受到旧思想的影响，担心别人发现自己胸前突起的变化，就穿过紧的上衣来束胸。这对乳房乃至整个胸部的发育是很不利的。乳房在胸大肌的前面，其后是肋骨和肺。如果把胸部都紧紧地缚住，不仅会直接影响到乳房的充分发育，形成乳房凹陷或小乳头，造成以后哺乳的困难，同时，还会对胸廓的发育造成一定的影响，并使肺的发育受到限制而影响其功能。因此，一定要坚决摒弃束胸，让乳房充分发育。

注意乳房的卫生

青春期的少女，由于内分泌的原因，每到月经周期的前后，可能会有乳房胀痛、乳头痒痛的现象。这时千万不要随便挤弄乳房，抠剔乳头，以免造成破口而发生感染。因为乳晕有许多腺体，会分泌油脂样物质，它虽可以保护皮肤，但同时也会沾染污垢、产生红肿等，因而要保持乳房的清洁卫生，经常清洗乳头、乳晕、乳房。

及时佩戴合适的胸罩

在乳房发育过程中，应该及时佩戴合适的胸罩。如果没有及时佩戴胸罩，日常活动时，乳房会过多地摆动和下垂，乳腺管受到反复牵拉后，会使乳房周围的韧带松弛，导致乳房过度下垂。这不仅影响乳形，而且还会妨碍血液循环，影响产后的乳汁分泌，甚至还易患乳腺疾病。佩戴胸罩可以起到支撑和保护乳房的作用，进而能保持少女乳房的线条美。胸罩的大小和松紧要适宜。太大起不到支撑保护的作用，太小又会妨碍乳房的正常发育。活动量大时，应该勒紧胸罩背带，平时要放松背带，睡前摘掉胸罩或解开背带，使乳房得到放松。

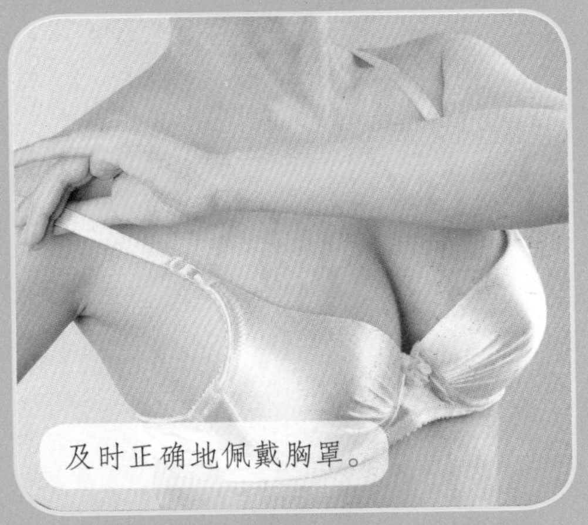

及时正确地佩戴胸罩。

营养均衡，促乳房丰满

遗传因素对乳房的影响是无法改变的，但是，营养均衡的饮食，却可以对乳房后天的发育起到重要的作用。相信你也有这样的发现，骨瘦如柴的女孩很少有胸部很丰满的。你知道吗？乳房基本上是由脂肪组织构成的，可以说，脂肪的多少决定了乳房的大小。

发育期间，如果营养不足是不可能有丰满胸部的。但偏偏许多处于青春期的女孩为了减肥，刻意地节食。这对乳房的发育是极其不利的。青春期，一定要保证每天蛋白质、脂肪的摄入量。

补充脂肪，储藏脂肪

刚刚我们已经说到，一定程度上，脂肪的多少决定了乳房的大小。因此，为了乳房的发育，应该适当地吃些含脂肪丰富的食品。下面这几款食谱，脂肪含量都非常丰富哦！

海带老鸭汤 营养丰富

原料：老鸭 1 只、新鲜海带适量、姜片适量、盐适量、胡椒粉适量。

做法：鸭子切块，放水中汆一下，去除血沫备用；海带切小块备用。锅中放水，接着放入鸭块、姜片煮，水沸后，改为小火炖 2 小时；鸭肉软后放入海带块；海带煮熟再放入盐和胡椒粉调味即可。

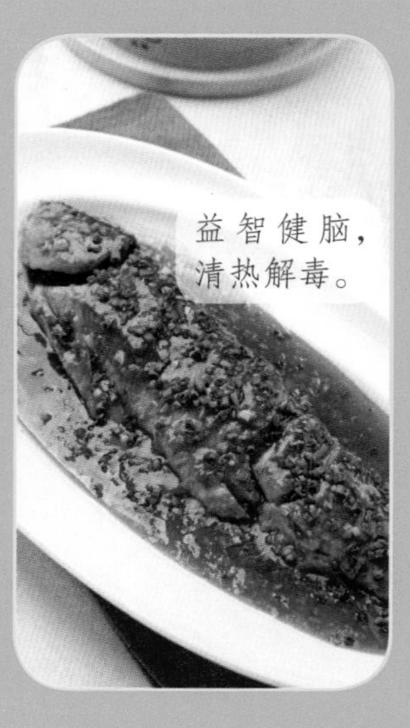

豆瓣全鱼 淡嫩不腻

原料：罗非鱼 1 条、辣豆瓣酱 2 汤匙、大蒜 8 瓣、姜末 2 汤匙、葱 4 根、酱油 1 汤匙、醋 1 汤匙、白糖 1 汤匙、料酒 1 汤匙、淀粉 1 汤匙、盐 1 茶匙、菜籽油 4 汤匙。

做法：先将鱼里外用纸擦干，在鱼两面分别切 3 斜刀，里外放上盐；平底锅里加 2 汤匙菜籽油，中火，干煎鱼，每一面 2 分钟后盛出；锅内加入 2 汤匙菜籽油，爆香姜蒜、辣豆瓣酱，约 1 分钟；加入白糖、酱油、醋和料酒，混匀，加水，煮沸；放入鱼。盖锅，煮 10 分钟左右。其间往鱼上浇汤汁 1~2 次；将鱼盛出装入盘里。锅里加入葱和淀粉，煮约 1 分钟；最后将锅里汤汁浇在鱼上，撒上葱花即成。

补充胶原蛋白，增加乳房弹性

乳房健美的标志之一是具有弹性，同时还要光洁度好、不粗糙。为此应摄取足够的胶原蛋白以滋养乳房。含胶原蛋白的食品主要有肉皮、猪蹄、牛蹄筋、鸡翅等。同时，还要多吃一些橘子、胡萝卜、鸡蛋、牛奶、粗粮以及大豆、核桃、花生、杏仁等食物。

美白护肤，促
进乳房发育。

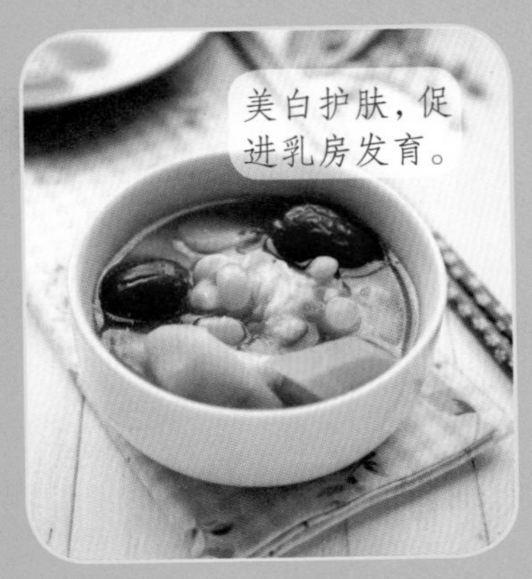

黄豆炖猪蹄 浓香可口

原料：猪蹄500克、黄豆100克、花生50克、红枣8颗、胡萝卜2根、盐3克、姜2片、料酒适量。

做法：准备好所有材料；温水中放猪蹄，再加入料酒煮5分钟；将猪蹄冲洗血沫，沥干水；胡萝卜削皮切块；煮沸水后倒入花生和黄豆；最后加入姜片、红枣、胡萝卜和猪蹄，煲1.5小时，关火加入盐调味。

香辣蹄筋 麻辣鲜香

原料：熟牛蹄筋250克、香菜150克、红椒1个、辣椒油适量、料酒适量。

做法：香菜洗干净，切大段；红椒洗净，切块；熟牛蹄筋切块，下油锅翻炒；淋入辣椒油；放入香菜段，淋入料酒；放入红椒块，炒匀即可。

强筋壮骨，
益气补虚。

润肤养颜，
促进发育。

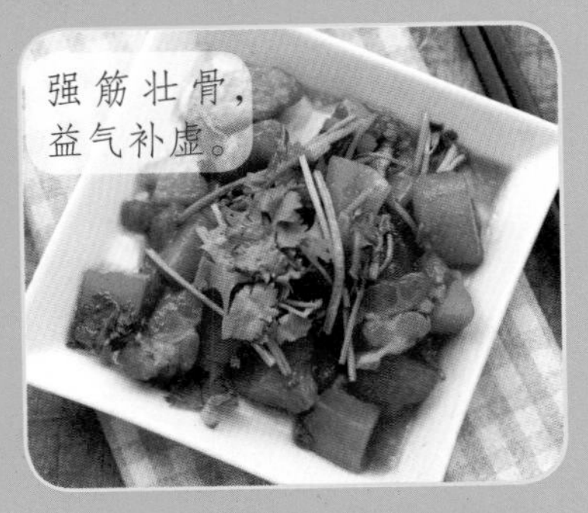

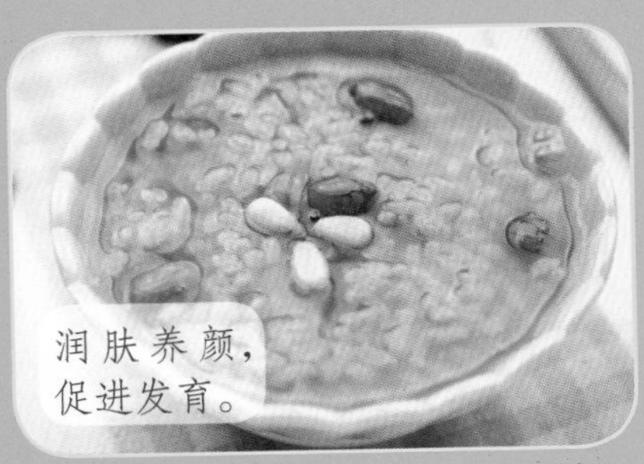

花生松仁粥 清淡美味

原料：花生60克、松仁30克、大米80克、盐适量。

做法：花生洗净，清水浸泡1小时；大米洗净，放入砂锅，加清水，浸泡1小时；放浸泡好的花生和洗净的松仁；盖盖，大火烧开；揭盖，继续煮至米粒粘稠；放入适量的盐调味即可。

提醒!

按摩是丰胸美胸的有效方法，操作起来也是十分方便的。但是由于乳房还处于发育期，进行乳房按摩的时候必须要十分小心。青春期女生在按摩过程中要注意哪些具体问题呢？

• 乳房按摩最好在睡前、醒后或是洗澡时进行。

• 按摩时不要使用按摩乳或是其他刺激性药物，以使用清水为宜。

• 按摩前洗净双手，剪去指甲，以免损伤乳头或皮肤。

正确按摩，使乳房更坚挺

除了要改掉生活中的不良习惯，以及注重饮食外，我们还要刻意地对正处于发育阶段的乳房进行保养。正确地按摩，坚持不懈地按摩，不仅能够使乳房的外形更漂亮，而且还能减少很多乳腺疾病的发病率。下面我们一起来学习下，如何正确地按摩乳房吧！

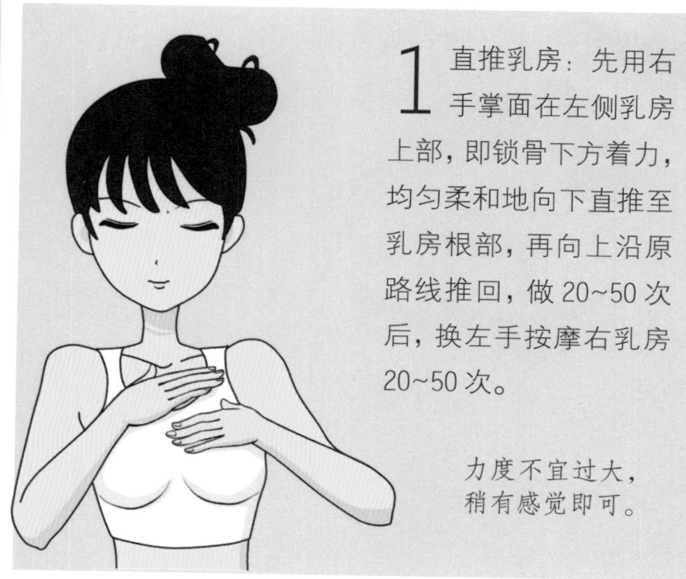

1 直推乳房：先用右手掌面在左侧乳房上部，即锁骨下方着力，均匀柔和地向下直推至乳房根部，再向上沿原路线推回，做 20~50 次后，换左手按摩右乳房 20~50 次。

力度不宜过大，稍有感觉即可。

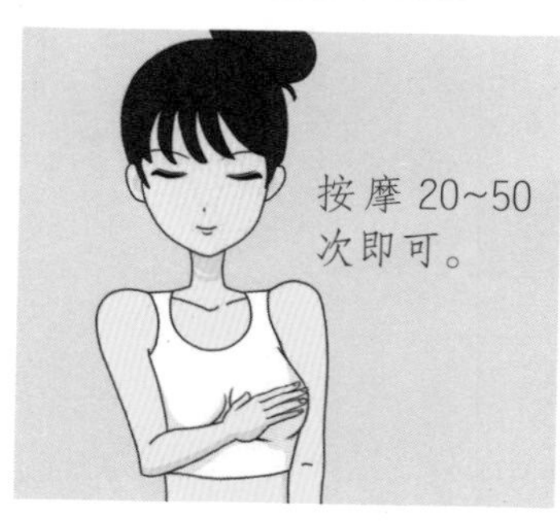

按摩 20~50 次即可。

2 侧推乳房：用右手掌根和掌面自胸正中部着力，横向推按左侧乳房直至腋下，返回时用五指指面将乳房组织带回。

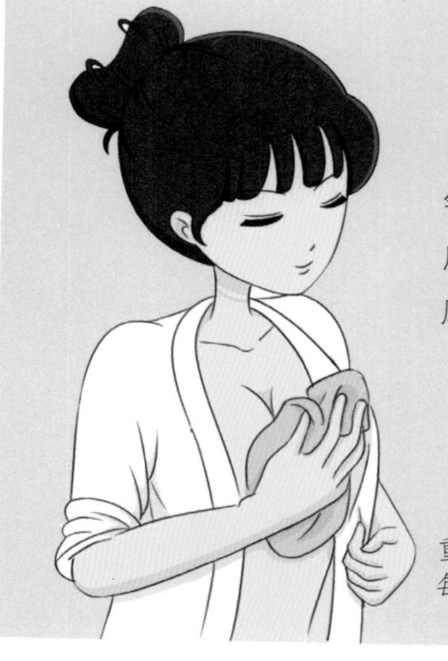

3 热敷按摩乳房：每晚临睡前用热毛巾敷两侧乳房 3~5 分钟，用手掌部按摩乳房周围，从左到右，按摩 20~50 次。

重在坚持，要每晚热敷。

五大穴位重点按摩

1 按摩神封穴：找对位置后，用食指稍微用力按下，约3秒1次，按压3次左右，能够促进女性激素的分泌。

稍稍用力，微有感觉即可。

有节律地、轻柔缓和地回旋揉动。

2 按揉膻中穴：先用右手拇指按揉膻中穴，再用左手食指和中指依次叠压上，约3秒1次。

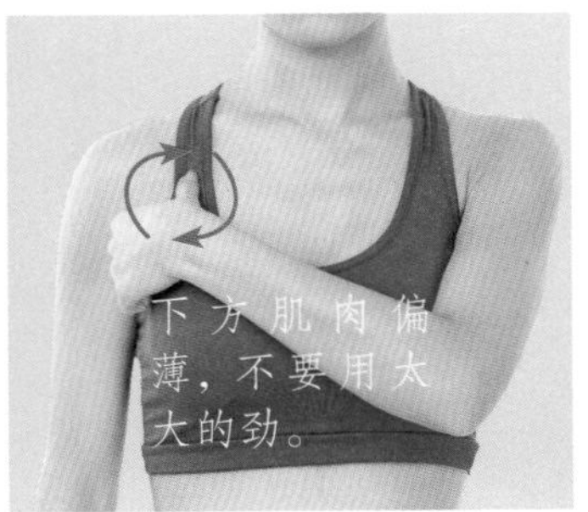

3 按揉中府穴：用左手拇指轻轻按揉右侧中府穴，再用右手按摩左侧的。

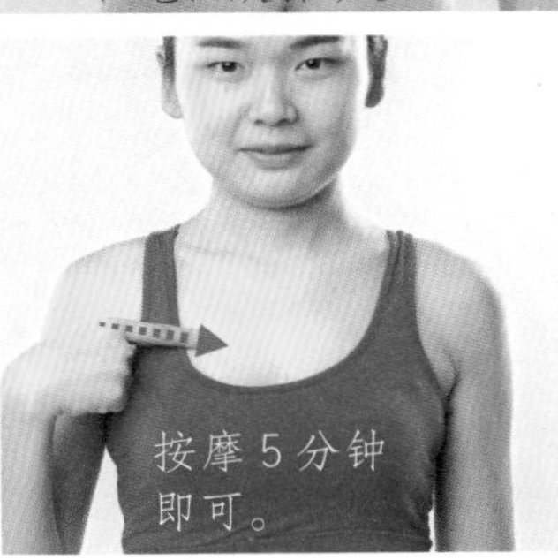

4 点按屋翳穴：手指轻轻按下屋翳穴3秒，能促进女性激素的分泌。

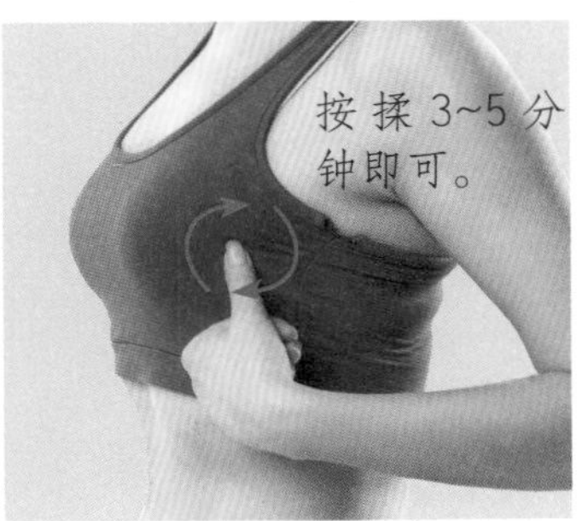

5 按摩天溪穴：拇指按在天溪穴，从外往内按揉做环状运动，并轻轻地按压。

快速找到穴位

神封穴：位于人体的胸部，当第4肋间隙，前正中线旁开2寸。

膻中穴：位于人体的胸部前正中线上，两乳头连线的中点处。

中府穴：位于胸前外上方，平第1肋间隙，前正中线旁开6寸。

屋翳穴：位于胸部，当第2肋间隙，距前正中线4寸。

天溪穴：在人体的胸外侧部，第4肋间隙，距前正中线大约6寸。

坚持运动，让乳房更有型

运动本身并不能使乳房增大，因为乳房内没有肌肉。但是通过锻炼能使乳房下的胸肌增长，胸肌增长便会使乳房突出，看起来更加丰满有型。现在一起来看看，有哪些运动是可以锻炼胸大肌的吧！

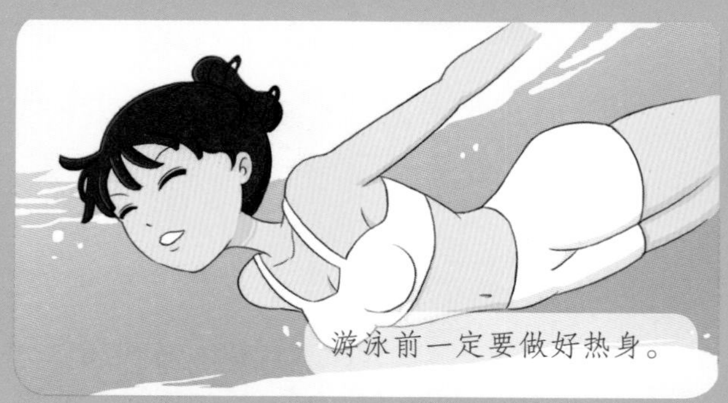

游泳，减肥美胸

游泳是很多女性比较喜欢的减肥运动，其实游泳对乳房的健美也大有益处。由于水对胸廓的压力不仅能使呼吸肌得到锻炼，也会使胸肌格外发达。在水的温和刺激下，乳房的韧性和弹性都会增强，进而乳房变得结实、坚挺、饱满、秀美。

禁忌：患心脏病、活动性肺结核、肝病、肾病的人，不宜参加游泳。在游泳的时候，人所消耗的体力比平时要多上 8 倍；患红眼病、传染性皮肤病的人，也不要游泳，以免互相传染。

热身运动：下水前要先在岸上做准备活动，热身 10~15 分钟，活动关节以及各部位肌肉，可采用高抬腿、蹲下起立等四肢运动。突然进行较剧烈的活动，容易使肌肉受伤或发生其他意外。

平板哑铃，美化胸部线条

动作要领：躺在垫子上，双手拿哑铃并伸直手臂，将手臂与身体垂直，哑铃放在胸部正上方的位置；利用肩膀的关节来伸展胸部肌肉，然后把哑铃慢慢放下，直到和胸部平行为止。每次做 3 组，每组运动重复 10 次。

注意事项：手肘不要移动到背部以下的位置，否则会损伤肩膀周边的肌肉。

禁忌：肩关节有伤的人不要做这个运动。

夹胸练习，结实乳房

动作要领：上半身直立，双腿与肩同宽，双手握住健身圈，在胸前缓缓向内压，直到健身圈变成“O”型，再缓缓放松，使健身圈恢复原位。完成3~4组，每组20个。

动作自检：整个练习中，要抓住健身圈向内用力，感到胸部用力才能达到练习效果。动作一定要缓慢，量力而行。

塑身优势：这个动作是锻炼胸部最直接的方式，能使胸部更加结实。有胸部松弛、下垂苦恼的女孩们可要试试这个动作哦！

俯卧撑，瘦臂美胸

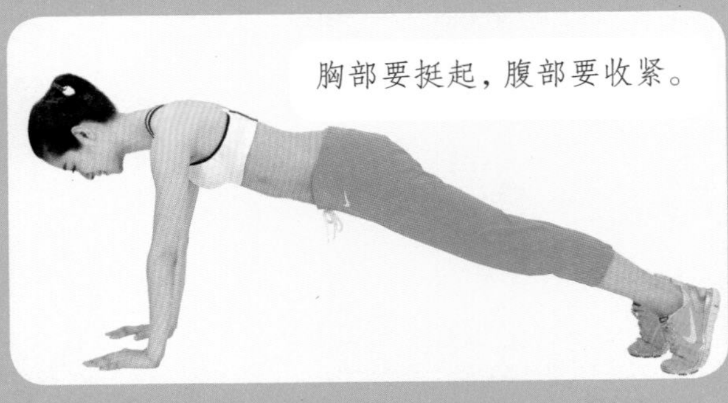

动作要领：双膝并拢，脚尖着地、脚跟抬起，俯身向前，双手着地与肩宽，保持背部挺直及臀部收紧；慢慢屈臂至胸部触到地面，再慢慢将身体向上推，回到原位。

动作自检：在整个动作过程中，注意身体必须保持从肩膀到脚踝成一条直线。如果觉得太难，也可以膝盖跪地，小腿翘起。

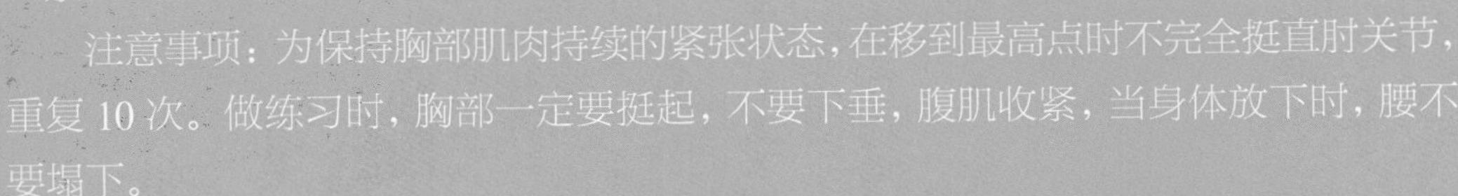

注意事项：为保持胸部肌肉持续的紧张状态，在移到最高点时不完全挺直肘关节，重复10次。做练习时，胸部一定要挺起，不要下垂，腹肌收紧，当身体放下时，腰不要塌下。

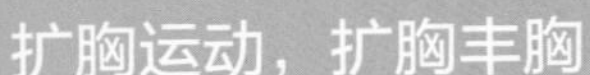

扩胸运动，扩胸丰胸

动作要领：伸直背部肌肉并且抬头挺胸，双手合十置于胸前，这时彻底撑开肘部，双肩不要摆动，要平心静气；始终保持让胸部用力的状态，同时在手心上用力，相互推压般缓慢地向左右移动。当手到达中心位置时，进行吸气，左右交互动作10~20次。

注意事项：动作重点是胸部用力而不是臂膀。全身挺直，只有两只小臂相抵成直线，舒缓地吸气吐气。

孕期

乳房的美丽与健康不仅能满足女性爱美的需要，也是产后母乳喂养能够顺利进行的保障。在孕期需要怎样保养乳房，才能够保持健康，并对宝宝顺利进行喂养呢？现在，我们将围绕孕期的乳房养护做一个详细的介绍，给你一个科学护理的方向。

孕早期，缓解乳房不适

当女性成功受孕后，生产乳汁的组织会受到雌激素和孕激素的影响，雌激素的不断增加使乳汁输送管不断扩张延伸，而孕激素水平的提高会促进生产乳汁的腺泡生长。乳房中流入更多的血液，脂肪组织也开始在乳房内积蓄、围绕、沉淀。

因此，从怀孕后6~7周开始，乳房会逐渐膨胀起来，十分柔软，乳房皮肤下的血管变得明显突出。乳头也会渐渐变大，乳晕颜色由于色素沉着的增加而日益加深。准妈妈可能会开始感到乳房有些不适：发胀、刺痛感或者触摸时感到疼痛等，走路时也会略显沉重。

那么在这个特定的时期，我们需要注意的就是缓解乳房的不适，减轻乳房的胀痛感。

环形式胸部按摩法

五指并拢，分别在胸部的上下部分，用打小圈的方式向前推移，然后接着按摩，直到按摩完整个乳房。

另外，当感到乳房有些胀痛时，可以采用热敷的方式来缓解乳房不适感。

选择可调节胸罩

在这个阶段，女性千万不可以再穿过紧的胸罩，但是也不能不穿。一定要选用松紧度适宜、可调节的胸罩，既要很好地托起乳房，又要避免胸罩过紧，摩擦乳头，产生不适，并且随着乳房和胸围的增长，及时进行适当地调节。在睡觉或休息的时候，要取下胸罩，以利于乳腺的血液循环。

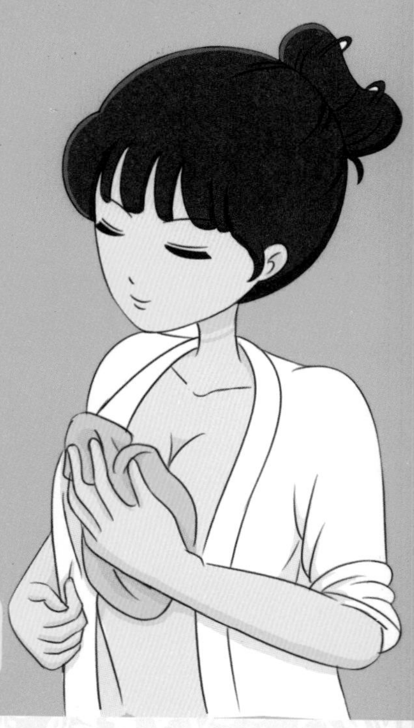

孕中晚期，做好乳房护理

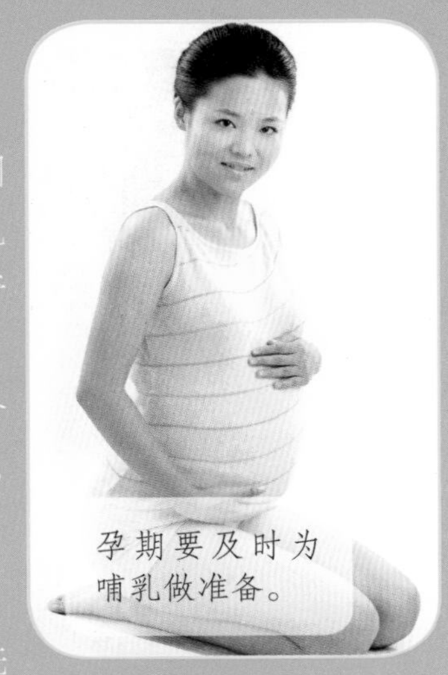
孕期要及时为哺乳做准备。

怀孕 5 个月时，乳房会持续增大，不适感消失。同时，可能出现乳头凹陷的症状，这会给产后哺乳带来极大的困难。第一次怀孕的女性，乳头会比较娇嫩、敏感，在哺乳的时候往往经受不住婴儿的反复吮吸，会感到疼痛或者奇痒无比。

因此，在这个阶段，我们对乳房的保养主要包括两个方面，一是增强乳头接受刺激的能力，二是纠正乳头凹陷，通过这两方面为哺乳做充分的准备。

用温水清洁胸部

怀孕 5~6 个月以后，每天需要用温水及干净毛巾清洗一次乳头，将乳头上的分泌物清洗干净；也可以在乳头上抹点婴儿油，来增加胸部的弹性和承受刺激的能力。

纠正乳头凹陷

把两个大拇指放在靠近凹陷乳头的部位，适度用力下压乳房，以突出乳头，然后逐渐从乳晕的位置向外推。等乳头稍稍突起后，用拇指和食指轻轻捏住乳头根部，向外牵拉。每天清晨或入睡前做 4~5 次。在纠正乳头时，要注意先将双手洗净，指甲修减整齐，不要留长指甲，免得划伤肌肤。

选穿宽肩带的胸罩

怀孕晚期，为了能更好地托起乳房的重量，选用的胸罩一定不能压迫乳房，肩带也必须是宽的。建议选择全罩杯包容性好的款式，可以将乳房向内侧上方托起，防止外溢和下垂。乳头变得敏感脆弱，且可能有乳汁分泌，必要时可以选用乳垫来保护。

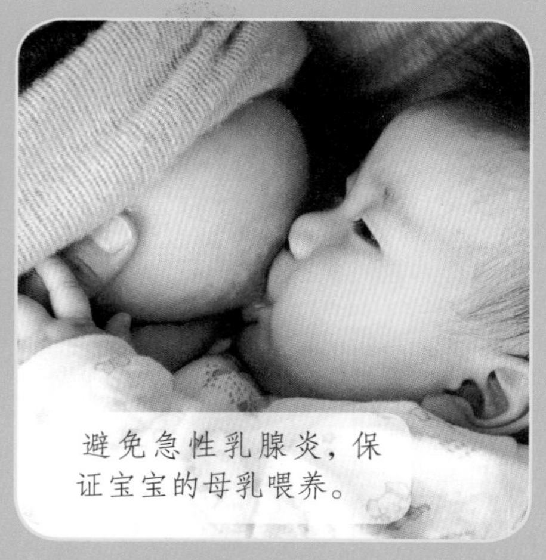
避免急性乳腺炎，保证宝宝的母乳喂养。

哺乳期

哺乳期是女性一生中最特殊而重要的时期，对于乳房也是一样。做好哺乳期乳房保健，对妈妈和宝宝都有好处。哺乳期乳房保健既要保证乳房组织的健康，又要保证乳房泌乳通畅。你知道吗？哺乳期是急性乳腺炎的高发期。那么，是什么原因导致了急性乳腺炎？急性乳腺炎有什么症状？可以用什么方法来预防或者治疗呢？

正确的哺乳方法

乳头如果发生皲裂，细菌会从皲裂处侵入，引发乳腺炎。因此，一定要采取正确的哺乳姿势，减小乳头破裂的概率。

哺乳前：揉一揉乳房或用热毛巾敷一下乳房，有利于刺激排乳，进而避免婴儿过长时间的吸吮；哺乳前不能用肥皂、酒精等刺激性强的东西擦乳头，以免乳头被损伤。

哺乳时：一定要将乳头及乳晕的大部分放入婴儿口腔中，这样吸吮对母亲乳房的牵扯较小，婴儿也会很快吃饱。

结束前：要用食指轻轻地压孩子的下颌，让孩子自然地吐出乳头，千万不要硬拽乳头，反复硬拽可引起乳头或乳房损伤。

产后急性乳腺炎的发病原因

急性乳腺炎在第一次做妈妈的女性中更为多见，往往发生在产后3~4周。急性乳腺炎产生的原因主要有两方面。一方面，是由于乳汁淤积导致入侵细菌的繁殖生长。乳汁淤积的原因主要是乳头发育不好，有些女性的乳头过小，或者是内陷，这样一来就妨碍了哺乳。而乳汁分泌过多或婴儿吸乳少、哺乳姿势不正确、乳腺管不通畅等也会造成乳汁淤积。另一方面，细菌也可能从乳头破损、皲裂的地方入侵。婴儿口含乳头睡觉或婴儿患有口腔炎吸乳时，细菌就可能直接侵入乳腺管，导致乳腺炎的发生。

产后急性乳腺炎的症状

如果得了急性乳腺炎，起初乳房可能会感到疼痛，局部会出现硬块。随着病情的发展，还可能出现怕冷、寒颤，体温升高，有时会到39℃以上。一般情况下，只有一侧的乳房出现发炎症状，患病的乳房疼得不能按，局部皮肤发烫、红肿，并有硬块。而同一侧的腋窝处淋巴结肿大，按压有疼痛感。如果到医院查血常规，会显示出白细胞数量明显增高。

不过，急性乳腺炎的症状也会因人而异，有不同的表现。正在服用抗菌药物的妈妈如果出现局部发炎，症状可能会被掩盖。如果得不到及时处理、治疗，患病的乳房很可能会化脓，甚至内部组织受到破坏，严重的还会发生乳漏。

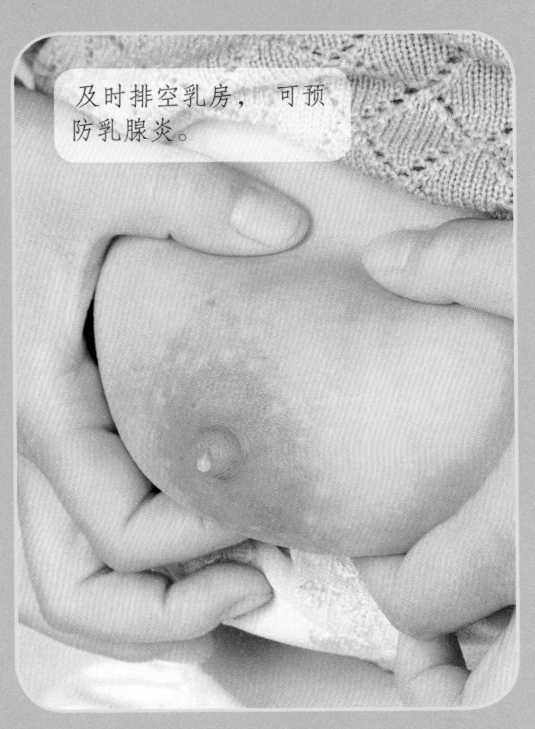
及时排空乳房，可预防乳腺炎。

预防产后乳腺炎

排出淤积的乳汁，正确挤奶

1. 先彻底洗手，准备好干净的容器。舒服地站着或坐着，拿着容器靠近乳房。

2. 将大拇指放在乳头及乳晕上方的乳房上，食指在乳头及乳晕下的乳房上对着大拇指，其他的手指托住乳房。

3. 将大拇指及食指轻轻地往胸壁内压，要避免压太深，以免阻塞输乳管。再以大拇指及食指相对，压住乳头及乳晕后方。反复压放。

4. 以相同方式挤压乳晕两侧，确定奶水由乳房各部位被挤出。避免以手指摩擦皮肤，手指的动作应比较像滚动。避免挤压乳头本身。

在这个过程中，应该不会感到疼痛，如果痛的话，表示方法不对。一开始可能没有奶水流出，但是在挤压几次后，奶水就会滴出。

按母婴需要哺乳，坚持哺乳

很多女性仍会受传统观念的影响，选择给婴儿定时定量哺乳。如果奶胀或长时间不哺乳，乳汁就容易淤积，诱发乳腺炎。因此哺乳期母亲要按需哺乳。

在感到乳房疼痛、肿胀甚至局部皮肤发红时，不但不要停止母乳喂养，而且还要勤给孩子喂奶，让孩子尽量把乳房里的乳汁吃干净，减少乳汁淤积的可能。

而当乳腺局部化脓时，以常用挤奶的手法或吸奶器将乳汁排尽，促使乳汁通畅排出。与此同时，仍然可以让孩子吃另一侧健康乳房的母乳。只有在感染严重或脓肿切开引流后，才应停止哺乳。

自我按摩

推抚法：妈妈取坐位或侧卧位，充分暴露胸部。先在患侧乳房上撒些滑石粉或涂上少许液状石蜡，然后双手全掌由乳房四周沿乳腺管轻轻向乳头方向推抚 50~100 次。

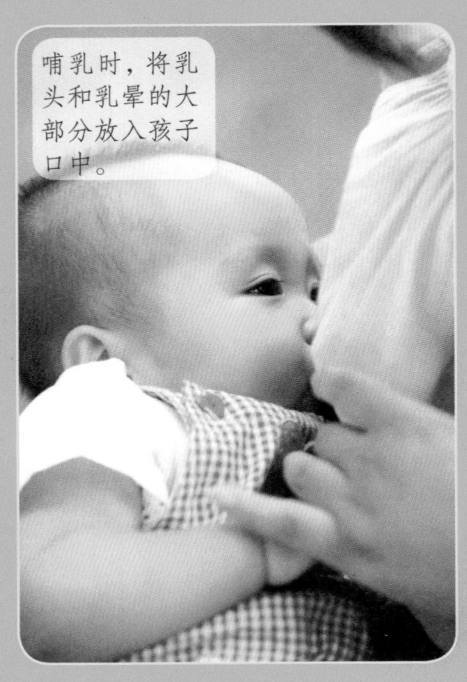
哺乳时，将乳头和乳晕的大部分放入孩子口中。

揉压法：以手掌上的小鱼际或大鱼际着力于患部，在红肿胀痛处施以轻揉手法，有硬块的地方反复揉压数次，直至肿块柔软为止。

揉、捏、拿法：以右手五指着力，抓起患侧乳房部，施以揉捏手法，一抓一松，反复施术 10~15 次。左手轻轻将乳头揪动数次，以扩张乳头部的输乳管。

振荡法：以右手小鱼际部着力，从乳房肿结处，沿乳根向乳头方向作高速振荡推赶，反复 3~5 次。局部有微热感时，效果更佳。

清热消炎，“喝”掉乳腺炎

乳腺炎是一种炎症，治疗的原则就是清热解毒、通乳消肿。因此常喝一些清热解毒、有消炎功效的饮品，有利于缓解乳腺炎的症状。

百合荸荠雪梨羹，口感绝佳

原料：荸荠20克、雪梨50克、鲜百合20克、冰糖10克。

做法：将鲜百合一瓣一瓣掰下来洗净；将荸荠、雪梨分别去皮洗净，切成一样的小丁备用；在锅里加入适量的水，放入冰糖，把荸荠丁、雪梨丁、百合瓣一起放入锅里，用大火煮；待锅开后改用小火，煮20分钟，倒入碗里即可。

功效：清热生津，凉血解毒。

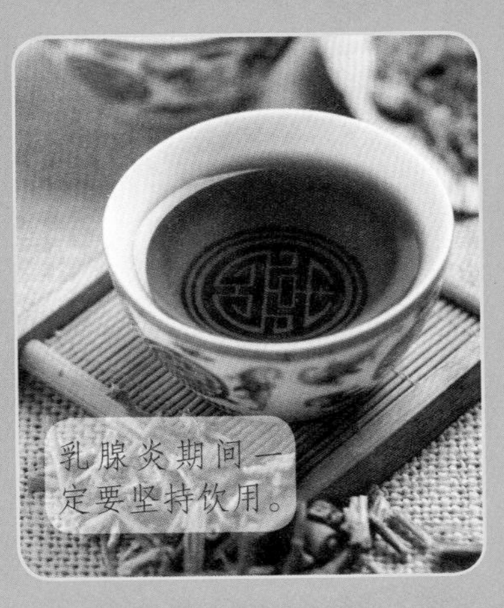

乳腺炎期间一定要坚持饮用。

蒲公英金银花茶，清凉可口

原料：蒲公英30克、金银花30克。

做法：将蒲公英和金银花一起加水煎服。一天3次。

功效：蒲公英主治妇女乳房痛和水肿，化解热毒，对消肿块有奇特的功用。蒲公英与金银花煎汤，可以治疗乳腺炎。

苹果苦瓜汁，营养又减肥

原料：苦瓜200克、苹果1个、柠檬汁适量、凉白开水适量、蜂蜜适量。

做法：把苦瓜和苹果洗净；苹果切块，苦瓜去瓤，也切成块；放入搅拌机内，加入适量的凉白开水；搅拌20~30秒后倒出过滤；挤上柠檬汁；加入适量的蜂蜜，搅拌均匀即可。

功效：清热去火，解毒消暑。

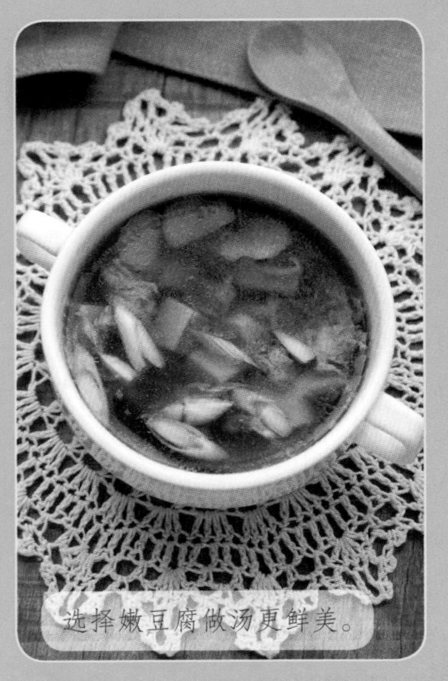
选择嫩豆腐做汤更鲜美。

更年期

对于爱美的女性来说，胸部是体现曲线最重要的部分。同时，胸部也是身体老化最快的部位，如何保持乳房年轻？饮食和按摩是最好的方法，要预防乳房老化，减缓乳房衰老，应该及早关注。

警惕肥胖

更年期妇女体内脂肪代谢容易出现紊乱，导致肥胖。脂肪是绝经后女性体内雌激素的主要来源，过量脂肪刺激合成过多的雌激素和催乳素，作用于乳房组织，就易导致乳腺癌。此阶段一定要避免高脂饮食，积极锻炼，如果短时间内的体重增加过多，要警惕乳腺癌。

低脂食谱，帮你度过更年期

在上面我们已经说过要避免高脂饮食，高脂饮食是乳腺癌的促发“刺激”剂。它能够改变内分泌的环境，从而增加癌变的机会，因此我们要杜绝高脂饮食的不良习惯，下面一起看看低脂的食谱吧，健康又美味！

香菇豆腐汤——酸辣美味

原料：豆腐 100 克、鲜香菇 10 朵、鸡蛋 1 个、生抽 10 毫升、香醋 30 毫升、白糖 1 克、油辣椒 3 克、香油适量、水淀粉适量、姜适量、葱适量、盐适量、胡椒粉适量。

做法：鲜香菇洗净，用开水煮 2 分钟，沥干水，切成小块；豆腐洗净切小粒，用淡盐水浸泡 10 分钟；鸡蛋打散。起油锅，爆香葱姜，倒入焯好的香菇块翻炒；加入适量的开水、生抽、香醋、少许白糖、油辣椒；煮 3 分钟后，入豆腐粒、胡椒粉和适量的盐；然后加入水淀粉勾芡，倒入蛋液搅匀；最后，淋入香油关火。

功效：清热解毒，润泽肌肤。

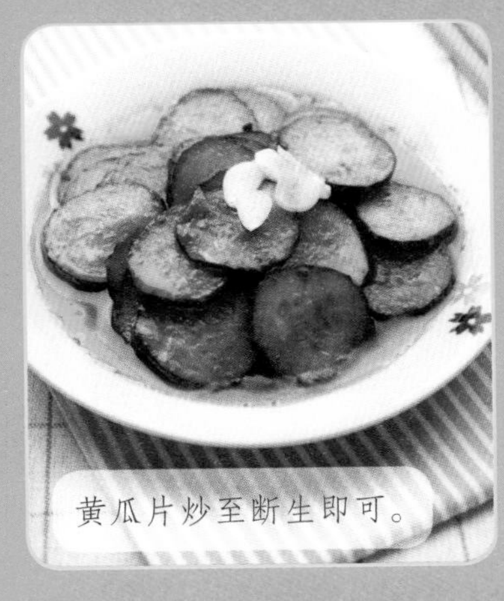
黄瓜片炒至断生即可。

小炒黄瓜片——脆嫩爽口

材料：黄瓜200克、红油豆瓣酱1汤匙、盐适量、大蒜适量、红尖椒适量、白糖适量。

做法：黄瓜洗净切薄片，撒少许盐腌渍10分钟；红尖椒洗净，切斜片；大蒜切薄片。锅里倒入油，油热后加1汤匙红油豆瓣酱，小火炒出红油；倒入腌渍好的黄瓜片，小火翻炒；倒入蒜片、红椒片，大火翻炒均匀后关火；调入适量的白糖，翻炒均匀即可。

功效：健脾开胃，美容养颜。

定期检查很重要

女性在绝经后，卵巢、乳房都慢慢地步入老化，很多人会因此放弃保养，不再进行任何的保健。其实这是一种错误的观念。

乳腺癌的高发年龄段是45岁以后。因此，中年女性的乳房保健、防癌意识应该更强。绝经后的中年女性由于体内雌激素的减少而使乳房发生变化，如乳房变小、松软下垂、皮肤产生皱纹等。此时要引起重视，坚持每月1次的乳房自检，自检的方法我们在之前已经详细地讲过了。同时，也要坚持每年1次到专科医院进行体检，并随时注意乳房的细小变化。具有乳腺癌高危因素的女性，更应该提高警惕，早期发现和治疗，能够提高临床治愈率，进而提高自己的生活质量。

慎用保健品

女性要警惕生活中的隐形雌激素，长期使用这些外源性雌激素会大大增加乳腺癌的发病率，比如一些声称能去皱、返老还童的化妆品，滋阴、保养卵巢的保健品以及一些有丰胸效果的美容、美体产品等。研究表明，滥用雌激素现已成为更年期女性发生乳腺癌的重要危险因素。

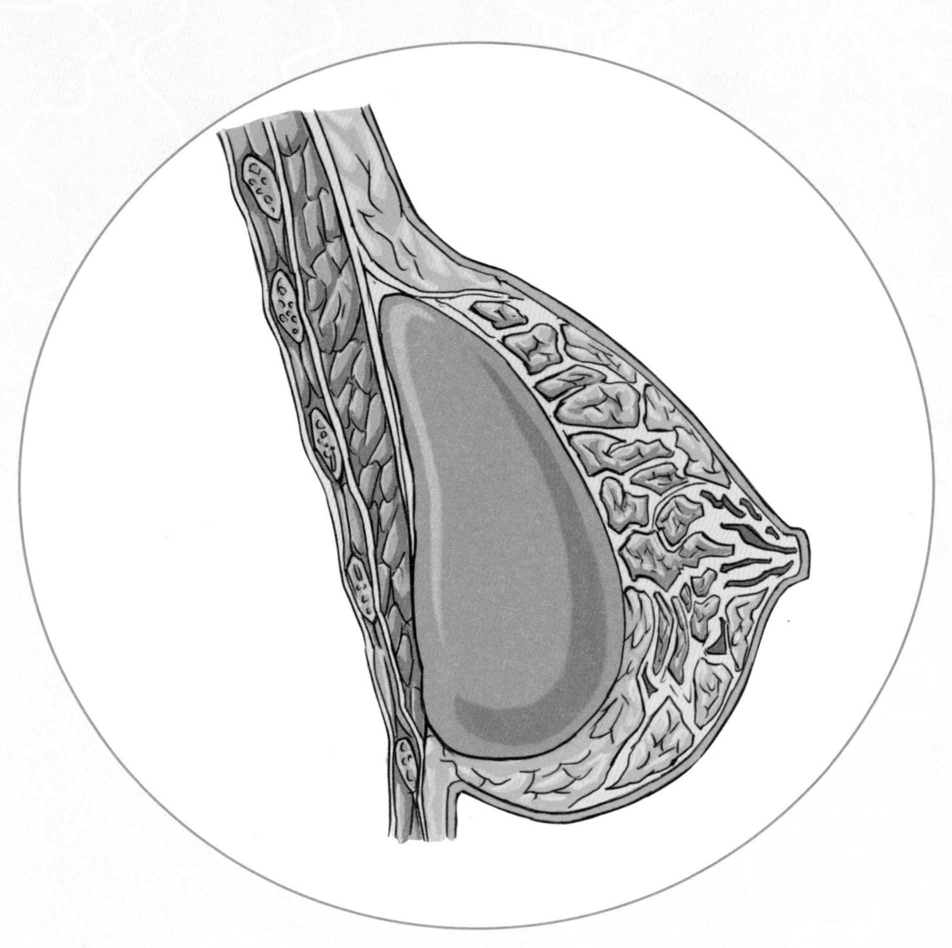

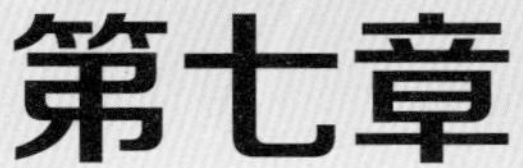

第七章 隆胸有没有危害

你想过隆胸吗？很多女性朋友希望通过胸部整形手术来改变自身的不完美，但是又十分担心隆胸有危害。本章我们将专门围绕这一专题，详细地为你介绍，隆胸到底存在哪些安全隐患。

假体隆胸——最受欢迎的隆胸术

假体隆胸应该是世界上开展时间最长、经验最丰富的隆胸方法了。这种手术是把优质硅凝胶假体经腋下或乳晕切口植入在胸大肌的前面，来达到隆胸的目的。

假体隆胸的优点

现在越来越多追求美丽的女性，选择这种方式来隆胸。我们首先来看看，它有哪些优点吧！

1. 植入的假体可以和自然乳房组织的柔软度达到一致，有很好的手感。

2. 经过多年的发展，现阶段用的假体都是冻状凝胶，是对人体没有任何伤害的物质，而且通常不会有破裂的危险。

3. 现在使用的假体已经由原来的光面转变为毛面，也就是磨砂面。这样一来，假体硬化的发生率就大大缩小了，由原来的百分之几变成了万分之几。

假体隆胸的缺陷

虽然现如今的隆胸技术越来越好，但并不意味着它就是完美的。事实上，隆胸术仍存在着很多缺陷。

首先，假体隆胸后可能会出现包膜挛缩现象，这主要是由于人体对植入体内的假体产生反应，在假体的周围形成了一层纤维化的包膜。当这层包膜较薄时，人体不会产生任何不良症状，而较厚时则产生包膜挛缩，主要表现为两侧或一侧的乳房逐渐变硬、隆起，并移向外上，还伴有疼痛，严重时要重新手术取出假体。

其次，有些假体填充物在一段时间后会发生破裂、渗透等现象，这是由于假体材料的质量不合格造成的。因此，提醒广大爱美女性，假体隆胸虽然技术成熟，但是一定要选择正规医院，假体的选择和医生的技术都是非常重要的。

此外，还可能出现一系列的手术后遗症，比如感染。红、肿、热、痛是主要表现，可能会发生在术后不久；假体植入后，由于假体的刺激，有些人体内有泌乳素增加的现象，出现乳头溢液；乳房下垂多发生在假体植入乳腺下的情况，也可能发生在乳房皮肤松弛及假体过大的受术者。

★假体植入

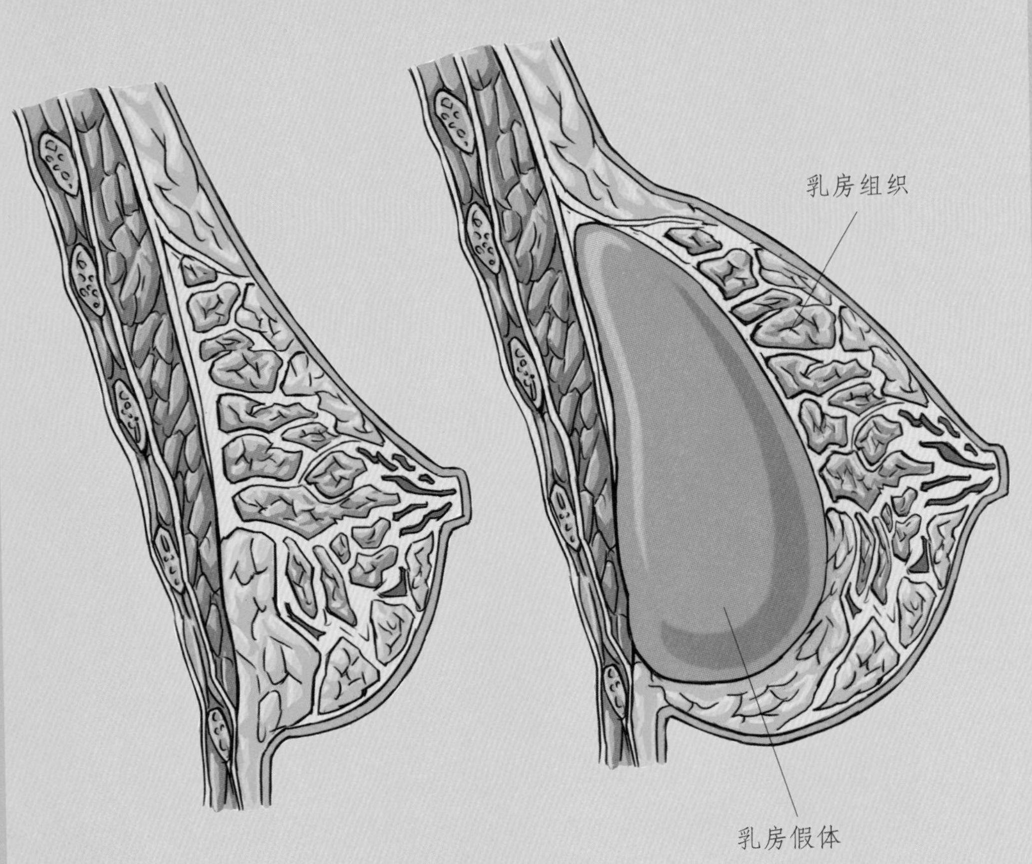

注射式隆胸——渐受冷落的隆胸术

注射式隆胸是把亲水性聚丙烯酰胺凝胶注射到乳腺后间隙，这种凝胶属于惰性生物兼容材料，操作较为简便，注射式隆胸是迄今为止手术时间最短、最简单的隆胸方法。但是，这种方法被叫停了，你知道是因为什么被叫停的吗？

注射式隆胸的安全隐患

注射式隆胸虽操作简单，但是却有很多的安全隐患。

1. **移位**：移位是因为进行注射式隆胸时注射的位置不对，导致穿透了胸大肌后间隙，或注射过程中稀释过多。

2. **感染**：感染可分为院内感染和院外感染，是常见的注射式隆胸并发症。院内感染第一因素是手术操作过程中出现带菌及血肿，第二因素是植入材料带菌。院外感染也包括两个方面：一是医嘱不全，术后创口护理不当导致感染；二是患者自身体质因素导致细菌进入局部。

3. **硬结**：严格地说，这是注射式隆胸最广泛的问题。这其中涉及两种情况：第一种是手感触摸到硬结，第二种是肉芽肿形成的硬结。据临床经验分析，肉芽肿多发生于水凝胶注入乳腺组织内及胸大肌内，形成乳腺组织肉芽肿和胸大肌肉芽肿。

4. **疼痛**：疼痛多为胸大肌筋膜炎，因胸大肌及筋膜处肉芽肿后，局部本身就是一个无菌性炎症状态，所以导致疼痛。

注射的水凝胶不能被完全清除

注射式隆胸最棘手的问题就是注射的水凝胶不可能被完整地从体内清除。

曾有国内专家将聚丙烯酰胺凝胶注射入动物体内进行毒副作用的实验，结果是聚丙烯酰胺单体可经皮肤、呼吸道及消化道吸收，分布于肾、肝、脑、脊髓和坐骨神经中，对各类动物都能产生神经毒性作用，其症状包括共济失调、四肢无力。实验研究表明，聚丙烯酰胺凝胶对体外培养细胞有一定的毒性，注入SD大鼠皮下后对肾脏也有不同程度的毒性，表现为肾小管上皮细胞肿胀、变性坏死、脱落，且具有颇高的发生率。

因此，随着聚丙烯酰胺凝胶被叫停，注射式隆胸也正在退出市场。尽管现在有些不正规的美容医院仍然在使用着这种危害极大的物质，但是越来越多的爱美者安全意识提高，在了解了它的危害后，都选择敬而远之。

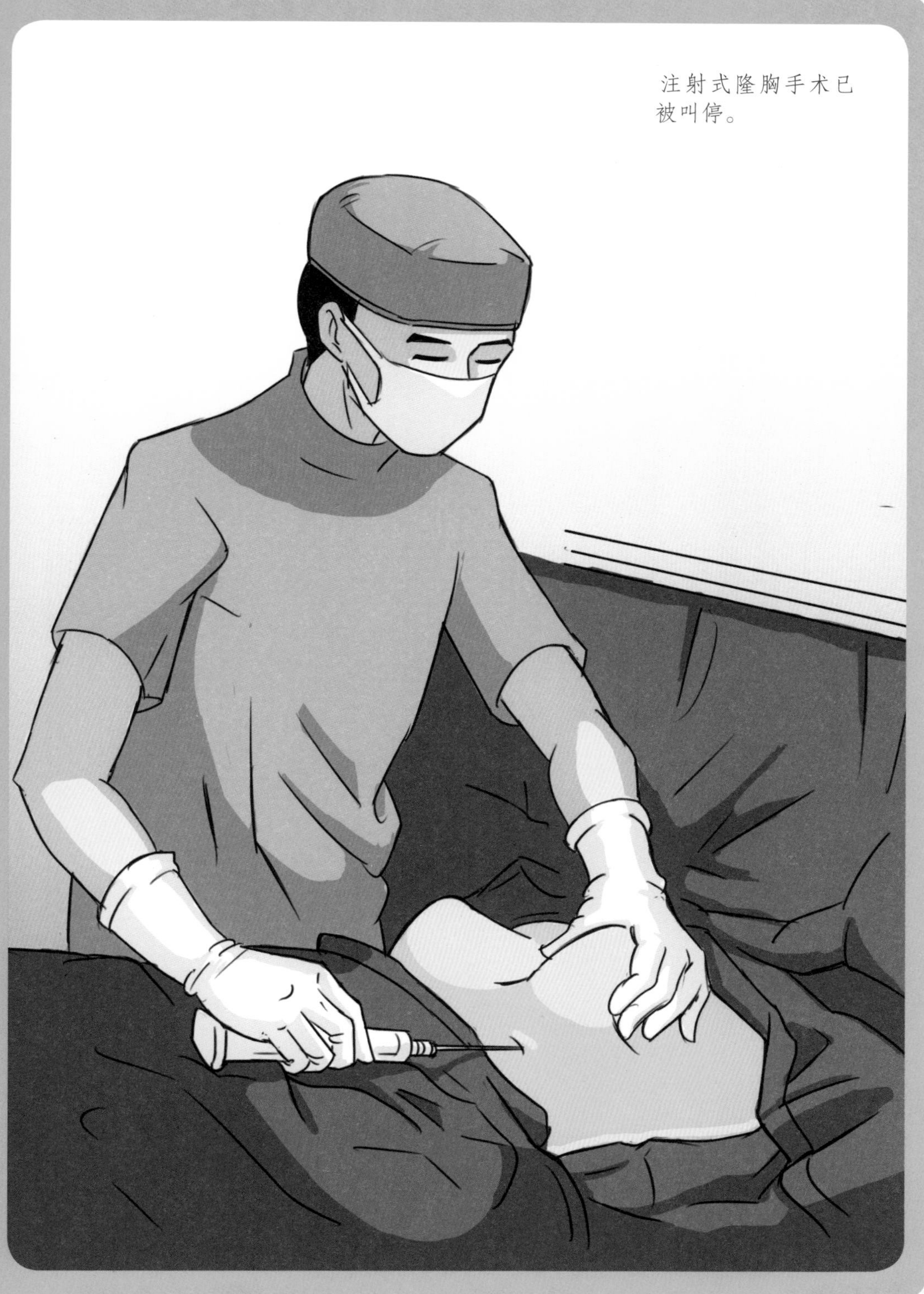
注射式隆胸手术已
被叫停。

丰胸产品，一定要慎用

你是否曾被“一抹就变”“给你诱人曲线”等广告词吸引住目光呢？可是，你知道吗？滥用激素类丰胸产品，会提高乳腺癌的发病率！

目前，每年约有 120 万女性患上乳腺癌。在欧美等发达国家，乳腺癌发病率占女性恶性肿瘤的首位。近几年，中国也已成为乳腺癌发病率增长速度最快的国家之一。

乳腺癌的发生与雌激素有着密切的关系。女性体内的激素分泌一旦失衡，特别是雌激素分泌过多时，乳腺导管上皮细胞就会在雌激素的刺激下，由正常发育到异常增生，进而导致细胞癌变，乳腺癌由此发生。

丰胸产品几乎都含雌激素

外用丰胸产品一般都是含有雌激素成分的。如果不含雌激素，就难以取得“看得见”的丰胸效果。而雌激素过量，不仅会对乳腺造成不良影响，还会引起内分泌紊乱，比如月经不调、局部色素沉着。最关键的是这类产品效果不能持久，一旦停用将很快恢复原状。因此，建议女性不要使用此类丰胸产品。

如果想使用丰胸产品，建议女性在使用前，最好对乳房进行一次详细检查，看是否存有隐性传播病灶，不可盲目使用。如果原有乳腺存有潜在、微小的病灶，使用含激素的丰胸产品将导致不良后果。另外，多数丰胸产品使用时，都会配以按摩，这样会加快病灶生长速度并导致肿瘤发生和转移。

美丽莫心急

我们在前几章已经讲过，想要胸部健康且丰满，是可以在我们生命的不同年龄段采取相应措施的。女性的健康以及美丽，需要一个漫长且持续的过程来保养，万万不可心急，古人有云：“欲速则不达。”因此，在青春期，乳房尚有可能“吃”出来的时候，我们学会吃；在年轻的时候，乳房尚有可能“练”出来的时候，我们努力练。以此，健康一生，美丽一生。

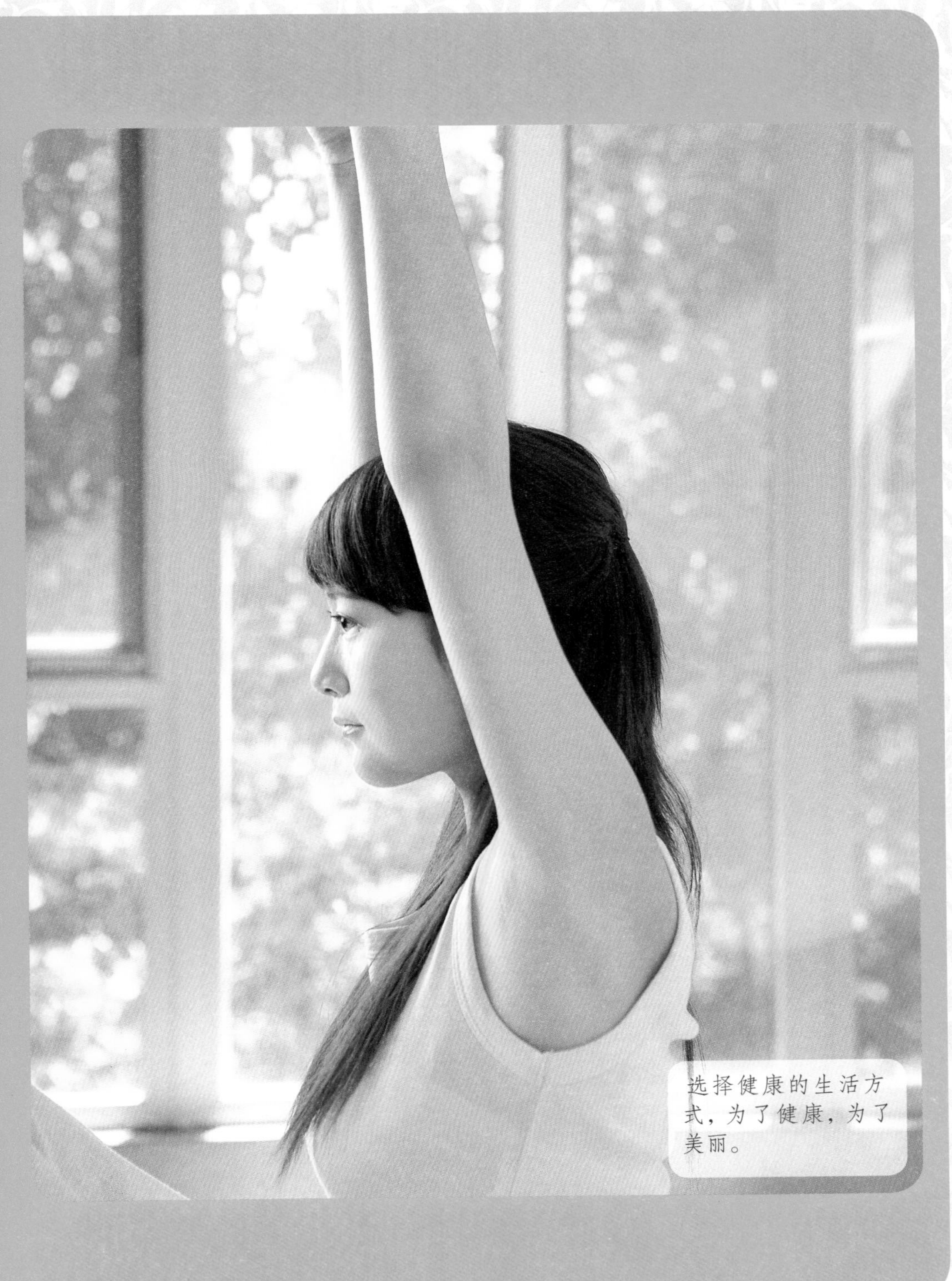

选择健康的生活方式，为了健康，为了美丽。

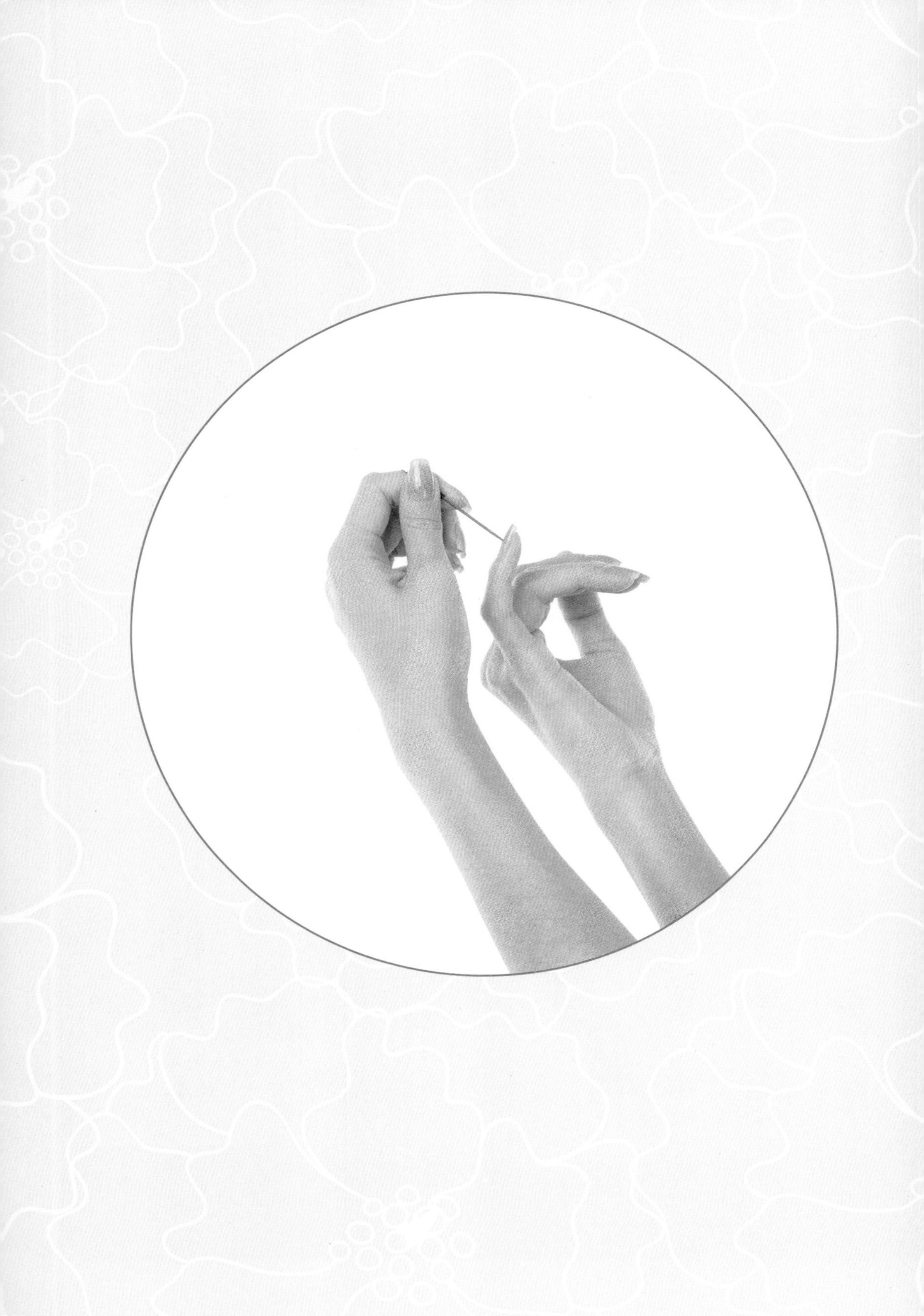

第八章

经络穴位可以使乳房“挺”好、更美

乳房就像是女性最好的朋友，见证着我们从女孩到女人、从青涩到成熟的过程，在这个过程中，她也在时刻发生着变化。那么你知道该如何保护这位朋友，如何让她更健康更美丽，进而让自己更性感吗？本章我们将从穴位入手，学习如何保养乳房。

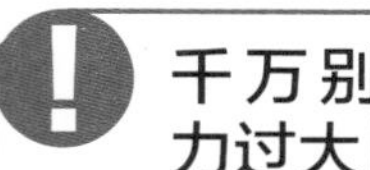

千万别用力过大!

如果按时用力过大可能会有胸部不适感。更甚者会损伤胸骨，建议尽量用轻柔的手法按揉该穴位。

膻中穴，让乳房气血通畅

月经前乳房胀痛是由经前体内雌激素水平增高，乳腺间组织水肿引起的，为气血运行失畅所致。而治气之穴，在胸部首推膻中穴，尤其是气虚气弱之症，取膻中穴治疗尤为适宜。

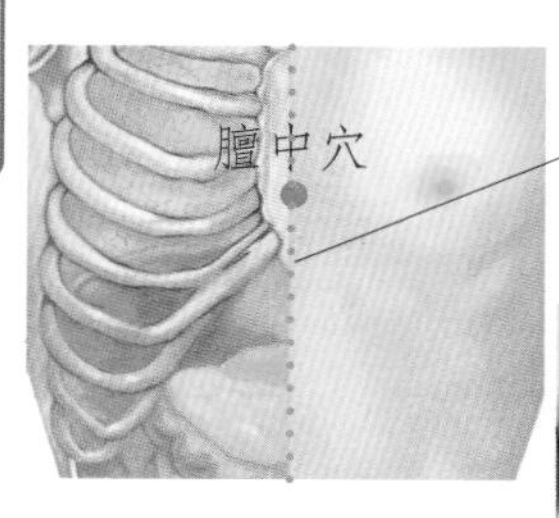

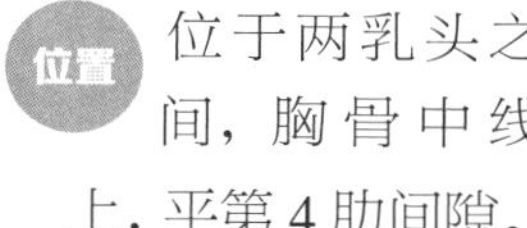

位置 位于两乳头之间，胸骨中线上，平第4肋间隙。

简易找穴 人体的胸部，在人体正中线上，两乳头之间连线的中点。

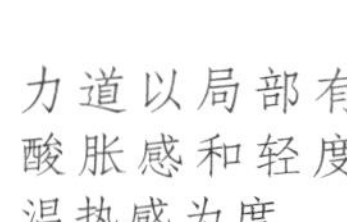

力道以局部有酸胀感和轻度温热感为度。

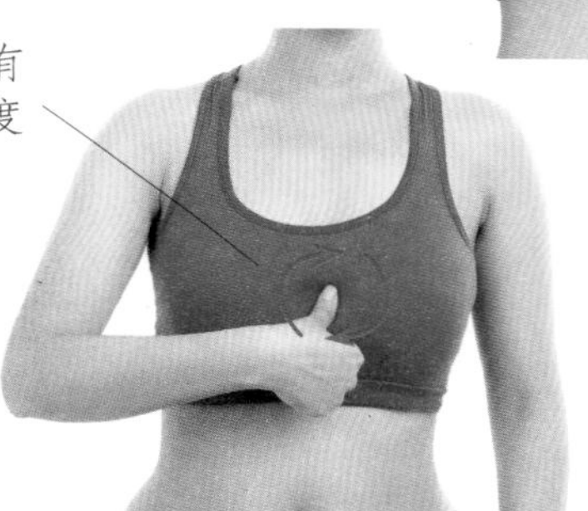

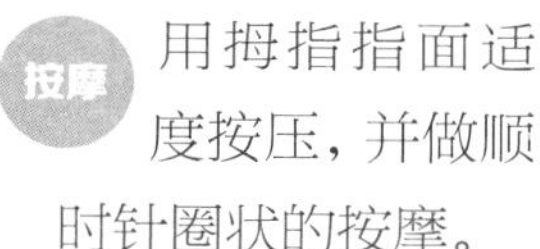

按摩 用拇指指面适度按压，并做顺时针圈状的按摩。

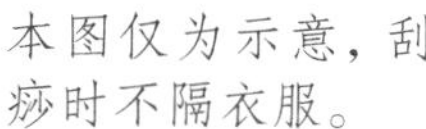

本图仅为示意，刮痧时不隔衣服。

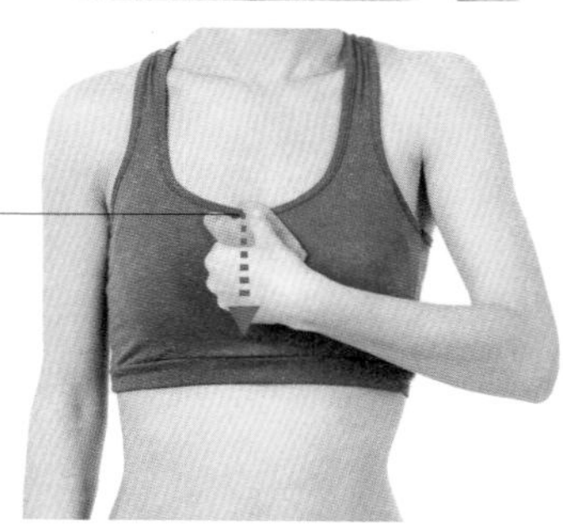

刮痧 用刮痧板角部从上到下刮拭膻中穴，刮拭15~30次即可。

配伍 配曲池穴、合谷穴治急性乳腺炎。

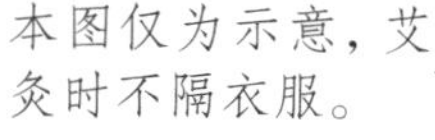

本图仅为示意，艾灸时不隔衣服。

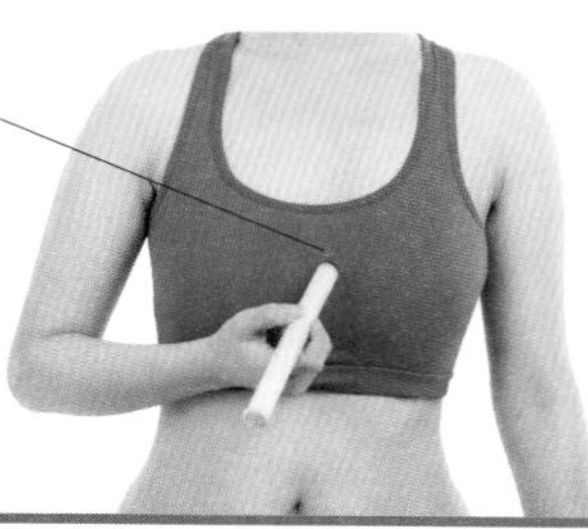

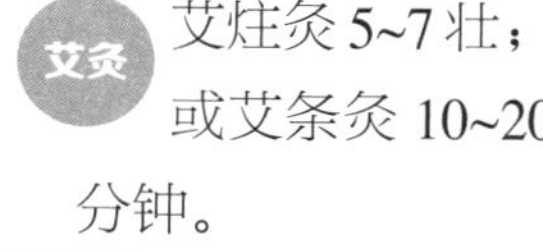

艾灸 艾炷灸5~7壮；或艾条灸10~20分钟。

乳根穴，促进乳汁分泌

点按乳根穴能够改善乳汁分泌不足、乳腺炎等症状。乳根穴是治疗产后缺乳的要穴，按摩该穴可以通经活络、行气解郁，从而疏通局部气血，促进乳汁分泌。

找准穴位！

乳根穴左侧内为心脏，击中后冲击心脏，易导致休克。所以在取穴的时候一定要找准穴位。

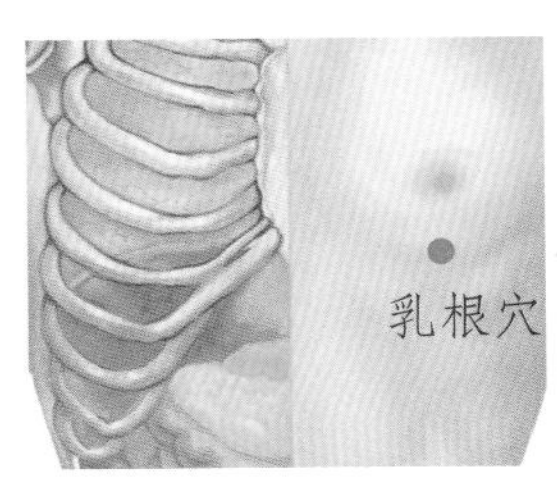

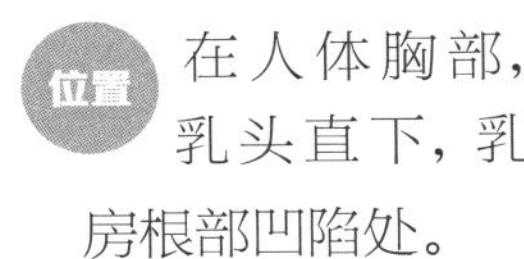

位置 在人体胸部，乳头直下，乳房根部凹陷处。

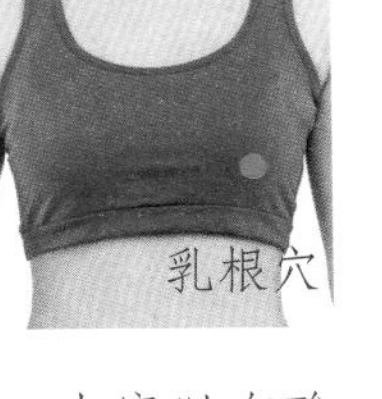

简易找穴 仰卧位，从乳头沿垂直线向下推1个肋间隙，按压有酸胀感。

力度以有酸胀感为宜。

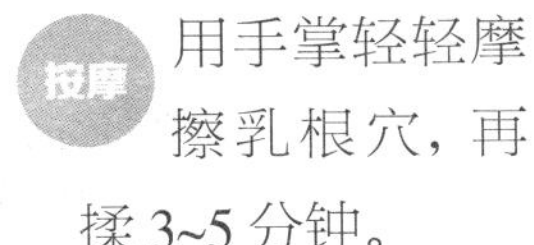

按摩 用手掌轻轻摩擦乳根穴，再揉3~5分钟。

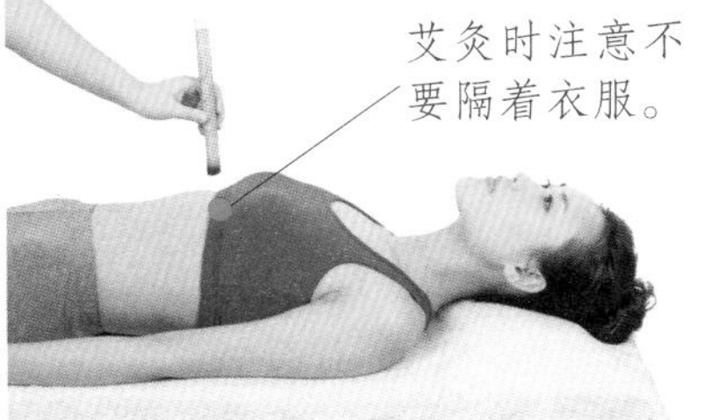

艾灸 用艾条雀啄灸乳根穴10分钟，一天1次。

配伍 配膻中穴治疗乳汁不足。

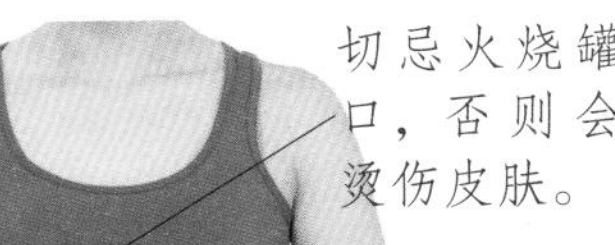

拔罐 以火罐拔乳根穴，留罐5~10分钟。

乳腺增生、乳腺炎也可按摩此穴。

严禁穿衣拔罐！

用火罐拔大包穴或者艾灸时，一定注意不能穿着衣服，以免发生危险。

大包穴，缓解肝郁气滞型乳痛

大包穴为脾之大络，统络阴阳诸经，因此叫大包。大包穴有很好的止痛功效，是身体四大止痛穴之一。当出现乳房胀痛或者其他痛症时，拍打这个穴位都有效果。

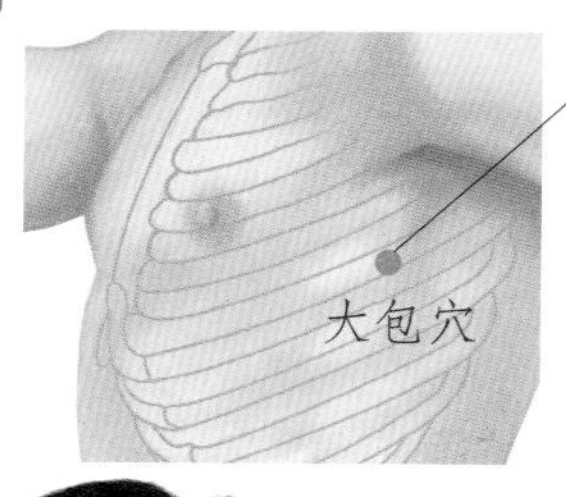

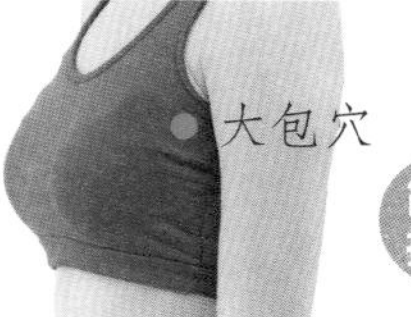

位置 在侧胸部，腋中线上，当第 6 肋间隙处。

简易找穴 从乳头的位置水平划到腋下，肋骨间隙处。

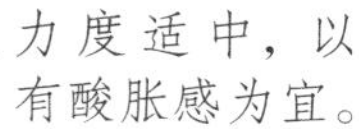

按摩 先把两拳相握，然后把拳头的拳面位置，放到肋骨的缝隙，拳面顶住大包穴扩胸收肩。

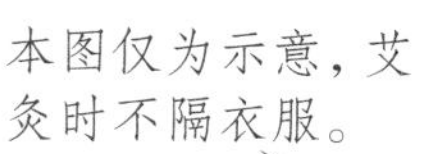

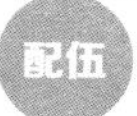

艾灸 艾炷灸 3 壮或艾条灸 10 分钟。

配伍 配三阳络穴治胸肋痛。

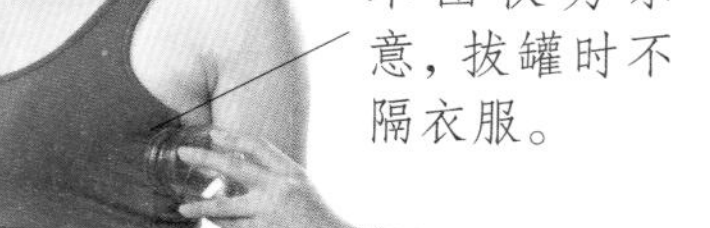

拔罐 以火罐拔大包穴，留罐 5~10 分钟。

期门穴，帮助通乳

期门穴为足太阴、足厥阴、阴维三经之会。属于肝经，为肝之募穴。期门穴有化瘀解郁、通乳的功效，因此，可以通过按摩期门穴来治疗乳痛、乳腺增生等病症。

不要空腹刮痧！

刮痧的时候千万不能过度饥饿，而且不建议空腹进行刮痧，最好在用过餐之后的1~2小时后进行。

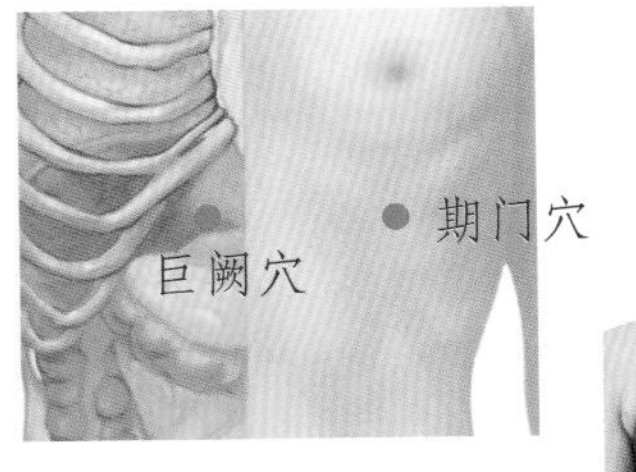

位置 仰卧时乳头直下方，第6肋间隙中。

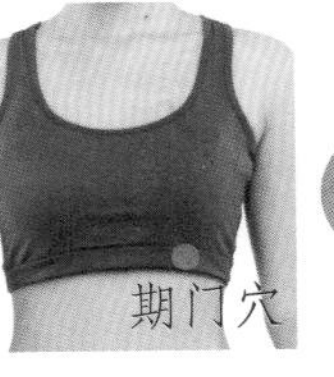

简易找穴 顺着乳头垂直向下画一条直线，在这条直线与巨阙穴水平相交的位置就是期门穴。

先轻擦，再按压。

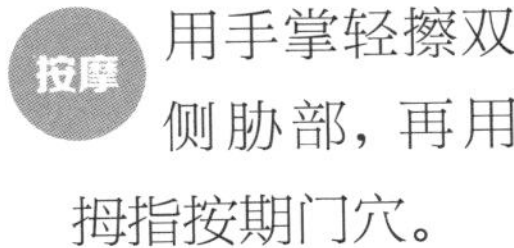

按摩 用手掌轻擦双侧胁部，再用拇指按期门穴。

本图仅为示意，刮痧时不隔衣服。

刮痧 用刮痧板角部从中间向身体两侧刮拭期门穴，一般5分钟即可。

本图仅为示意，拔罐时不隔衣服。

配伍 配内关穴治疗肝气郁结导致的乳少。

拔罐 以火罐拔期门穴，留罐5~10分钟。

腹胀、饥不欲食也可按摩此穴。

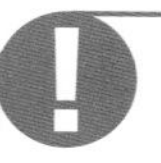

可借助工具!

手穴部位比较小，按摩时，可用一些工具操作，如钢笔、圆珠笔等的尾部，用这些光滑圆润的工具按压穴位会比较方便。

少泽穴，治疗乳腺炎

少泽穴是五腧穴之井穴，对于治疗妇产科系统疾病中的乳腺炎、乳汁分泌不足等有良好的功效。

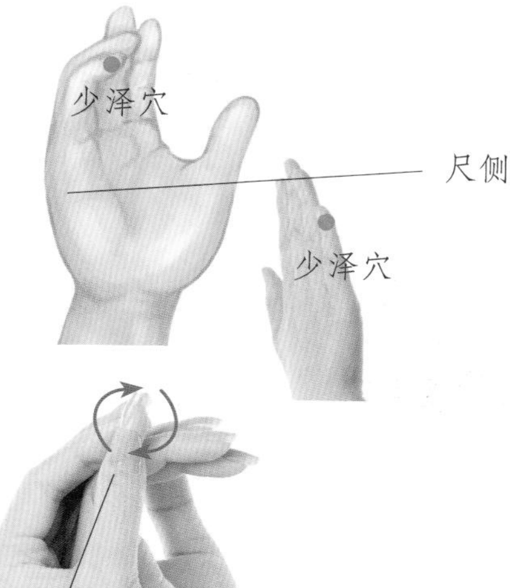

位置 在小指末节尺侧。指甲根尺侧上方 0.1 寸。

简易找穴 在小指甲尺侧缘与基底部各作线，两线交点处。

按摩 以手指指尖或指腹向下按压，并做圈状按摩。

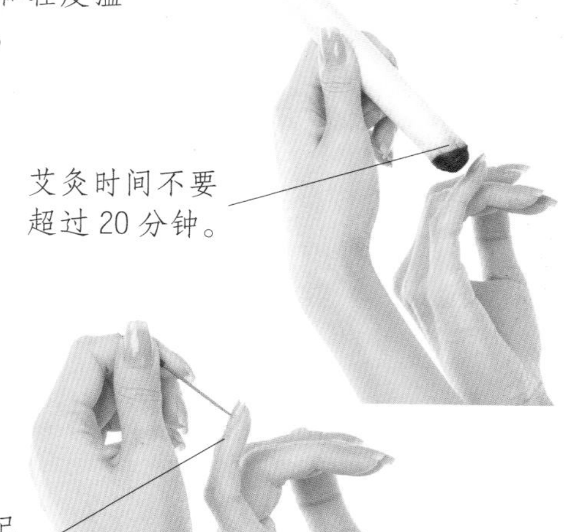

艾灸 用艾条雀啄灸 5~20 分钟，每天 1 次。

配伍 配天溪穴治疗乳痈。

刺血 浅刺 0.1 寸或点刺出血。孕妇慎用。

渊腋穴，防治乳腺增生

中医认为乳腺增生主要是由于气血不畅通造成的，和女性的心理以及生活饮食习惯有着密切的关系，可以通过按摩肝经、胆经这些经络上的穴位，消除身体的积滞，促进气血的通畅，让乳腺增生在按摩中得到改善，甚至根除。

不宜深刺！

胆经渊腋至京门诸穴，不可深刺，以免伤及内部重要脏器，所以不可在家自行针刺。

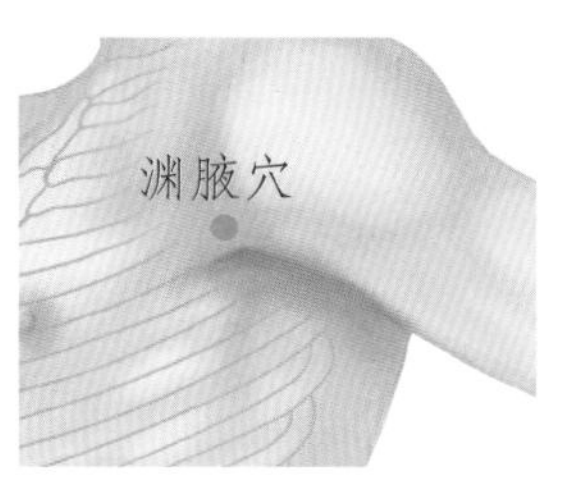

位置 位于人体侧胸部，当腋中线上，腋下3寸。

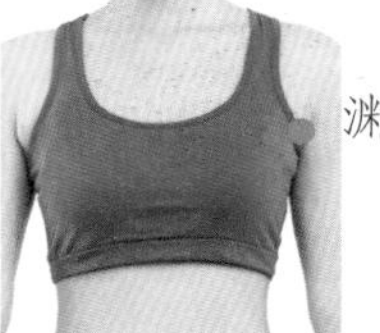

简易找穴 正坐或侧卧，在腋窝中点与第11肋端连线的上1/4与下3/4交点处取穴。

动作要和缓，力度要适中。

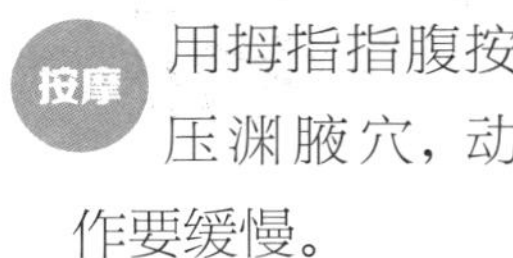

按摩 用拇指指腹按压渊腋穴，动作要缓慢。

可以选用较小的真空拔罐器。

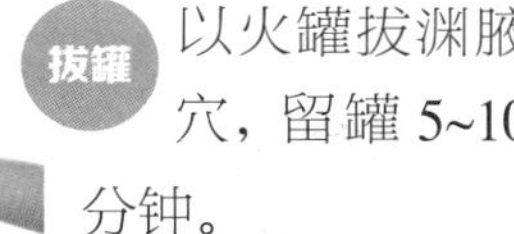

拔罐 以火罐拔渊腋穴，留罐5~10分钟。

配伍 配支沟穴、大包穴治胸肋痛；配章门穴、膻中穴主治胸满、胁痛。

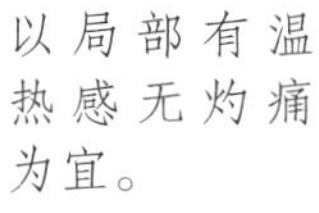

以局部有温热感无灼痛为宜。

艾灸 艾炷灸3~5壮；或者艾条温灸10~15分钟。

上肢麻痹、臂痛也可按摩此穴。

避风艾灸！

艾灸前要关好门窗，房间内不可通风，不可开空调。

屋翳穴，散化胸部之热

屋翳穴有着独特的功能作用：散化胸部之热，为胸部提供阳热之气。因此，经常刺激屋翳穴，能够使乳房气血充足，治疗乳痈、乳腺增生等病症。长期坚持，还有丰胸的功效。

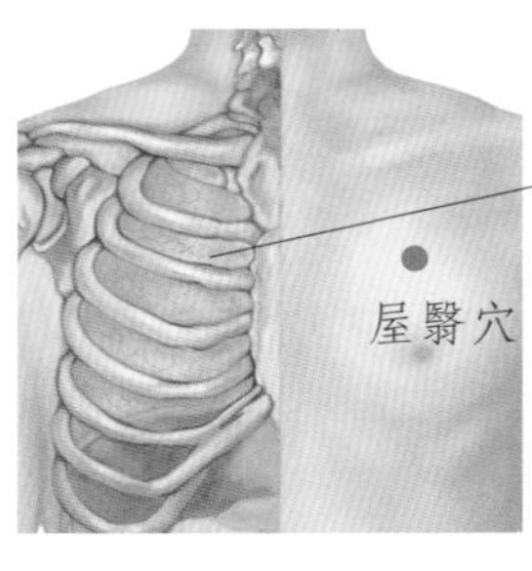

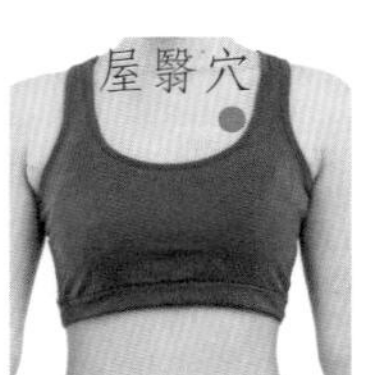

位置 位于胸部，当第2肋间隙，距前正中线4寸。

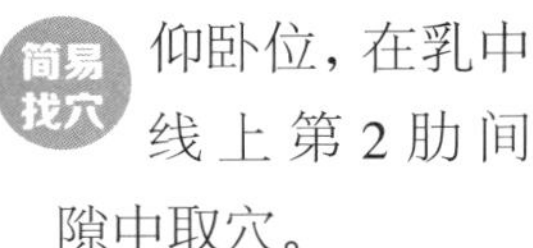

简易找穴 仰卧位，在乳中线上第2肋间隙中取穴。

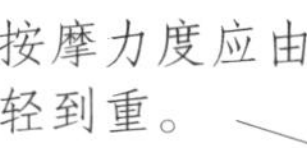

按摩力度应由轻到重。

按摩 先用手掌紧贴屋翳穴，沿肋间左右轻擦，然后用食指指面着力于穴位上，由轻至重，每次按压3~5分钟。

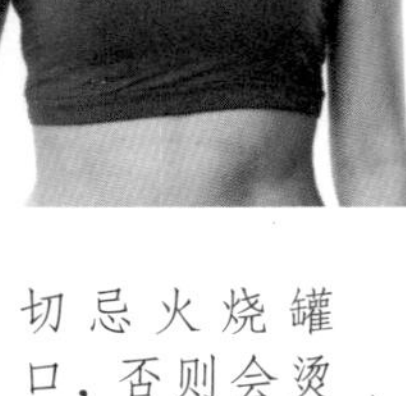

切忌火烧罐口，否则会烫伤皮肤。

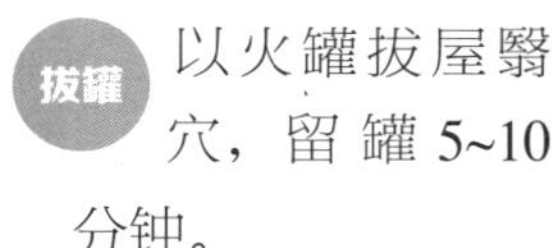

拔罐 以火罐拔屋翳穴，留罐5~10分钟。

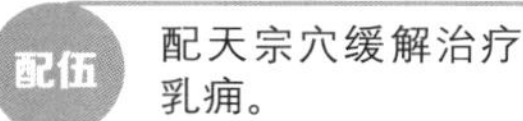

配伍 配天宗穴缓解治疗乳痈。

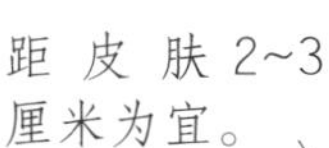

距皮肤2~3厘米为宜。

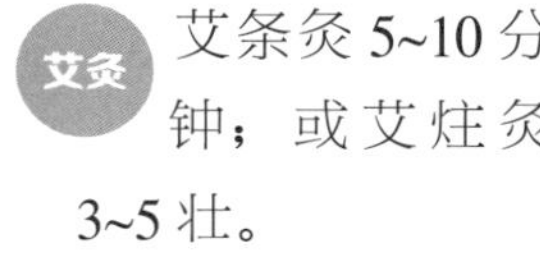

艾灸 艾条灸5~10分钟；或艾炷灸3~5壮。

膺窗穴，减小乳房肿块

膺窗穴位于胸部，乳房之上。按摩该穴能够缓解乳房疼痛及胸痛等症状，对乳汁分泌不足、乳腺炎等症状也有改善效果。另外，膺窗穴能够疏通乳房气血郁结，对减小乳房肿块、减轻胀痛或乳痈有很好的效果。

这些时候不宜艾灸！

过度劳累、饥饿、精神紧张的患者，不宜立即艾灸；女性月经期间不宜艾灸。

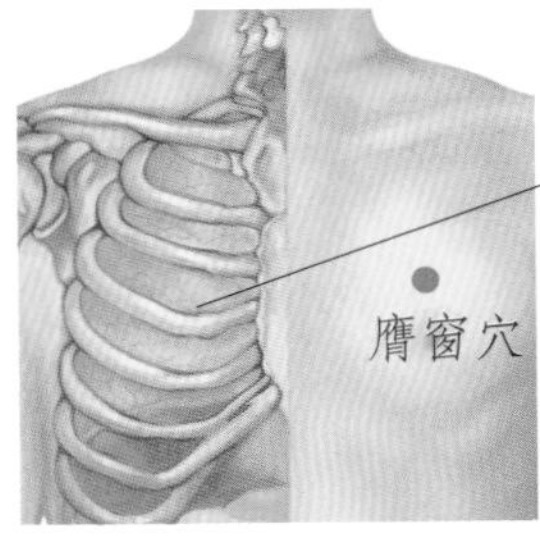

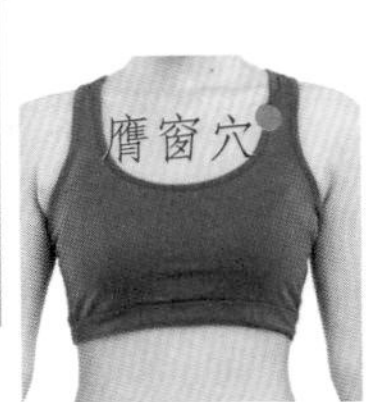

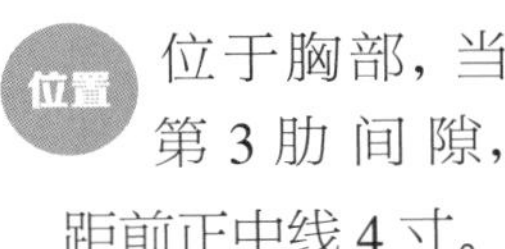

位置 位于胸部，当第3肋间隙，距前正中线4寸。

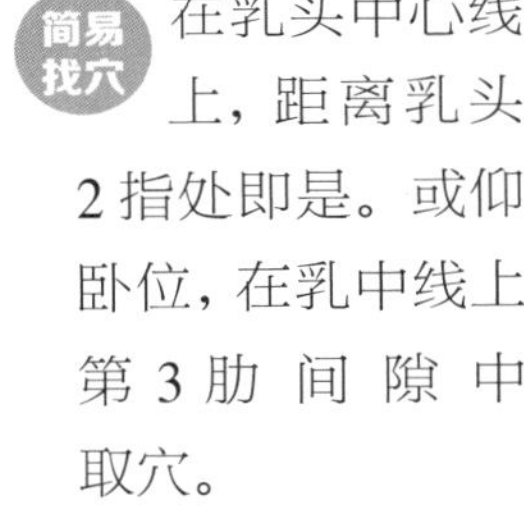

简易找穴 在乳头中心线上，距离乳头2指处即是。或仰卧位，在乳中线上第3肋间隙中取穴。

边按压边按摩，效果好。

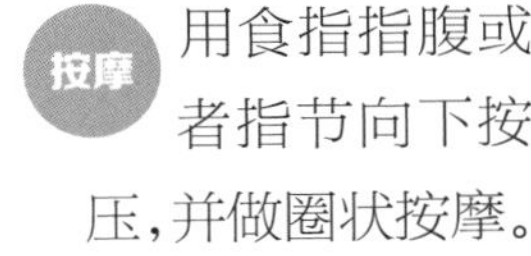

按摩 用食指指腹或者指节向下按压，并做圈状按摩。

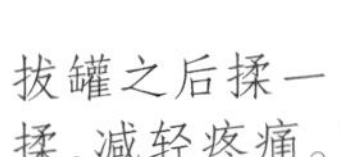

拔罐之后揉一揉，减轻疼痛。

拔罐 以火罐拔膺窗穴，留罐5~10分钟。

配伍 配屋翳穴缓解治疗乳痈。

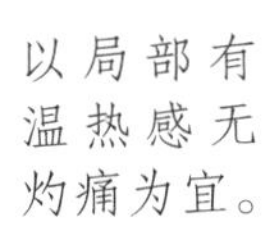

以局部有温热感无灼痛为宜。

艾灸 艾炷灸3~5壮；艾条温和灸5~15分钟。

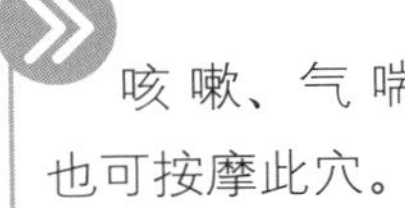

咳嗽、气喘也可按摩此穴。

气户穴，治疗胸部胀满

专心、坚持!

施灸时要注意思想集中，以免艾条移动，不在穴位上，徒伤皮肉，浪费时间。同时，要长期坚持，偶尔灸是不能收到预期效果的。

气户的意思是说这个穴位是胃经气血与外界交换的门户，起到了一个枢纽的作用。在中医理论中有着“穴位所在，主治所及”的说法，所以气户穴具有理气宽胸、止咳平喘的作用，尤其对于胸部胀满感有着较好的治疗效果。

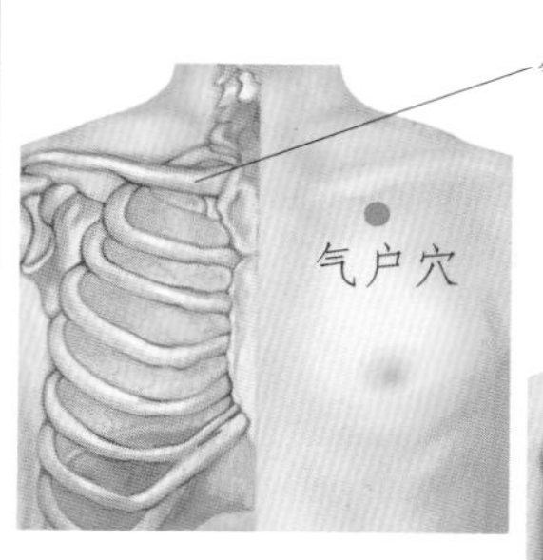

位置 位于胸部，当锁骨中点下缘，距前正中线4寸。

简易找穴 乳中线上，锁骨中点的下缘。

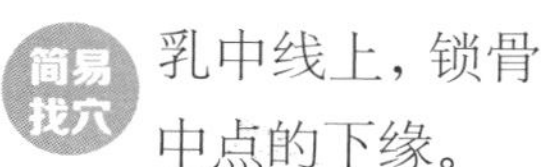

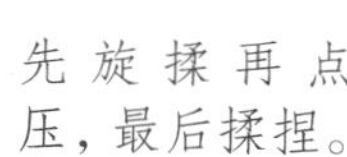

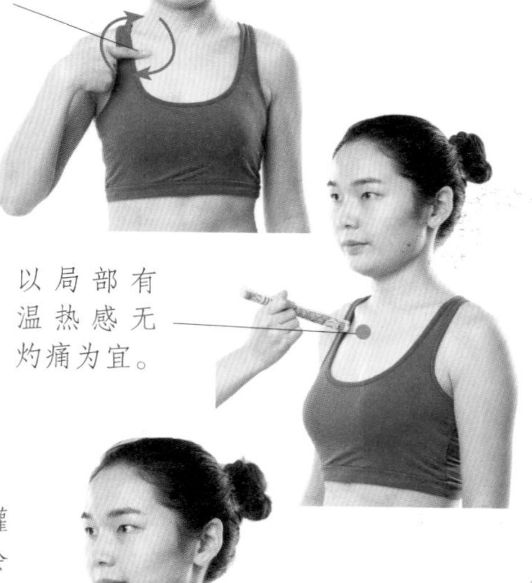

按摩 按摩气户穴时先旋揉后点压，在穴位处点压10秒钟，反复2~3次，最后再以揉捏法按摩1遍。

艾灸 艾条灸5~10分钟；或艾炷灸1~3壮。

切忌火烧罐口，否则会烫伤皮肤。

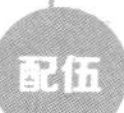

配伍 配华盖穴，有宽胸利气的作用，治胁肋疼痛。

拔罐 以火罐拔气户穴，留罐5~10分钟。

中府穴，降气宽胸

预防烫伤!

切忌火烧罐口，而且留罐时间也不宜太长，以免造成皮肤烫伤。

此穴在胸中，为胸中肺气结募聚会之处，系手、足太阴之会穴，因名中府。中府穴是肺经上的大穴，经常按摩可以顺畅肺的经脉，有丰胸的作用，还可以强化淋巴循环，减轻胸闷的症状。

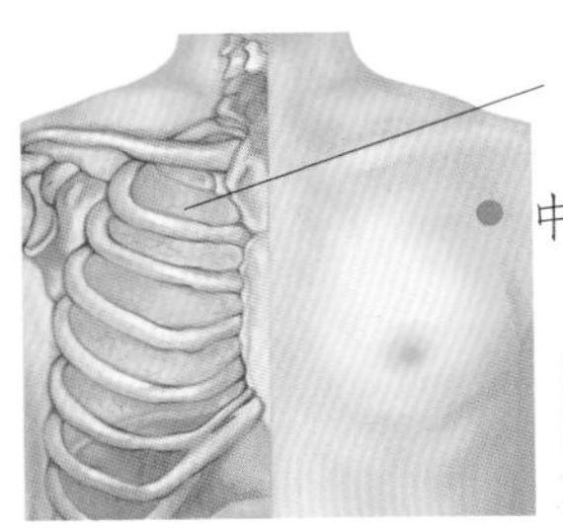

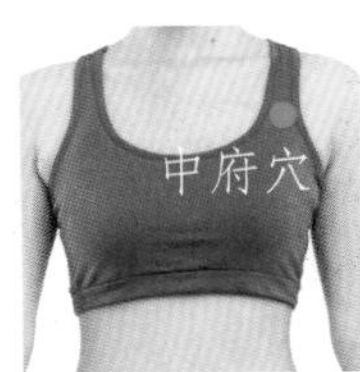

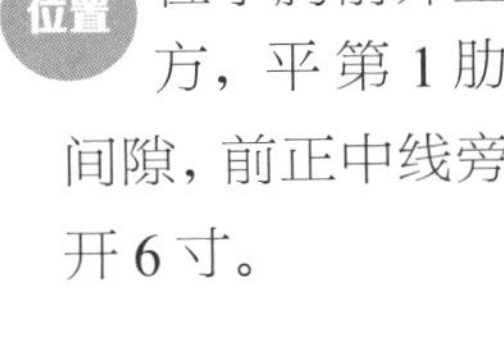

位置 位于胸前外上方，平第1肋间隙，前正中线旁开6寸。

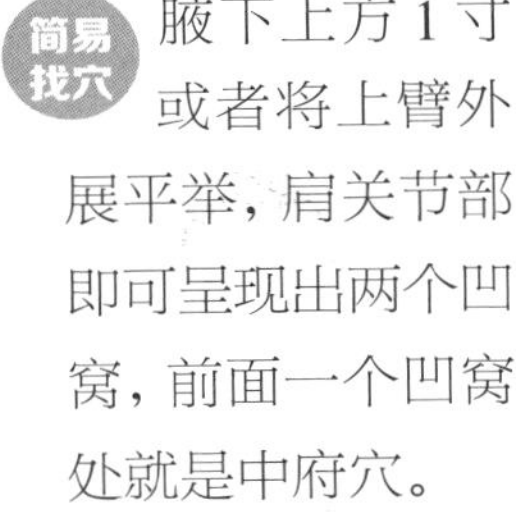

简易找穴 腋下上方1寸或者将上臂外展平举，肩关节部即可呈现出两个凹窝，前面一个凹窝处就是中府穴。

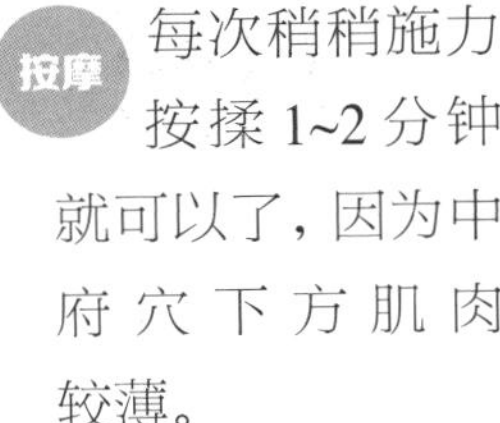

按摩 每次稍稍施力按揉1~2分钟就可以了，因为中府穴下方肌肉较薄。

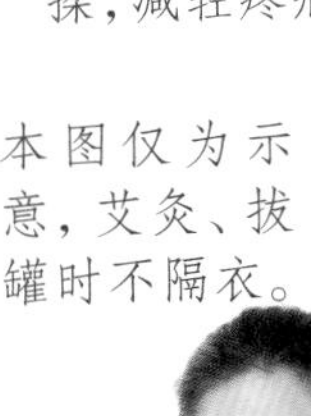

拔罐 以火罐拔中府穴，留罐5~10分钟。

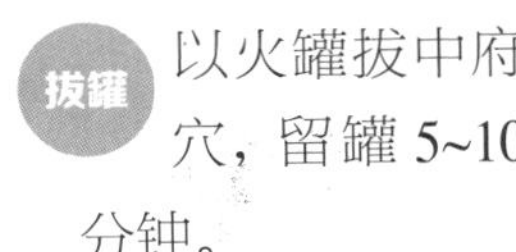

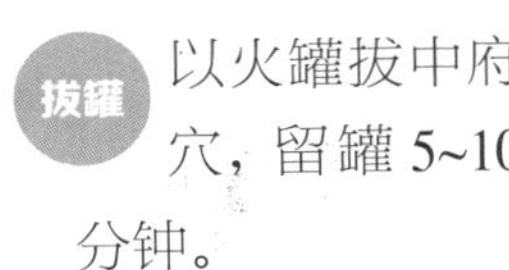

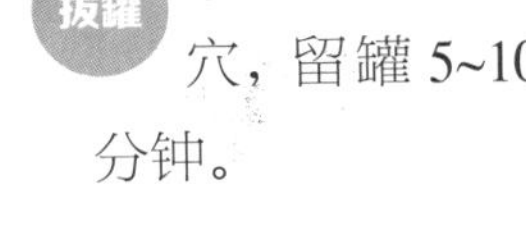

配伍 配意舍穴，有降气宽胸的作用，主治胸部胀满不适。

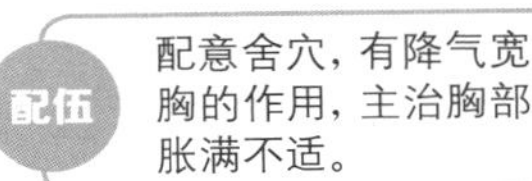

艾灸 艾炷灸3~5壮；或艾条灸10~15分钟。

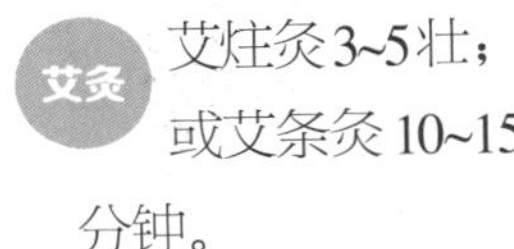

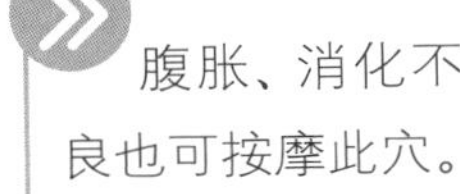

腹胀、消化不良也可按摩此穴。

注意清洁消毒！

拔罐前，操作的双手和罐口部位均应清洁干净或做常规消毒，拔罐用具也必须消毒。

库房穴，美胸丰胸

库房穴是调节乳肌的重要穴道，如果单纯地想要改善胃气不足所致的乳房扁平或乳房下垂，取这个穴位会有奇效，能起到美胸丰胸的作用。

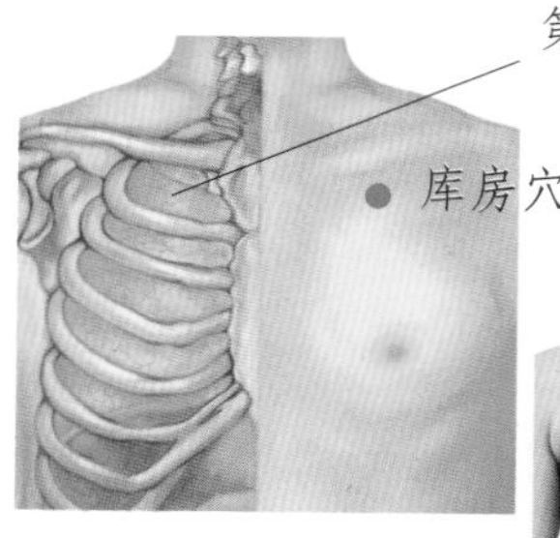

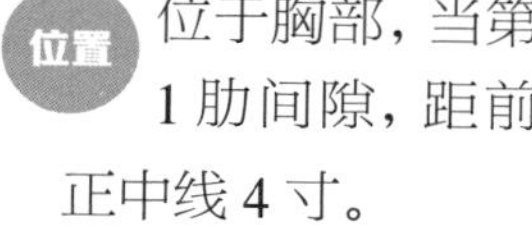

位置 位于胸部，当第1肋间隙，距前正中线4寸。

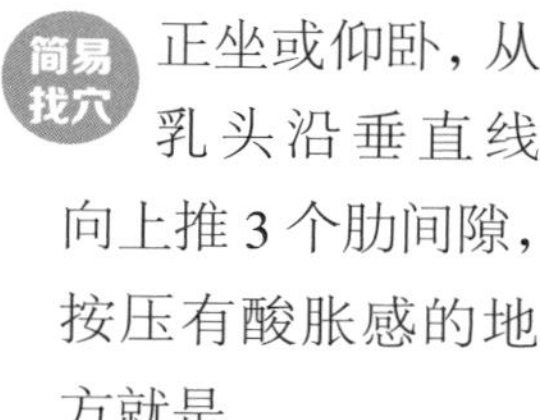

简易找穴 正坐或仰卧，从乳头沿垂直线向上推3个肋间隙，按压有酸胀感的地方就是。

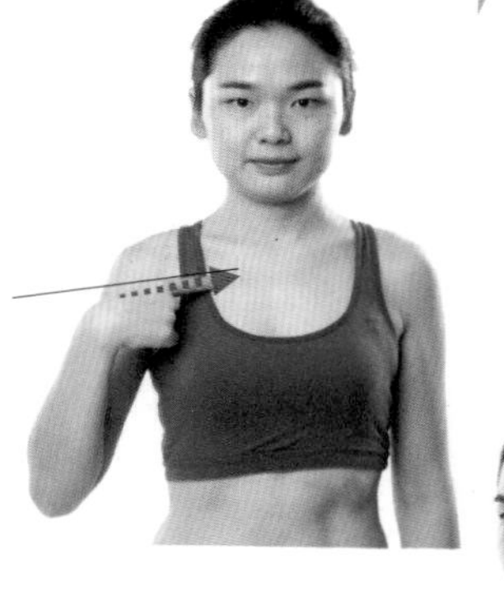

按摩 一次按压5~10秒，来回按压3~5次，左右穴位都要按摩，以自己能接受的力道为宜。

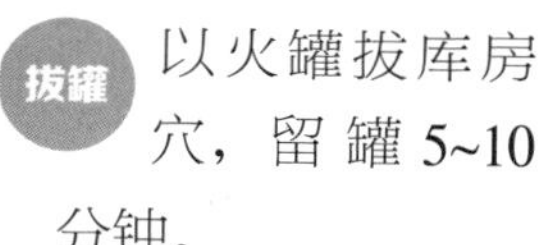

拔罐 以火罐拔库房穴，留罐5~10分钟。

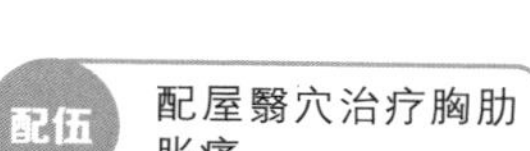

配伍 配屋翳穴治疗胸肋胀痛。

艾灸 艾条灸5~10分钟；或艾炷灸3~5壮。

神封穴，通乳消痈

神封穴位于人体的胸部，在之前我们已经提到，中医理论中有着“穴位所在，主治所及”的说法。因此，常刺激神封穴，对胸部是大有裨益的，比如治疗乳痈、胸胁胀痛等。

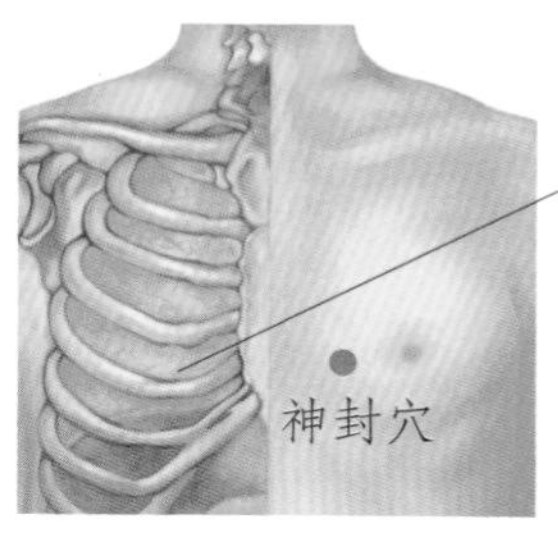

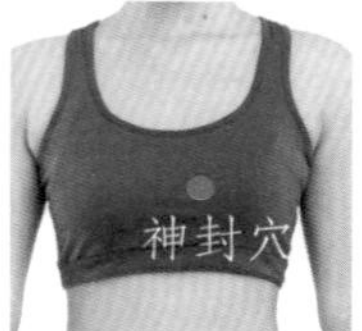

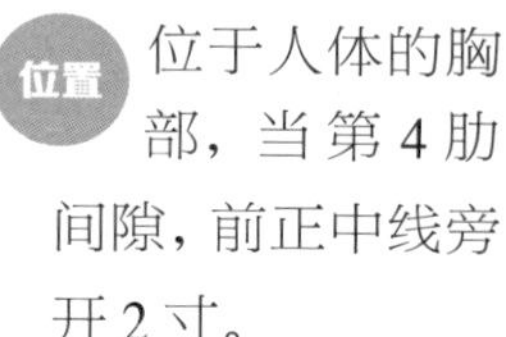

位置 位于人体的胸部，当第 4 肋间隙，前正中线旁开 2 寸。

简易找穴 仰卧位，在平乳头的肋间隙中，胸骨中线和锁骨中线连线的中点处，按压会有酸胀感。

按摩力度要轻，稍有感觉即可。

按摩 用食指轻轻地按压下去。时间为 9 秒钟。这样持续 10~20 次。

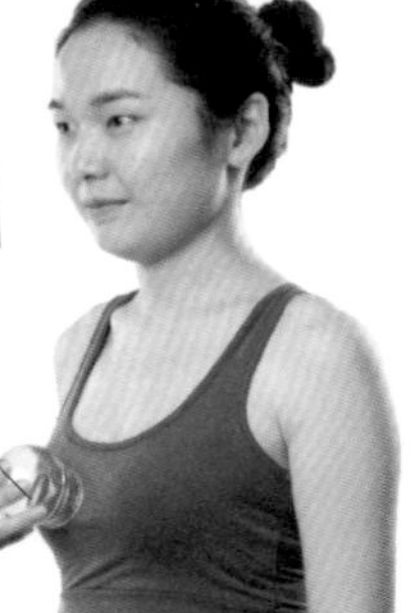

拔罐 以火罐拔神封穴，留罐 5~10 分钟。

本图仅为示意，艾灸、拔罐时不隔衣。

艾灸时注意避风保暖。

配伍 配阳陵泉穴、支沟穴缓解治疗胸胁胀痛。

艾灸 艾条灸 5~10 分钟；或艾炷灸 3~7 壮。

拔罐后不宜洗澡！

拔火罐后，皮肤是在一种被伤害的状态下，非常脆弱，这个时候洗澡很容易导致皮肤破损、发炎。而如果是洗冷水澡的话，由于皮肤毛孔处于一种张开的状态，很容易受凉。

呕吐、胸胁支满也可按摩此穴。

! 一定要把气血引到脚底！

很多人按太溪穴时可能没有反应，这时，不痛时一定要把它揉痛，痛时要把它揉到不痛。归根结底，就是要把气血引到脚底的涌泉穴去。

太溪穴，养身护胸

太溪穴不仅是肾经的补穴，也是全身的补穴。因此常按摩太溪穴，能够起到养身的作用，进而胸部的健康也能够得到保障。

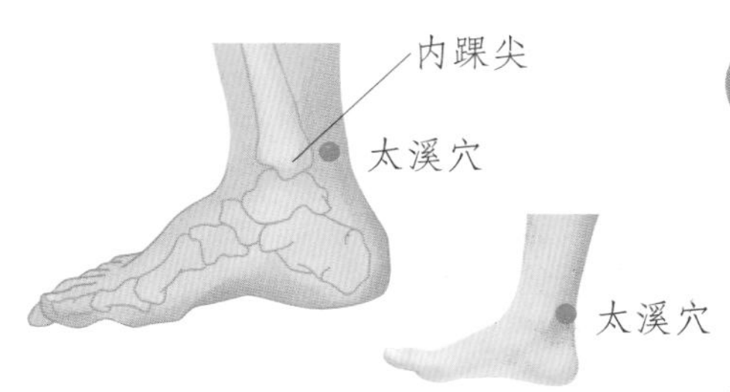

位置 在足内侧，内踝后方，当内踝尖与跟腱之间的凹陷处。

简易找穴 足内踝（高点）后方与脚跟骨筋腱之间的凹陷处。

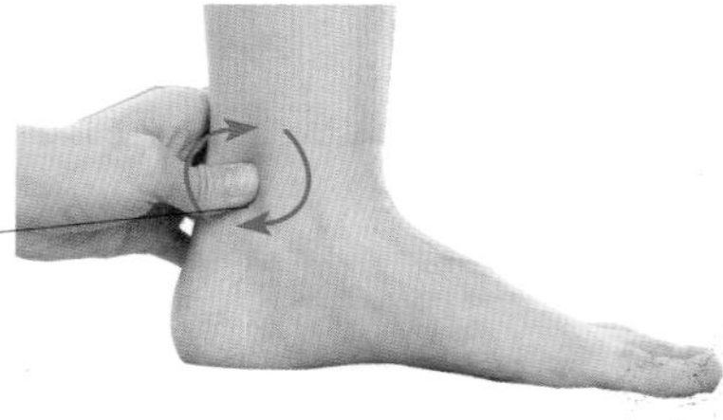

按摩 轻揉太溪穴，先逆时针，再顺时针，两边次数对应，3~5 分钟即可。

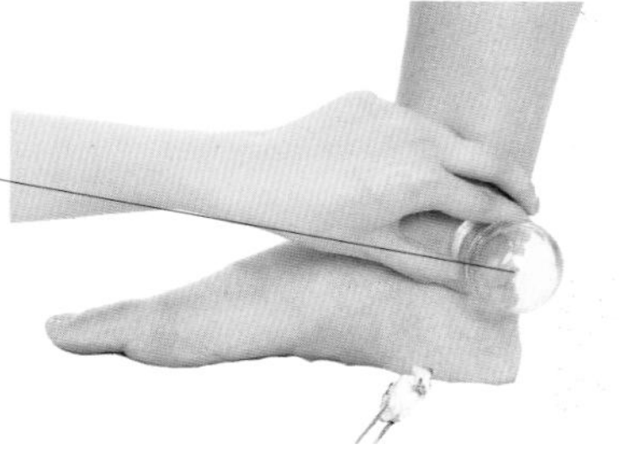

拔罐 以火罐拔太溪穴，留罐 5~10 分钟。

配伍 配少泽穴有滋肾阴、清虚热的作用。

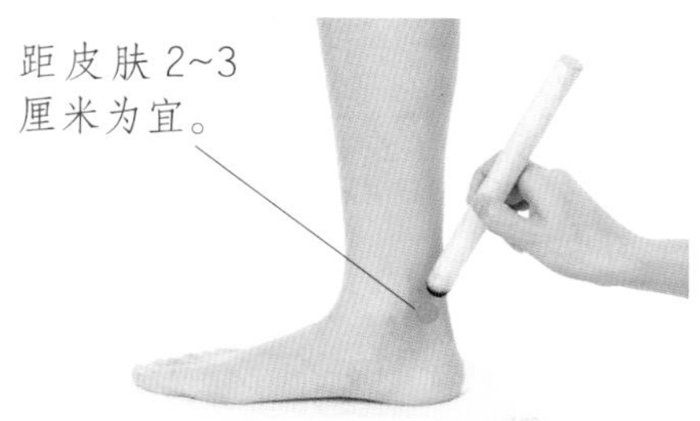

艾灸 艾炷灸 3~5 壮；或艾条温灸 5~10 分钟。

天池穴，预防乳腺癌

常按揉天池穴位能够让女性远离愤怒的不良情绪，有效预防癌症。此外，天池穴周围正是乳腺癌的高发地带，深层次的气血不通是导致癌症发生的原因之一。经常按揉天池穴可以疏通局部气血，因此自我揉按这个穴位可以预防乳腺癌。

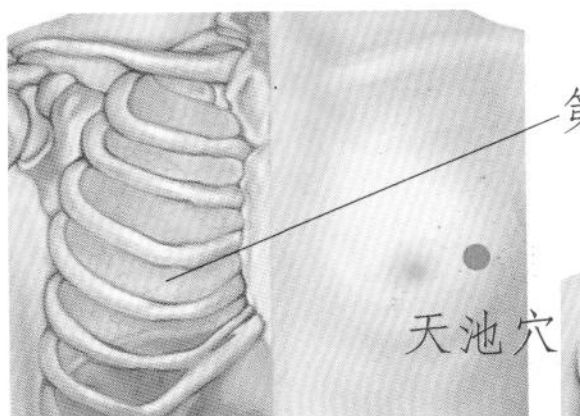

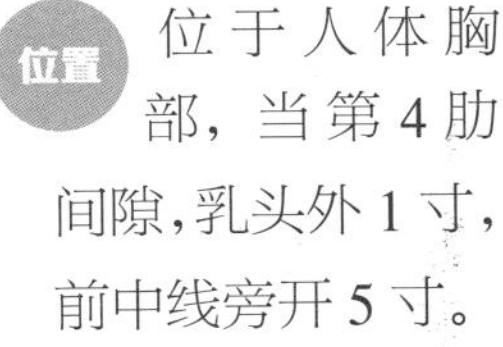

位置 位于人体胸部，当第 4 肋间隙，乳头外 1 寸，前中线旁开 5 寸。

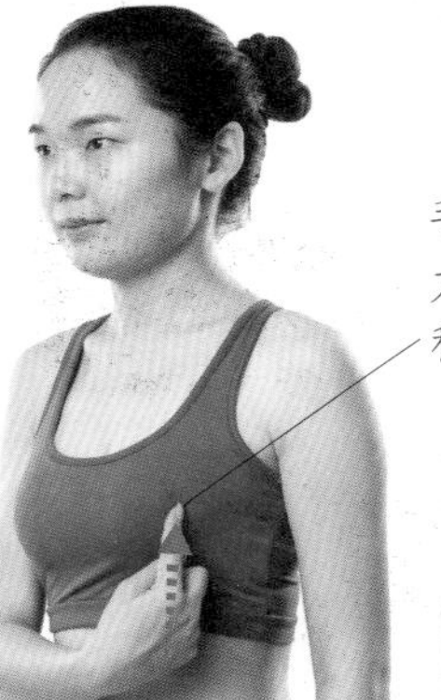

手法要轻柔，力度也要轻，稍有感觉即可。

简易找穴 仰卧，自乳头沿水平线向外侧旁开 1 横指，按压有酸胀感处即是。

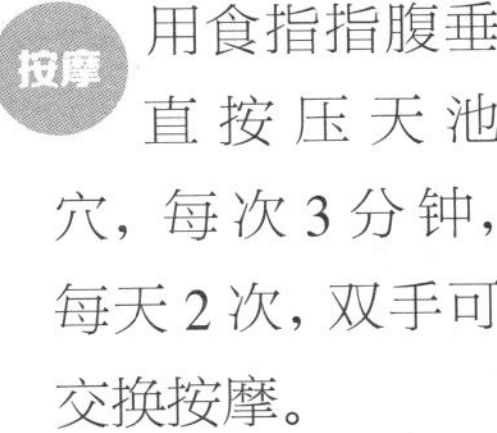

拔罐之后揉一揉，减轻疼痛。

按摩 用食指指腹垂直按压天池穴，每次 3 分钟，每天 2 次，双手可交换按摩。

拔罐 以火罐拔天池穴，留罐 5~10 分钟。

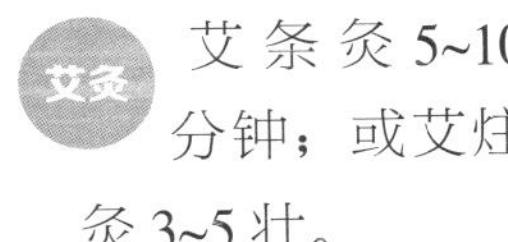

本图仅为示意，艾灸、拔罐时不隔衣。

配伍 配支沟穴治胁肋痛。

艾灸 艾条灸 5~10 分钟；或艾炷灸 3~5 壮。

起罐有技巧！

起罐时应一手握住罐体，使其向一侧倾斜，另一手压住另一侧罐口边缘处的皮肤，使空气从罐口与皮肤之间的缝隙处进入罐内，罐体自然脱落。

胸闷、气喘也可艾灸此穴。

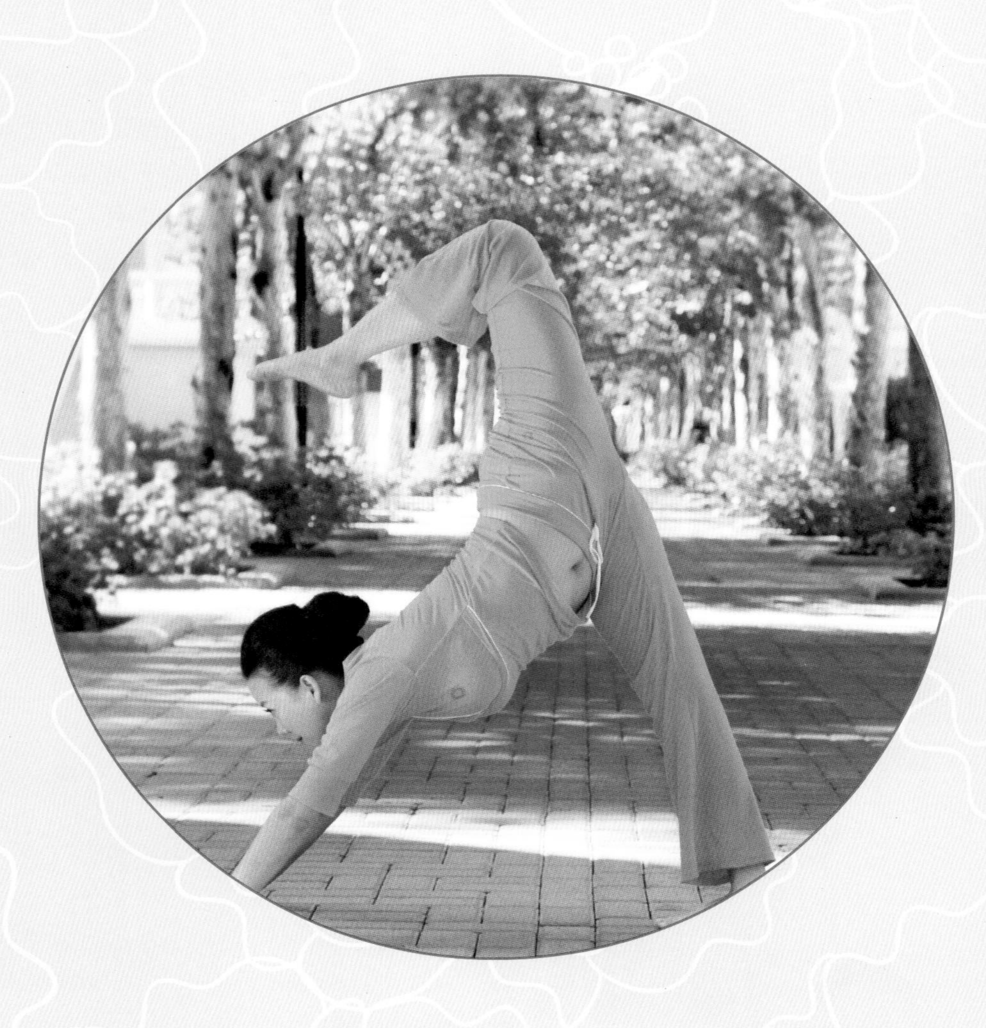

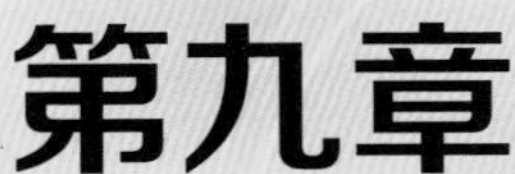

每天 20 分钟瑜伽，丰乳肥臀很轻松

作为一名爱美的女性，你有这样的困扰吗？想让胸部更挺，想拥有更完美的身材，却不知道该怎么做？一起来做丰胸瑜伽吧！本章我们将为你详细讲解一系列丰胸的瑜伽动作，跟着一起动起来吧！

蜥蜴式

令乳房舒展

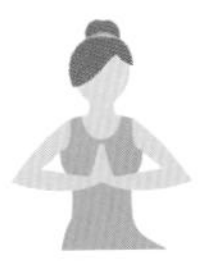

蜥蜴式瑜伽动作，能将身体前侧充分伸展，并利用重心的移动和地心的引力来刺激体内的横膈膜，不仅能增强呼吸系统功能，还能使胸部得到伸展，乳腺得到疏通。此动作需要长期练习，才能起到好的作用，不能“三天打鱼，两天晒网”。

练习蜥蜴式注意事项

呼吸：每一轮练习中抬起身体时吸气，放低身体时呼气。时间：此姿势开始时 3 次，逐步到达 10 次。禁忌：有严重背痛或关节疾病者不要练习此式。

练习蜥蜴式的好处

肩膀和胸膛都被打开，肺中的浊气也被挤压出来；

唤醒脊柱，促进脊柱及神经的血液循环，使身体的每一部分迅速启动；

滋养脊神经，使脊柱灵活，有利于生命能量向心轮汇集；

缓解身体疲劳，改变弓腰驼背的不良体态；

通过按摩胸腹内脏，改善这些脏腑功能，并能养护子宫。

针对病症：哮喘、肩周炎。

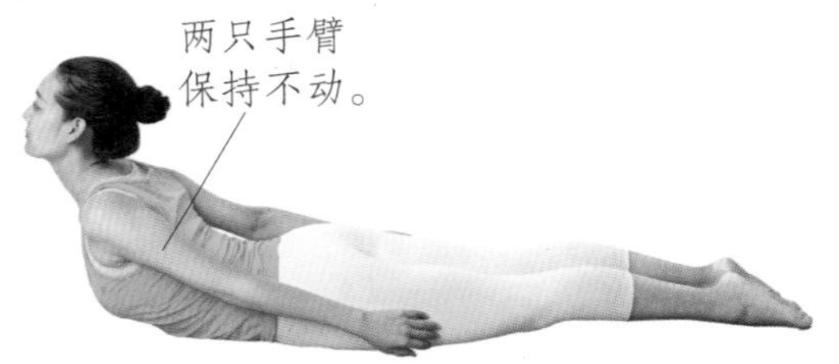

1 俯卧在瑜伽垫上，身体向上翘，两手臂位于身体两侧。脚背着地，足趾伸展，头应朝前，体重应压在腹部。

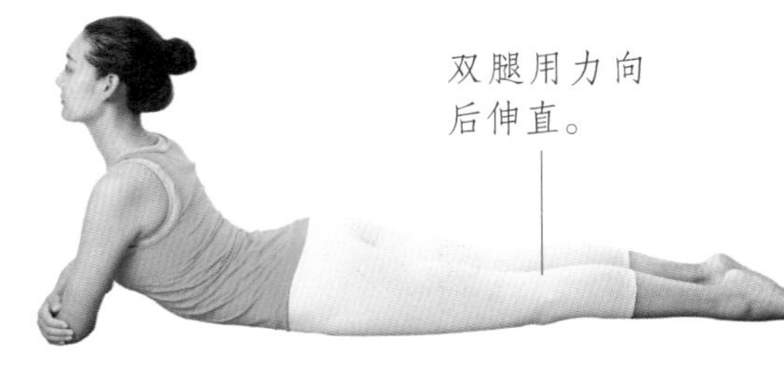

2 抬起上体，将双手手肘弯曲，在胸下相握，面部朝前，身体的重量压在手臂上，眼睛看向地面，双腿向后伸直。

腋窝尽量向下贴近地面。

练习过程中，小腿以上的躯干部分应呈波浪形推移。经期时，做到第 3 步即可停止，避免运动量过大。

臀部尽量拱起，延伸脊柱。
大腿始终做到与地面垂直。

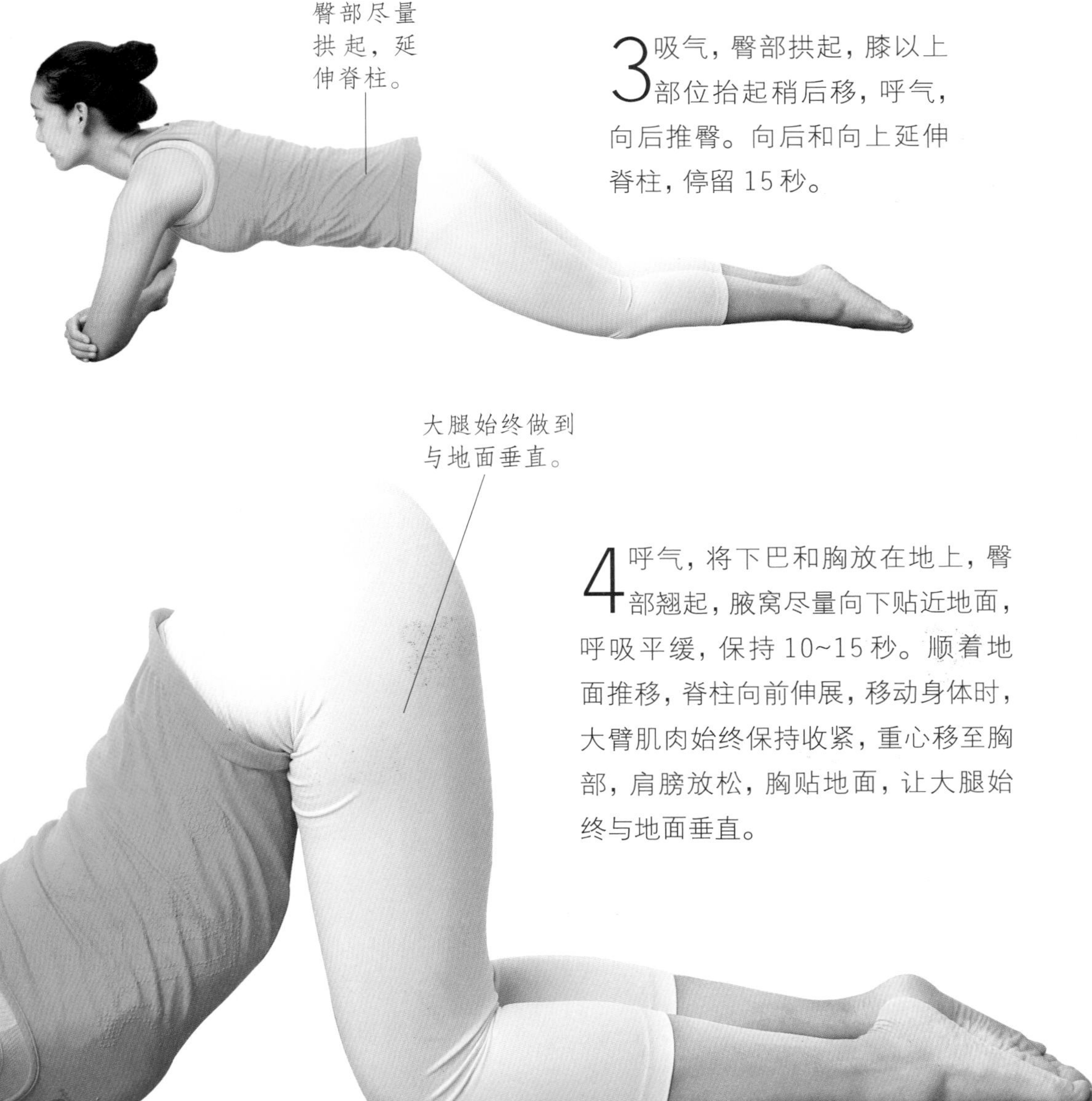

3 吸气，臀部拱起，膝以上部位抬起稍后移，呼气，向后推臀。向后和向上延伸脊柱，停留 15 秒。

4 呼气，将下巴和胸放在地上，臀部翘起，腋窝尽量向下贴近地面，呼吸平缓，保持 10~15 秒。顺着地面推移，脊柱向前伸展，移动身体时，大臂肌肉始终保持收紧，重心移至胸部，肩膀放松，胸贴地面，让大腿始终与地面垂直。

牛面式

防止乳房下垂

牛面式瑜伽不仅能向后推动肩胛骨，打开肩关节，而且能使大腿、腹部、颈部等肌肉也得到伸展，塑形效果显著。特别是能打开因日常工作需要趴在办公桌上而无法伸展的胸部，使胸部在肩胛骨扩张时不得不挺起，进而打造胸部优美曲线。

练习牛面式注意事项

呼吸：整个练习过程中，保持自然、均匀的呼吸。意念：体会两肩的紧张和双臂的拉伸。禁忌：有严重颈部或者肩膀问题的人不要练习此式。

练习牛面式的好处

增加人体躯干和头部区域的血液供应，唤醒大脑，使头部、肩膀产生轻盈的感觉；

舒展背、胸，打开肩关节，增加它们的灵活性；

伸展大腿肌肉，强化膝关节，增加膝盖灵活性，使人神清气爽，对脑下垂体有好处；

改善手、脚、肩部僵硬，缓解风湿、痔疮及坐骨神经痛；

舒缓轻度的背痛，消除疲劳，提升精力。

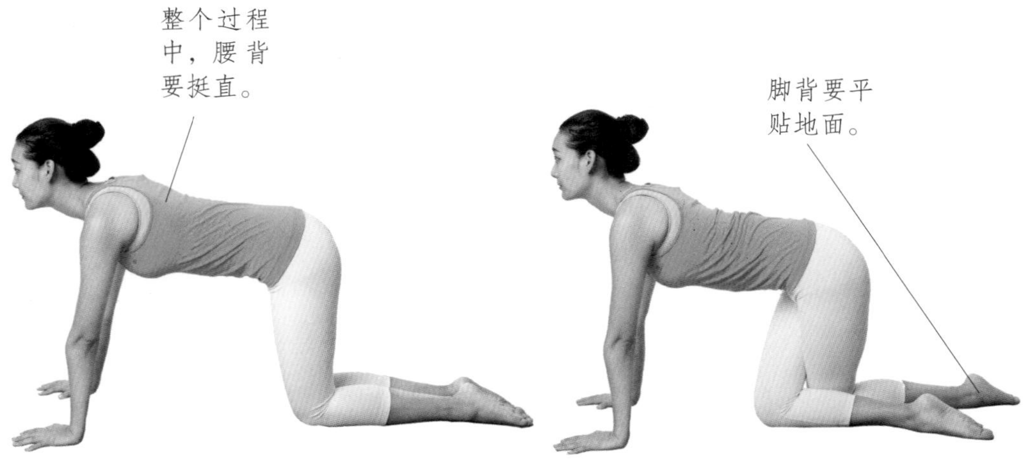

1 采用基本猫跪立姿势，手臂、大腿与地面呈 90° 直角，目视前方。

2 弯曲右腿，抬离瑜伽垫，让右大腿缠绕在左大腿前侧，双小腿开阔地分开，脚背平贴地面。

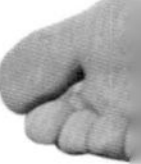

第一周每天练习 4 遍。从第二周起，每天可以练习 6 遍。患有静脉曲张者，双腿交叉就好。

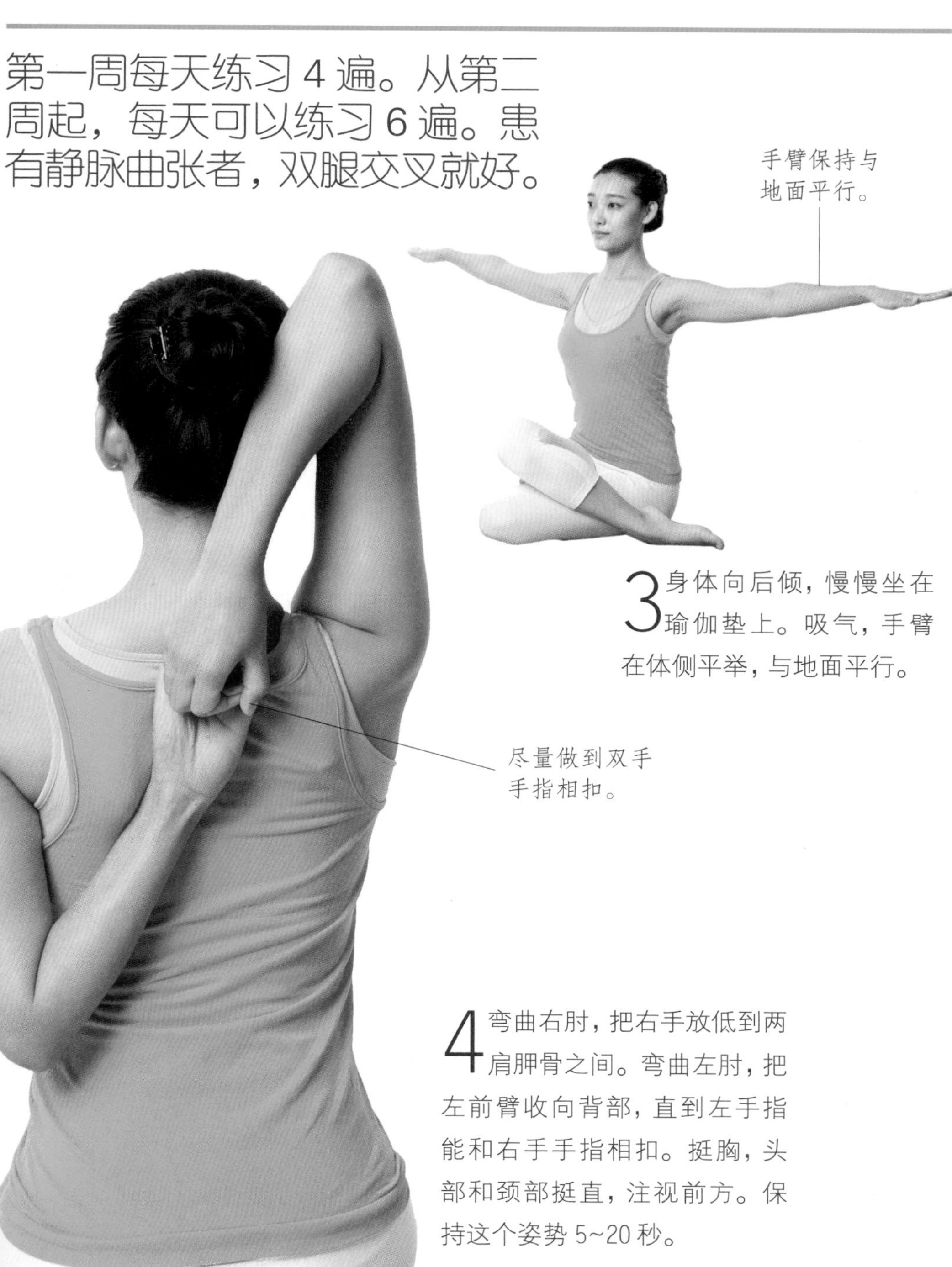

3 身体向后倾，慢慢坐在瑜伽垫上。吸气，手臂在体侧平举，与地面平行。

4 弯曲右肘，把右手放低到两肩胛骨之间。弯曲左肘，把左前臂收向背部，直到左手指能和右手手指相扣。挺胸，头部和颈部挺直，注视前方。保持这个姿势 5~20 秒。

摩天式

令乳房坚挺

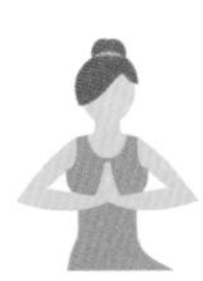

摩天式瑜伽可以有效地消除由于脊神经失调引起的各种疾病，能消除腰椎间盘所承受的过度压力，缓解腰椎间盘突出症所引起的疼痛，缓解坐骨神经痛。除此之外，摩天式能够很好地锻炼我们的胸部，让我们的胸形变得更加坚挺傲人！

练习摩天式注意事项

呼吸：吸气时抬脚跟，之后保持平稳呼吸，这样才能控制身体平衡，呼气时还原。意念：直立时感受身体向上的伸展；前屈时感受身体向前方的延伸。

练习摩天式的好处

伸展脊柱，缓解僵硬与紧张，提振神经系统；

伸展腹部肌群和肠脏器官，活跃消化排泄系统，有助于缓解便秘；

减缓肩周炎，消减肩部、上臂以及腹部的多余脂肪；

消除腰椎间盘所承受的过度的压力，缓解腰椎间盘突出症所引起的疼痛和坐骨神经痛；

消除脊髓及其所延伸的脊神经的障碍。

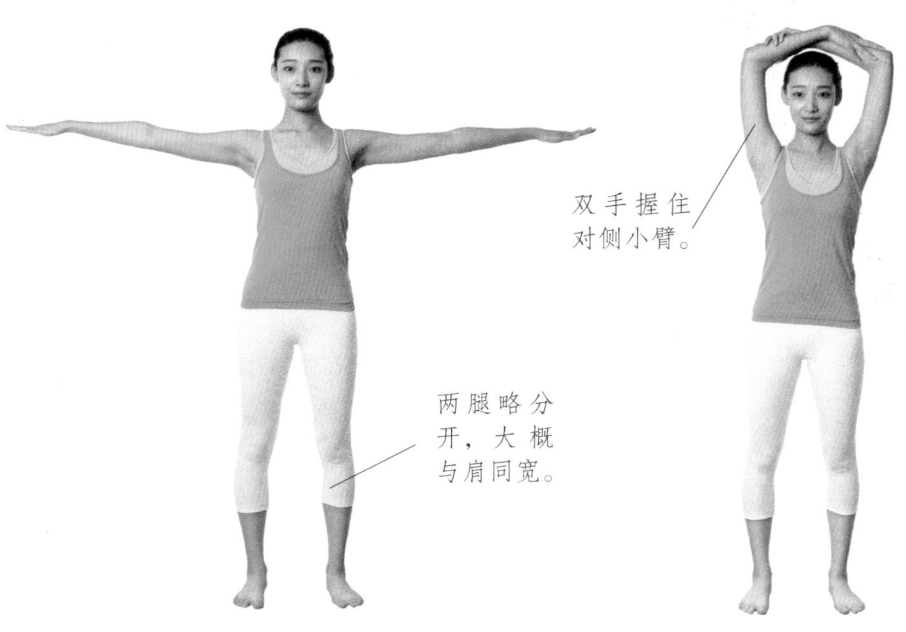

1 站立，两腿略分开，保持脊柱挺直。吸气，双臂在体侧平举，掌心向下。

2 双臂高举过头顶，伸直，掌心相对。屈肘，双手握住对侧小臂。

刚开始练习时，如果最后无法踮脚，可像步骤 4 所示，用双脚着地的姿势来代替，但要注意腹部收紧和呼吸频率。

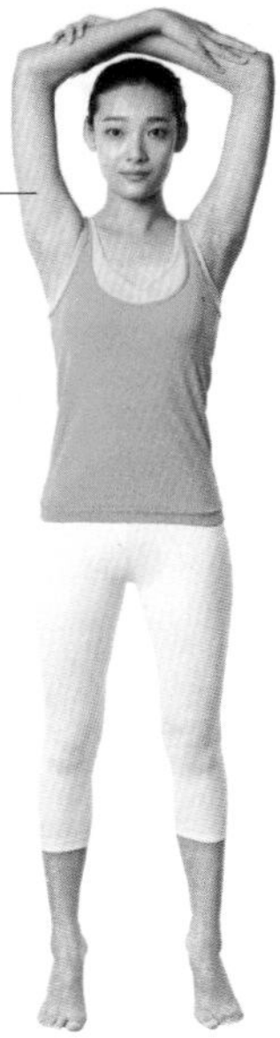

整个身体尽量向上拉伸。

3 吸气，抬起脚跟，以脚尖着地，屏住呼吸，将整个身体向上拉伸。

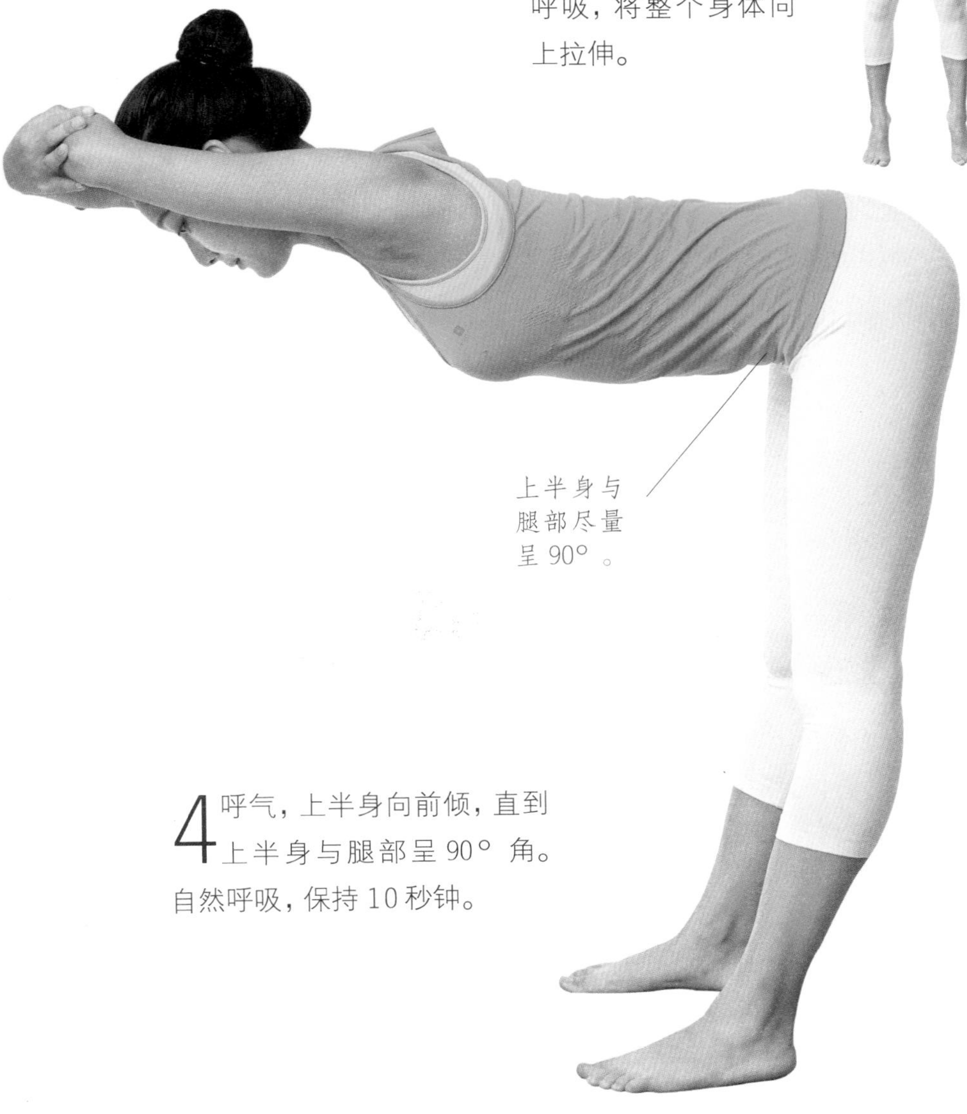

上半身与腿部尽量呈 90°。

4 呼气，上半身向前倾，直到上半身与腿部呈 90° 角。自然呼吸，保持 10 秒钟。

弓式

练出完美“半球”胸型

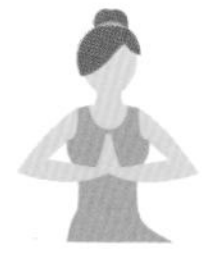

弓式瑜伽因为像一张拉开的弓而得名，躯干和腿就是一张弓，手臂则代表了弓弦。首先，弓式瑜伽能雕塑臀部线条，减少腰上的脂肪；其次，能够放松髋部和肩部关节；最后，练习弓式瑜伽能够强壮胸部的肌肉，让胸部显得更加完美有型。

练习弓式注意事项

呼吸：身体向后，向上抬高时呼气，动作时保持呼吸自然稳定。意念：不要用骨盆或肋骨触地，感受腹部和地面充分贴合；背部收紧，身体尽量向上。

练习弓式的好处

伸展颈部和整个脊椎，加强脊椎的弹性及灵活度；

伸展肩胛骨，减轻肩部僵硬；

使髋部更强健，促进腹部周围的血液循环，改善消化，缓解椎间盘突出；

塑造流畅臀部曲线，使人保持活力；

强劲地伸展胸大肌、胸小肌、三角肌前束，拮抗肱骨的内旋，扩展整个胸部，扩张肺脏上部的空间，有利于进行深呼吸。

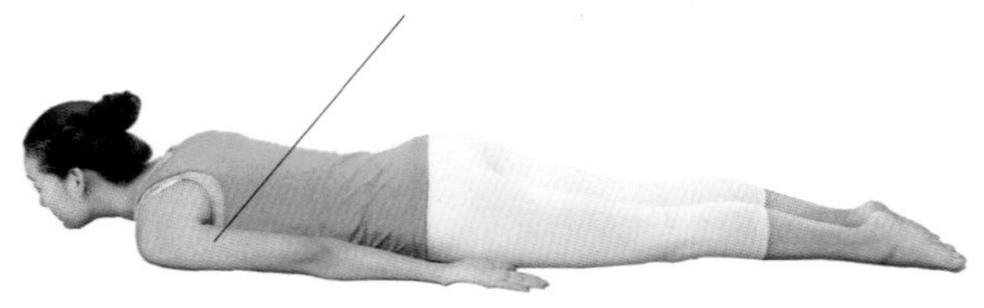

1 俯卧在瑜伽垫上，下巴贴在地上，手臂伸直放在身体两旁，脚背贴地，调整呼吸。

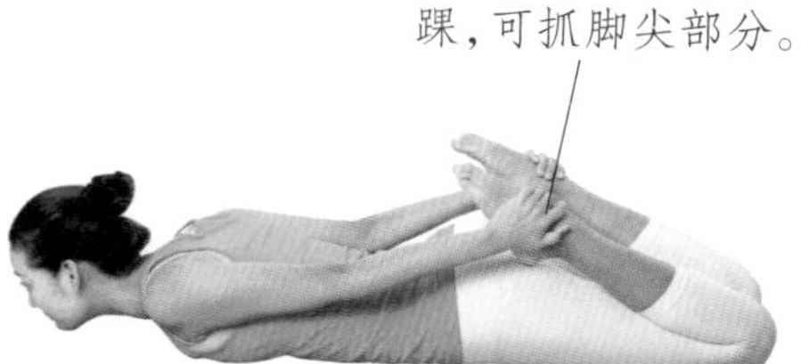

2 弯曲小腿，小腿靠向臀部，双手抓住两脚脚踝处。

弓式对身体的柔韧性和平衡能力要求很高，需要慢慢练习，切勿急进。此外，背部和脊椎受过伤的人不宜练习。

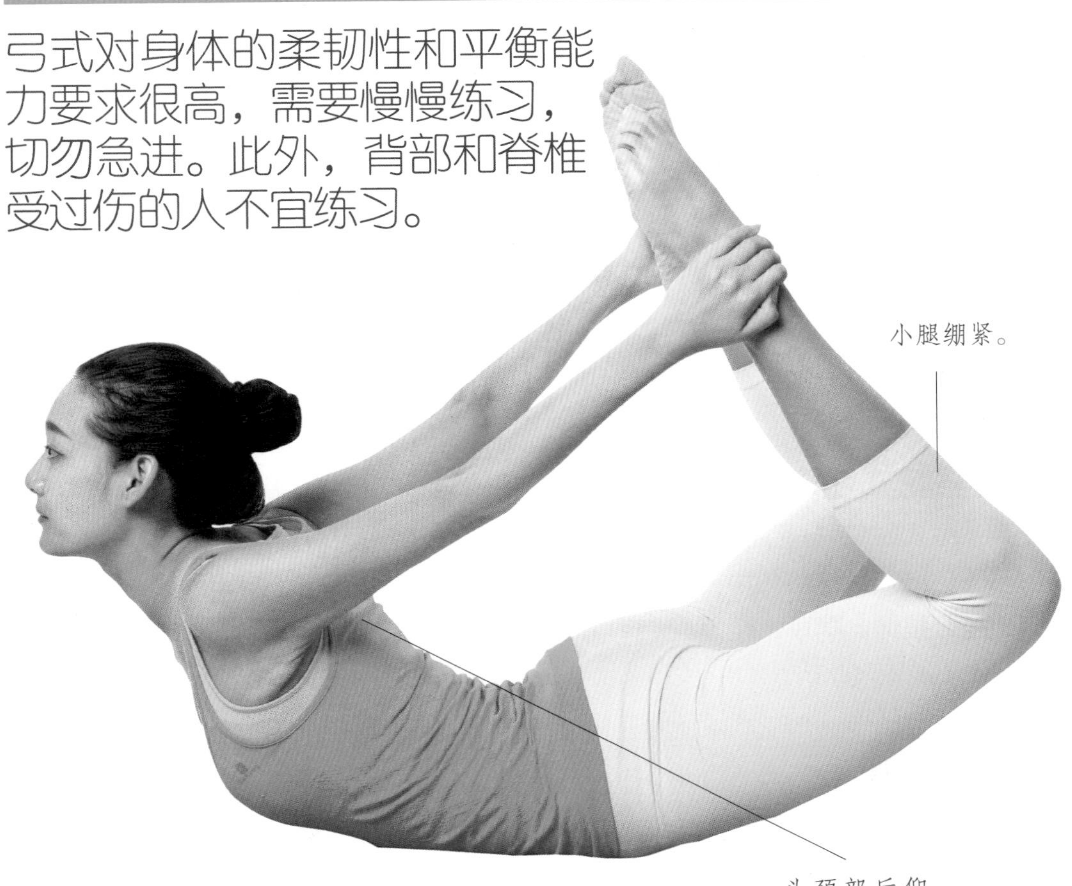

3 吸气，上身和两腿用力向上抬起，两脚和双手形成对抗，达到身体的平衡，头部向斜上方抬起，肩部向外扩展，打开胸腔，也可脚背回钩，脚掌对向天花板。

4 随着呼吸动作加深，尽量抬高，保持几组呼吸，之后松开双手，身体慢慢回落，之后可以慢慢放松。

身体回落地板，
全身放松。

骆驼式

让乳房呼吸

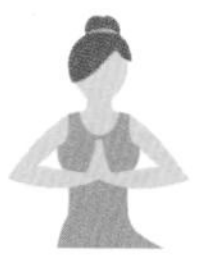

骆驼式瑜伽通过扩张胸部，并配合胸式呼吸，即让气体充满胸部，达到促进胸部周围血液循环的作用，从而使胸部丰满莹润、立体坚实。做骆驼式瑜伽的时候，应充分感受胸部被气体胀满的感觉，想象自己的胸部随着呼吸会像气球一样饱满。

练习骆驼式的好处

缓解、消除便秘、背痛、腰痛；

伸展脊椎和肩膀，伸展并强壮脊柱，增加柔软度；

扩展胸腔，有益肺脏；

减少腰、腹多余脂肪；

令脊椎和肩膀柔软，舒缓背痛及肩痛问题；

改善驼背，令身形变得优美；

改善整体血液循环，改善痛经问题。

练习骆驼式注意事项

呼吸：跪式时吸气，后屈时呼气，保持时均匀呼吸。意念：全部集中在胸部。动作：腹部充分拉伸。禁忌：腹泻、头痛、高血压的人不能练习此式。

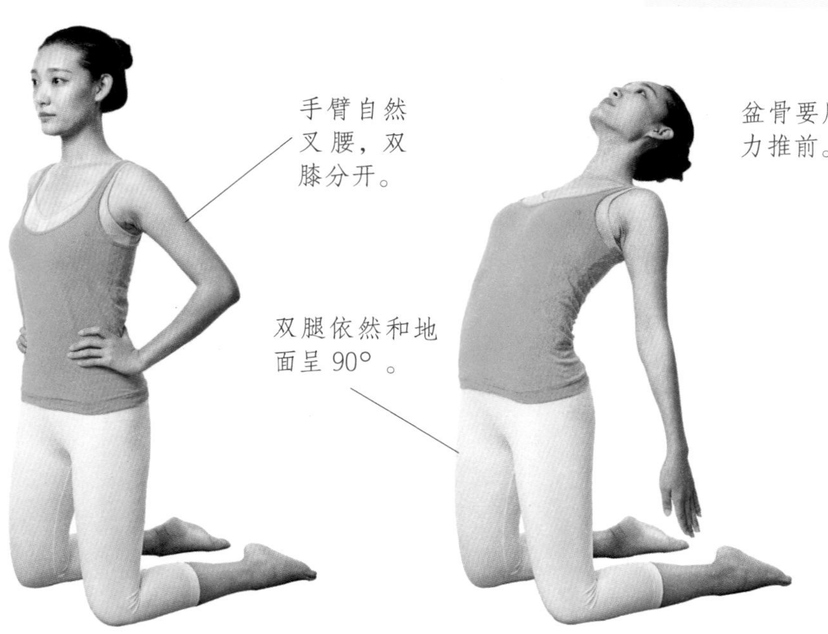

1 跪立在瑜伽垫上，大腿与地面垂直，双膝略分开；手臂自然叉腰，脊柱挺直。

2 上半身慢慢向后弯曲，先用一只手触摸同侧的脚跟。

后肋骨和肩胛骨扣入体内可使胸部进一步打开。双臂伸直，双手紧紧抓住脚跟，以刺激肩膀活动。

胸部尽量向上挺。

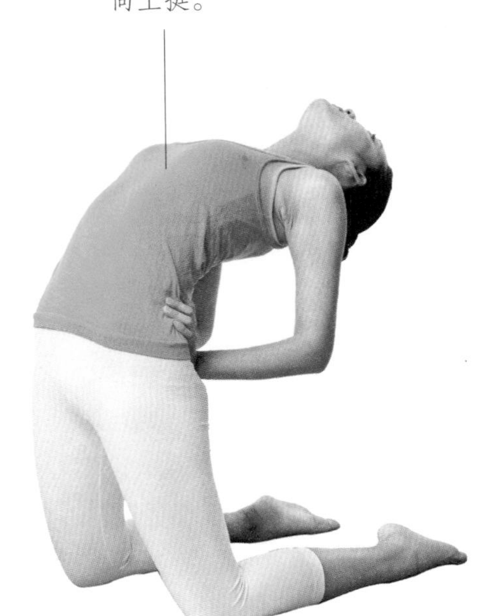

3 呼气，将另一只手放在同侧脚跟上，头向后放松，尽量向上推腰、胸到最大限度，保持均匀呼吸。

4 吸气，双手依次托住后腰部，缓慢起身。

整个背部都要弯曲，不能只弯曲腰椎部位。

腰背可适当开始放松。

5 呼气，臀部坐在脚跟上，手臂向后伸，放于瑜伽垫上，额头抵地。

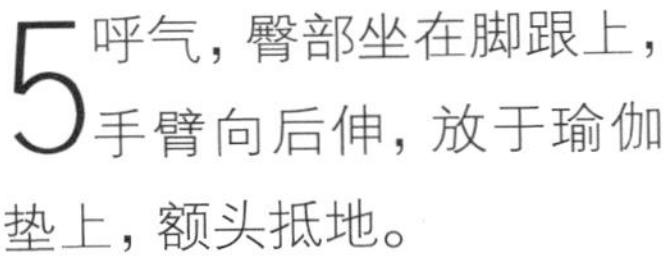

猫伸展式

让你凹凸有致

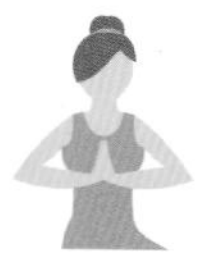

猫伸展式瑜伽是一个有奇效的姿势。由于它对脊柱起作用，因而能强壮神经系统，有助于清除堵塞经络通道上的障碍物，从而让生命之气能够畅通无阻地运行。更重要的，它能够很好地刺激胸部组织，扩展胸廓，达到丰胸美胸的效果。

练习猫伸展式注意事项

动作：猫伸展式动作要尽量缓慢，随着呼吸节奏来进行，不要太快，也不要用力过猛。禁忌：背部和颈部受过伤的人要多注意。

练习猫伸展式的好处

增强脊柱的弹性和髋部的灵活性；

放松紧绷的肩颈部；

伸展背部，减轻背疼；

调养女性生殖器官，缓解痛经；

促进消化，缓解轻度便秘；

强健腹肌，缓解压力；

舒展拉伸肩部肌肉，有助于提高颈部和脊椎的柔韧性。

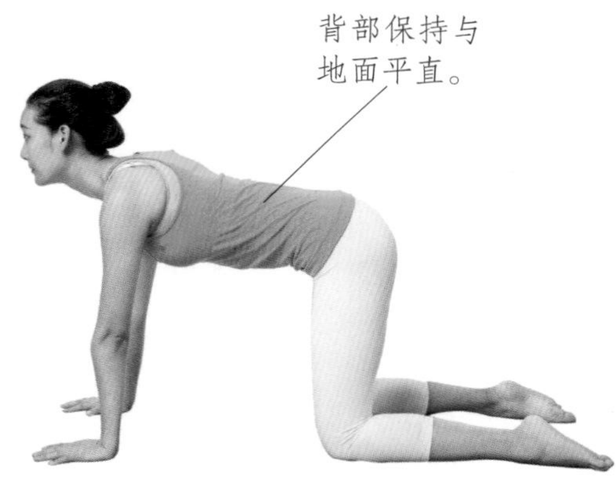

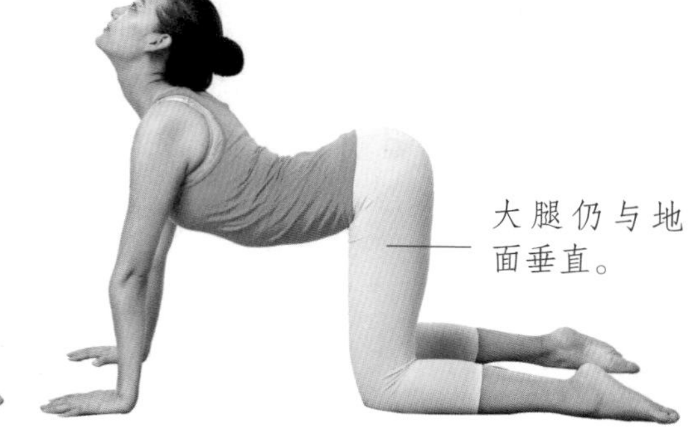

1 采用基本猫跪立姿势，手臂、大腿与地面呈 90° 直角，目视前方。

2 吸气，随着吸气，背部慢慢向下，臀部自然向上翘起，胸部向上提升，头部随着脊柱的弯曲慢慢抬起，脖子拉长，不要耸肩，眼睛看向斜上方，脊柱随着吸气向下弯呈弧形，手臂与大腿仍垂直于地面，动作随着吸气做到最大。

手腕感觉不适，可在地上铺一个毛巾，将毛巾卷起，掌根压在毛巾边缘，会舒服一些。

3 呼气，随着呼气先慢慢将背部收回，再继续向上拱起，腹部慢慢收紧，脊柱形成一个拱形，头部随着呼气和背部的拱起慢慢向下，眼睛看向大腿处，大腿仍然垂直于地面，随着呼气，背部拱到最高处。

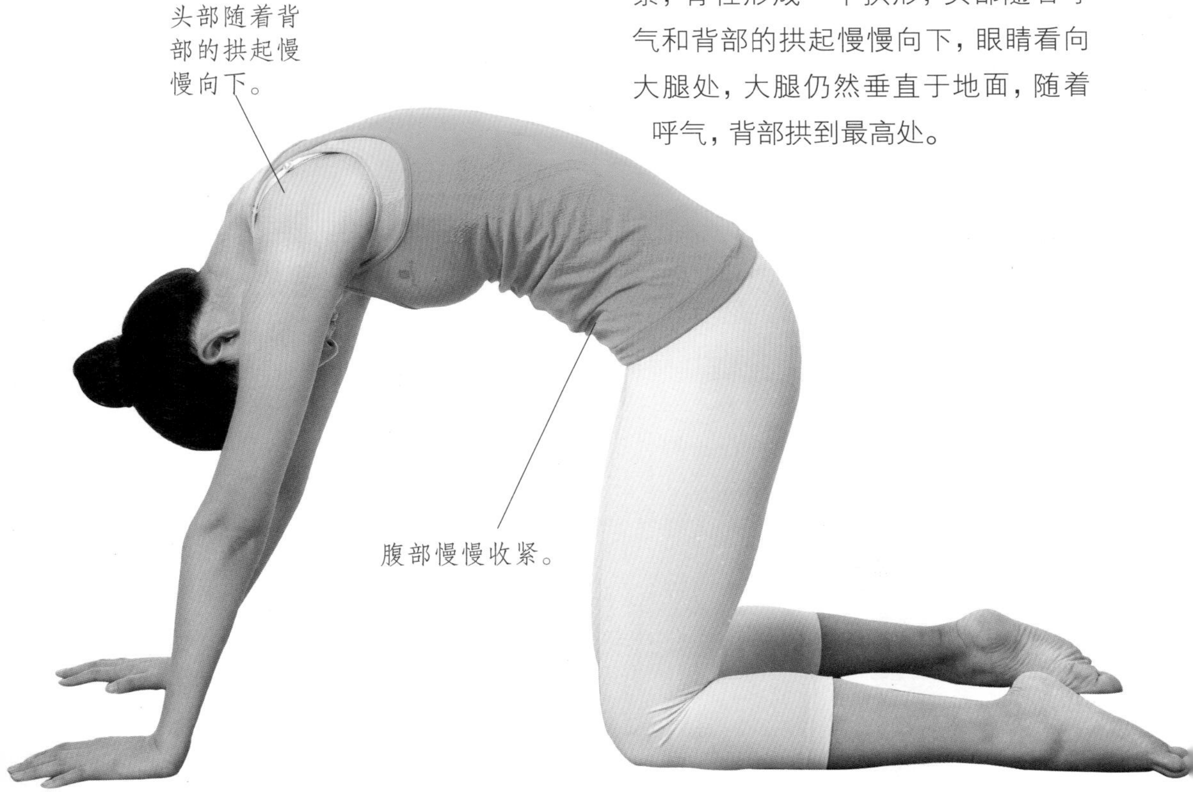

头部随着背部的拱起慢慢向下。

腹部慢慢收紧。

4 随着呼吸重复第 2、第 3 两个动作，要让呼吸引领动作，做到流畅自然，不要屏气，重复几组呼吸，最后可以伏地休息。

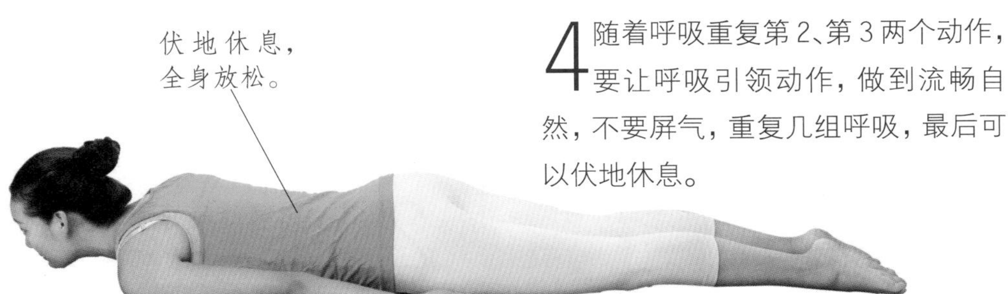

幻椅式

让乳房更有弹性

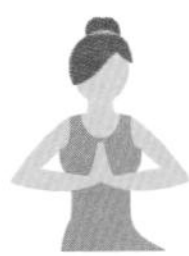

幻椅式瑜伽可充分扩展胸部，能够让乳房增大，减少乳腺疾病。

练习幻椅式的好处

幻椅式能够缓解肩膀的紧绷感，增强肩部关节的灵活性；

提升横膈膜，心脏也能够得到轻柔的按摩；

完全扩展了胸部，强健肺部和胃部的功能；

强健双腿、脚踝、手臂和背部，矫正含胸驼背，培养耐力；

对于腿及腹部肌肉无力、脊椎无力、关节炎、泌尿生殖系统不适，具有缓解和理疗的作用。

练习幻椅式注意事项

呼吸：下蹲时呼气，保持体式时呼吸要平衡、均匀。动作：小腿与地面呈直角；膝关节不要超过脚尖。禁忌：低血压患者不要练习此式。

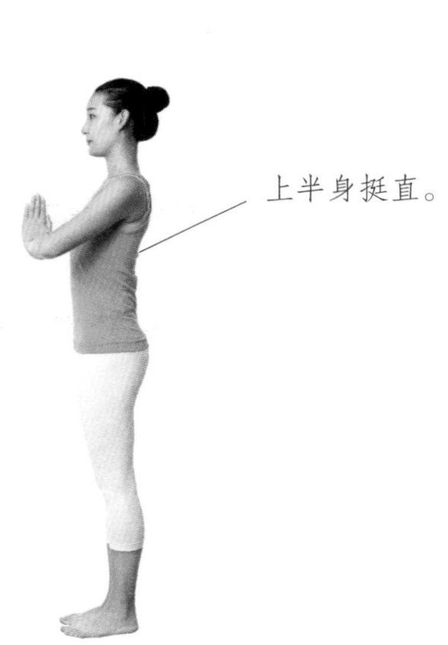

1 双脚并拢，挺直上半身，手臂于胸前合十。

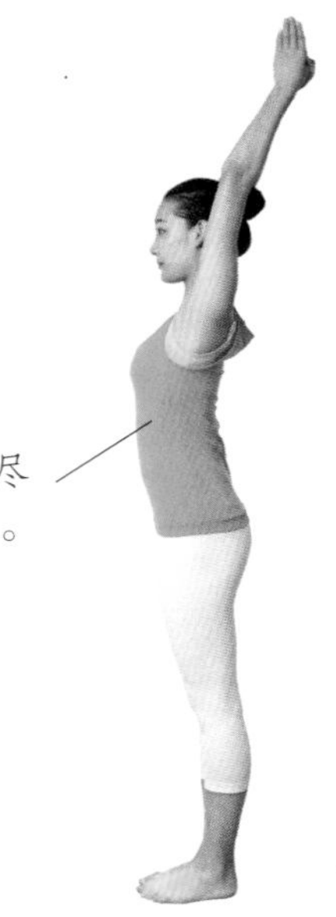

2 吸气，双臂经体前向上伸展，高举过头顶，手臂内侧贴着耳朵。掌心相对，伸直双臂，双手合十。

下背部必须保持笔直，胸骨轻微地向腹部移动，呼吸会更加轻松，并能从腹部穿过直到胸骨。

3 呼气，弯曲双膝，臀部向后、向下放低，想象即将要坐在一张椅子上，手臂与背部在同一平面。

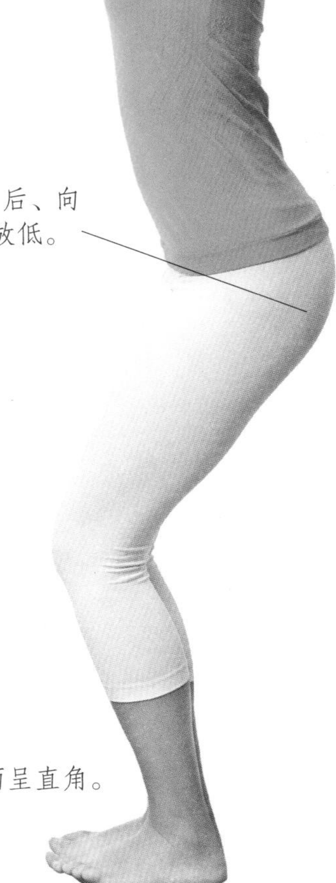

手臂与背部仍要处于同一平面。

臀部向后、向下慢慢放低。

4 尽量使大腿平行于地面。挺胸，挺直脊柱，保持6~10秒，均匀呼吸5次。若做不到，可以背部靠墙练习。

小腿与地面呈直角。

顶峰式

促进胸部血液循环

顶峰式瑜伽，具有强劲的控制情绪稳定和增强人的意志力的作用。对于气虚、乏力、肾功能虚弱、肠胃虚的人来说，是个不错的练习动作。此外，顶峰式对于美胸丰胸也有着强大的功效，能有效促进胸部的血液循环，保持胸部坚挺。

练习顶峰式注意事项

呼吸：注意保持深长的呼吸，感觉臀部不断向上抬起，两腿得到伸展。动作：注意四肢向身躯臀部收缩。禁忌：血压不稳和眩晕症的人不宜坚持太久。

练习顶峰式的好处

挤压、运动腹部，有效燃烧脂肪；

有效滋养面部神经，消除疲劳，辅助治疗肩部疼痛以及肩周炎；

锻炼腿部肌肉，拉伸大腿和小腿韧带，以及脚踝和跟腱部位，消除腿部酸胀和僵硬感；

伸展脊柱，灵活肩膀；

强健双腿、手臂和上身，增强臂力；

伸展腿后肌群、小腿肌、脚踝和跟腱。

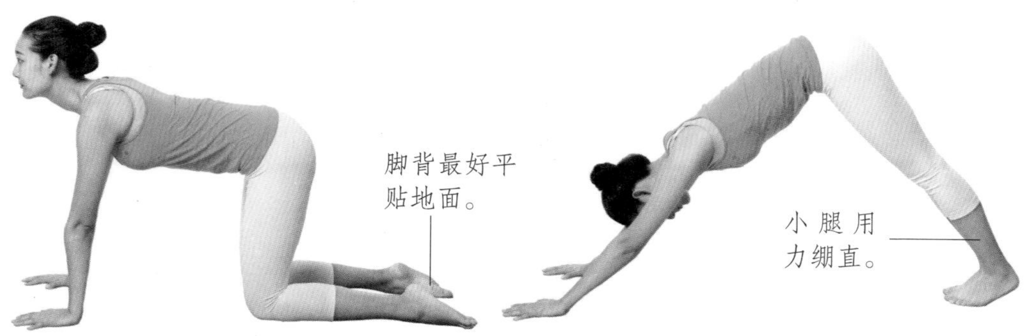

1 采用基本猫跪立姿势，手臂、大腿与地面呈 90° 直角，目视前方。

2 吸气，伸直两腿，抬起臀部，手臂、腹部同时施力撑起身体，肩膀向下，脚跟提起。

双手用力下压，身体上提；髋部前移，体会腿后肌群的伸展在增加；保持动作时，将重心后移，更多体重落在脚跟上。

背部向下压，尽量不要拱起。
膝盖尽量绷直，不要弯曲。

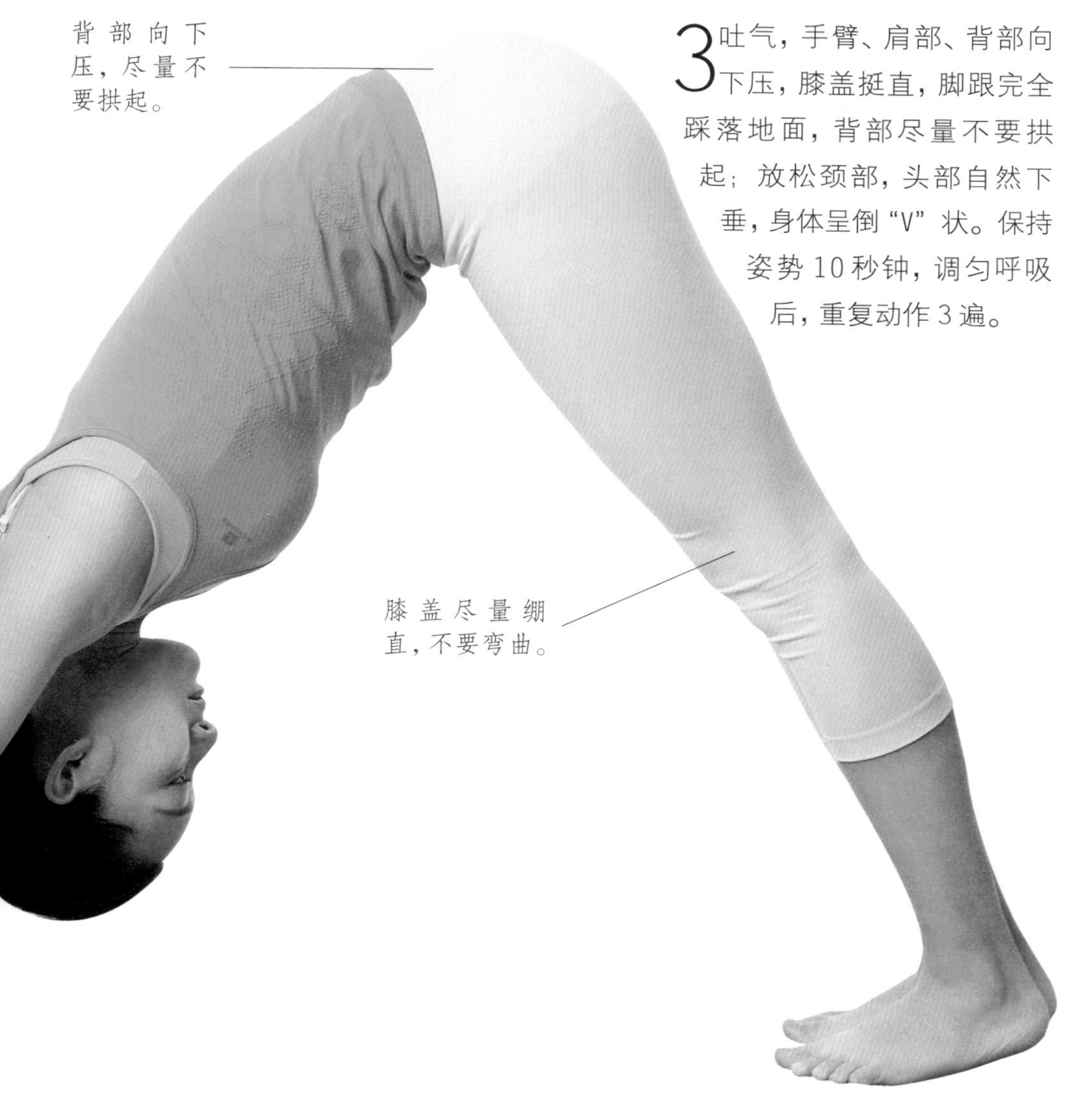

3 吐气，手臂、肩部、背部向下压，膝盖挺直，脚跟完全踩落地面，背部尽量不要拱起；放松颈部，头部自然下垂，身体呈倒“V”状。保持姿势 10 秒钟，调匀呼吸后，重复动作 3 遍。

眼镜蛇式

让乳房丰满

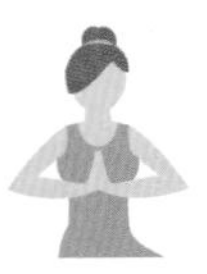

练习眼镜蛇式瑜伽能够增强呼吸，充分打开胸部，使后颈、背部到臀部的线条得到拉伸。同时，眼镜蛇式能够有效地调节激素的分泌。而女性激素能帮助激发血液中的脂肪，促使脂肪通过血液循环到达乳房，乳房的脂肪增多，自然也就比较丰满。

练习眼镜蛇式注意事项

呼吸：整个过程保持均匀的呼吸。注意力：集中在眉心，或者眼睛上方。动作：手掌应该与肩同宽。禁忌：有腹内结核、溃疡、甲状腺功能亢进以及椎骨问题的人不要练习此式。

练习眼镜蛇式的好处

强健背部和臀部；

缓解颈背部的紧绷僵硬；

增加脊柱的弹性，消除轻度背痛；

促进消化，减轻便秘；

缓解哮喘的症状；

调节激素的分泌，调理月经和生殖系统；

放松肩背部，增加脊椎的柔韧度，加强腰部力量，改善颈椎不适，同时颈部的拉长有助于美化颈部线条，防止脖颈部老化。

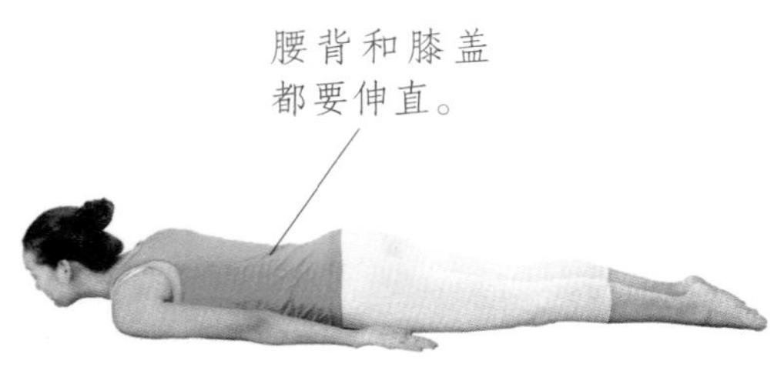

腰背和膝盖都要伸直。

1 俯卧在瑜伽垫上，下巴贴在地上，手臂伸直放在身体两旁，脚背贴地，调整呼吸。

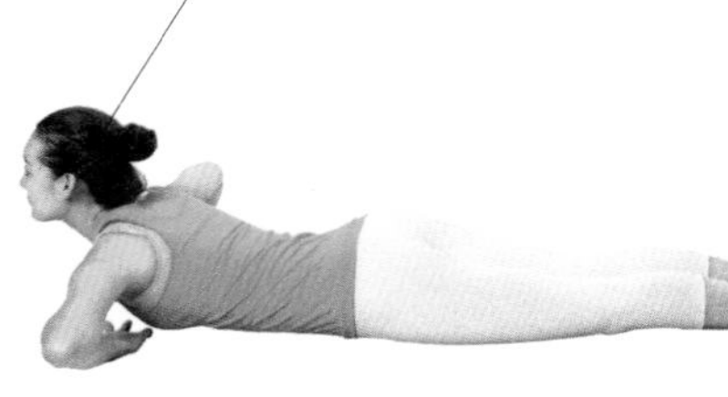

头部、肩膀等慢慢抬离地面。

2 吸气，头部、肩膀和胸部缓慢地抬离地面，慢慢撑起上半身，下身保持姿势不动。

五指张开，两手在一直线上；上身要挺直，双肩平行；两腿并拢，脚掌贴合，脚背绷直。

整个腰部弯曲。
整个腿部依然用力绷直。

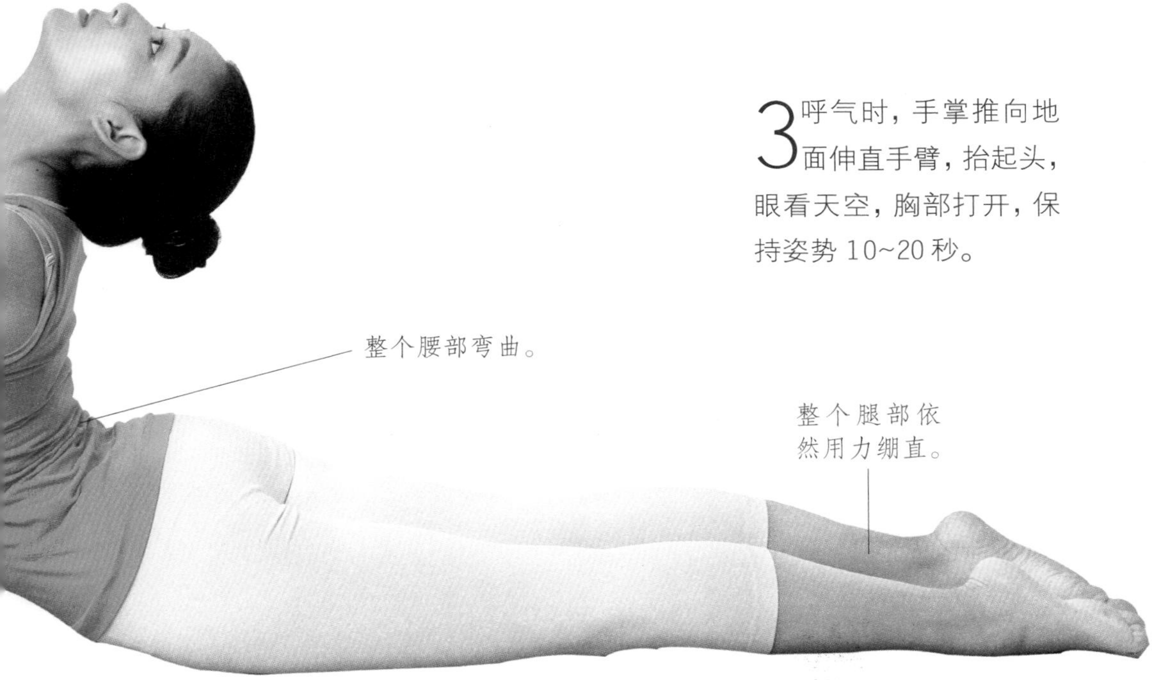

3 呼气时，手掌推向地面伸直手臂，抬起头，眼看天空，胸部打开，保持姿势 10~20 秒。

回到起始姿势，全身慢慢放松。

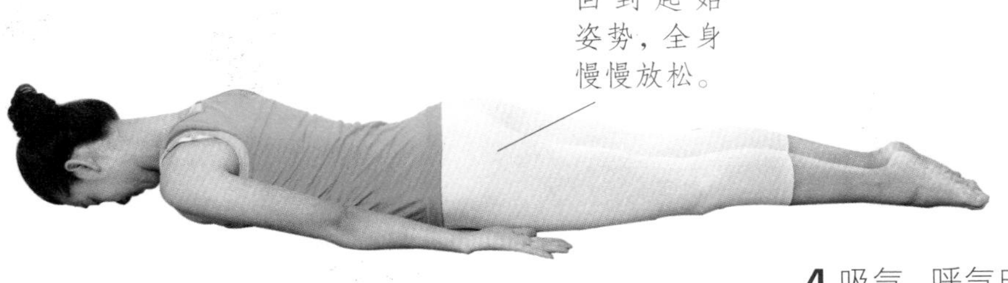

4 吸气、呼气时慢慢屈肘，下降上身，回到起始姿势。重复上述动作 2~3 次。

鱼式

减少乳腺疾病

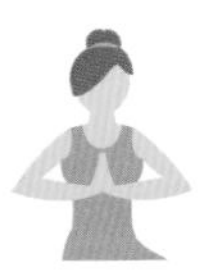

做鱼式瑜伽，背部区域能够得到完全的伸展，同时，胸部也能得到很好的扩展。而扩展胸部不仅能够使乳房看起来更漂亮，而且能够有效地促进胸部的血液循环，使胸部的毒素排出，进而减少乳腺疾病的发生。

练习鱼式注意事项

呼吸：吸气时身体撑起，练习最终体式时保持深长呼吸。意念：感受腰背的力量以及从腹部到颈部的拉伸。禁忌：高血压和低血压患者以及有严重腰伤的人不要练习。

练习鱼式的好处

美化颈部和下巴的线条；

消除虎背熊腰和上身肥胖；

预防双下巴，保养甲状腺；

防止肩膀酸痛、背部僵硬；

补养和加强腹部，伸展颈项肌肉；

有助于减轻便秘，释放腹中积气；

帮助改善便秘，带走身体长期积累的宿便；

充分解除颈部疲劳，促进头部血液循环，为大脑输送养料，解决失眠困扰；

调养甲状腺、脑垂体。

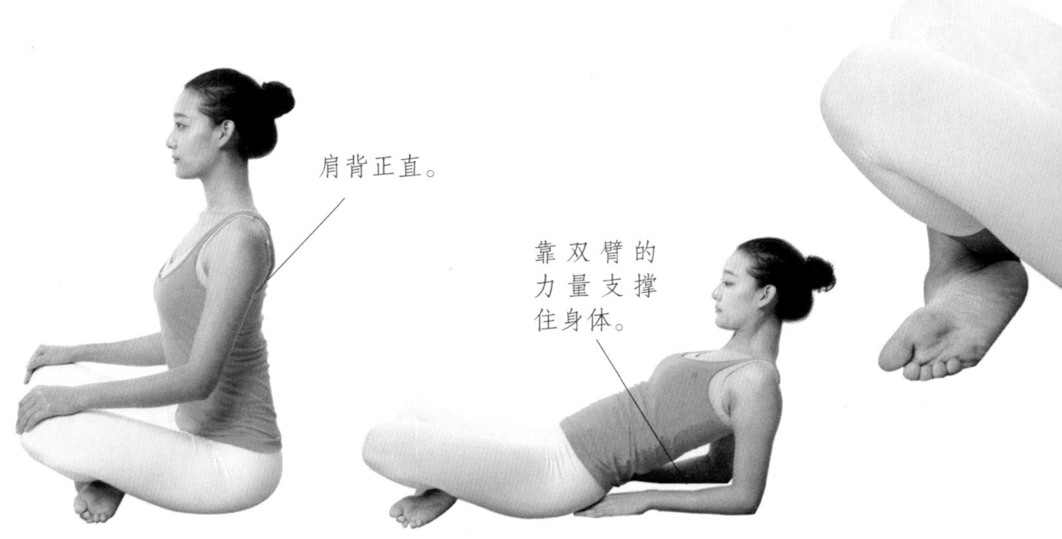

1 选择舒适盘坐姿势，亦可坐半莲花。

2 上身向后仰，用前臂和肘部按地，双臂支撑住身体。

可以的话，追求头顶触地，盘双莲花时双腿不离开地。

3 深吸气，一边呼气，一边反拱起整个脊柱，使头部百会穴着地。

整个脊柱反拱。
头部百会穴着地。
双手尽量碰到头顶上方的地面。
头部百会穴仍然着地。

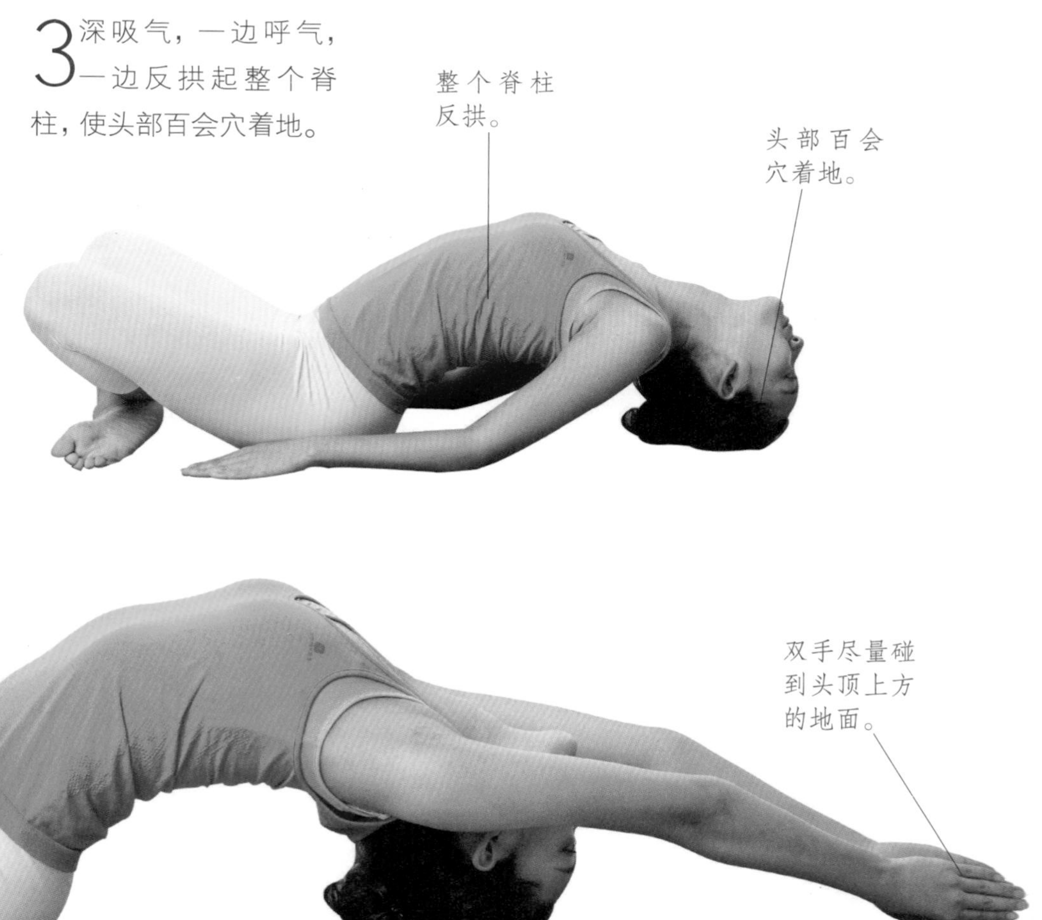

4 吸气，双手在胸前合十，拇指相扣，然后双臂向头部伸展，使双手尽量接触到头顶上方的地面。最后慢慢放平身体，放松。

炮弹式

打造完美线条

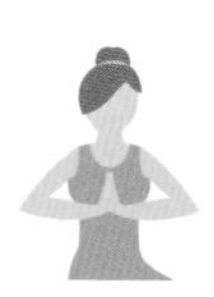

炮弹式瑜伽能够加强腹部，伸展颈项肌肉。它有助于减轻便秘，对于释放腹中积气的效果极佳。在睡前做这个姿势可以很快缓解忙碌一天给腰背带来的紧张，舒缓神经，消除背疼。早上做有助于将身体堆积的浊气排除。

练习炮弹式的好处

增大肺活量；

改善胃肠失调，恢复正常食欲；

排出体内废气，净化血液，预防便秘，美化肌肤；

伸展颈、肩肌肉，缓解该部位的僵硬与疼痛；

伸展脊柱，放松神经；

补养和加强腹部，伸展颈项肌肉；

有助于减轻便秘，释放腹中积气；

缓解腰背的紧张，舒缓神经，缓解背疼。

练习炮弹式注意事项

呼吸：练习时要配合着呼吸，一呼一吸都要深、缓、均匀。动作：做这个动作时，一定要缓慢。禁忌：背部、脊椎有伤的人不要练习此式。

1 仰卧平躺在瑜伽垫上，双腿并拢，脚尖绷直，双手放在身体两侧，眼睛看向天花板。

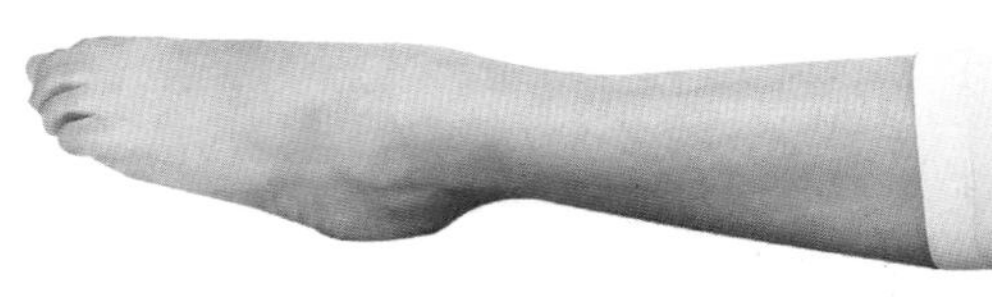

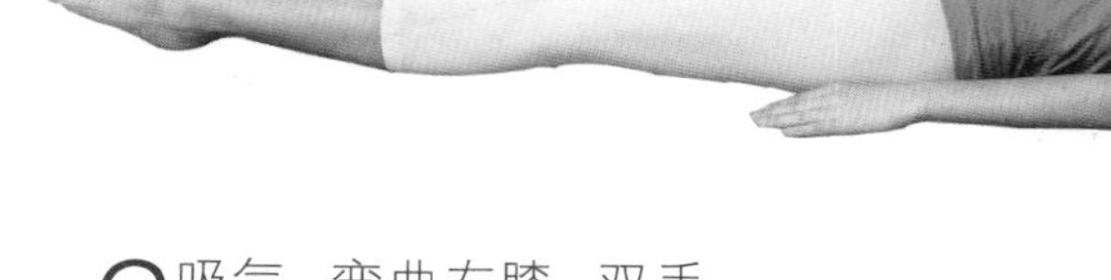

眼睛目视天花板。

2 吸气，弯曲左膝，双手交叉握住左小腿，将左大腿拉向胸部并贴紧。

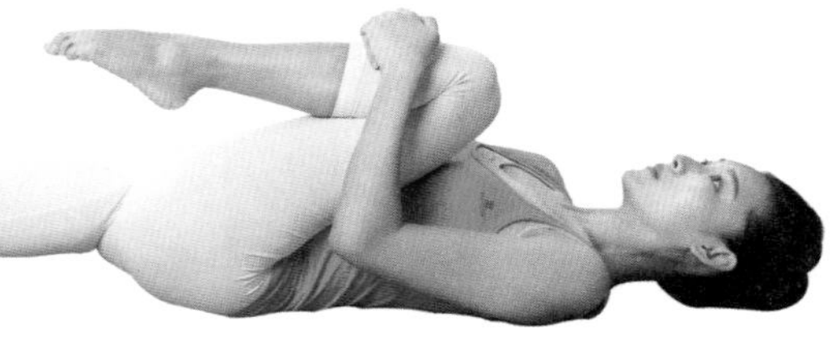

脚尖绷直。

3 呼气，双臂用力，头部向上抬起离开地面，尽量用鼻尖触碰左膝盖，保持姿势10秒。

尽量让鼻尖碰到左膝盖。

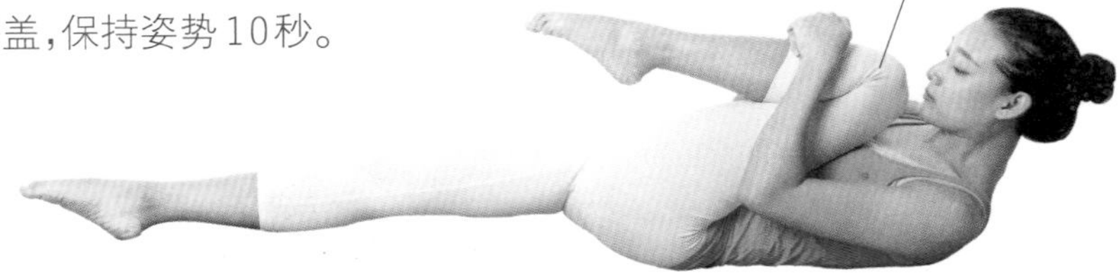

将右大腿向胸部贴紧。

尽量让鼻尖碰到右膝盖。

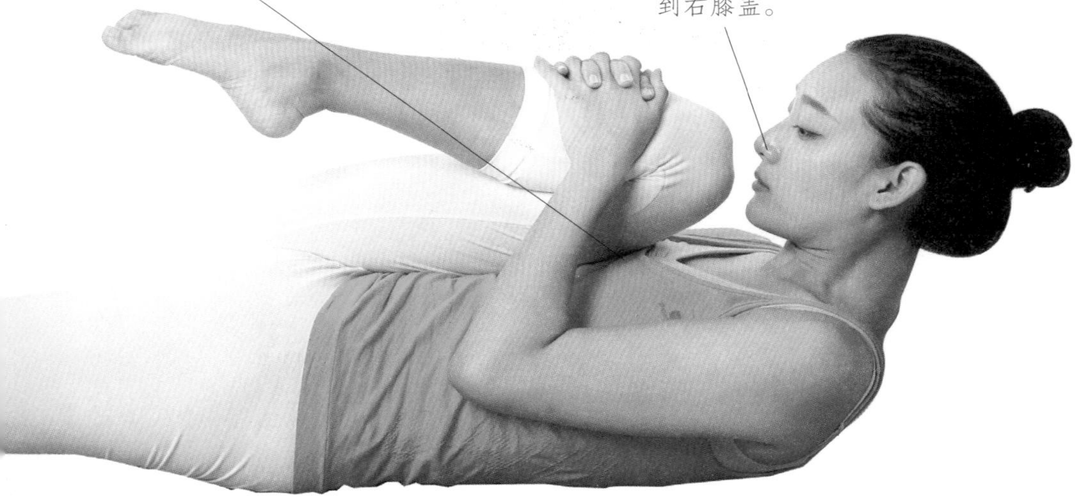

4 左脚放下、伸直，弯曲右膝，双手抱住右小腿，抬起头部，让鼻尖触碰右膝盖，保持姿势10秒。

尽量让鼻尖碰到双膝。

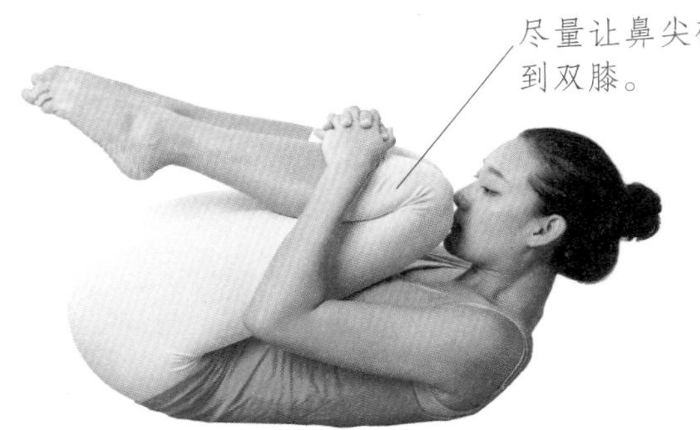

5 头部回落，放下右腿，双腿伸直后，同时弯曲两膝，双手抱住两小腿，头部向上抬起，让鼻尖触碰双膝，保持姿势10秒，双腿慢慢回落。

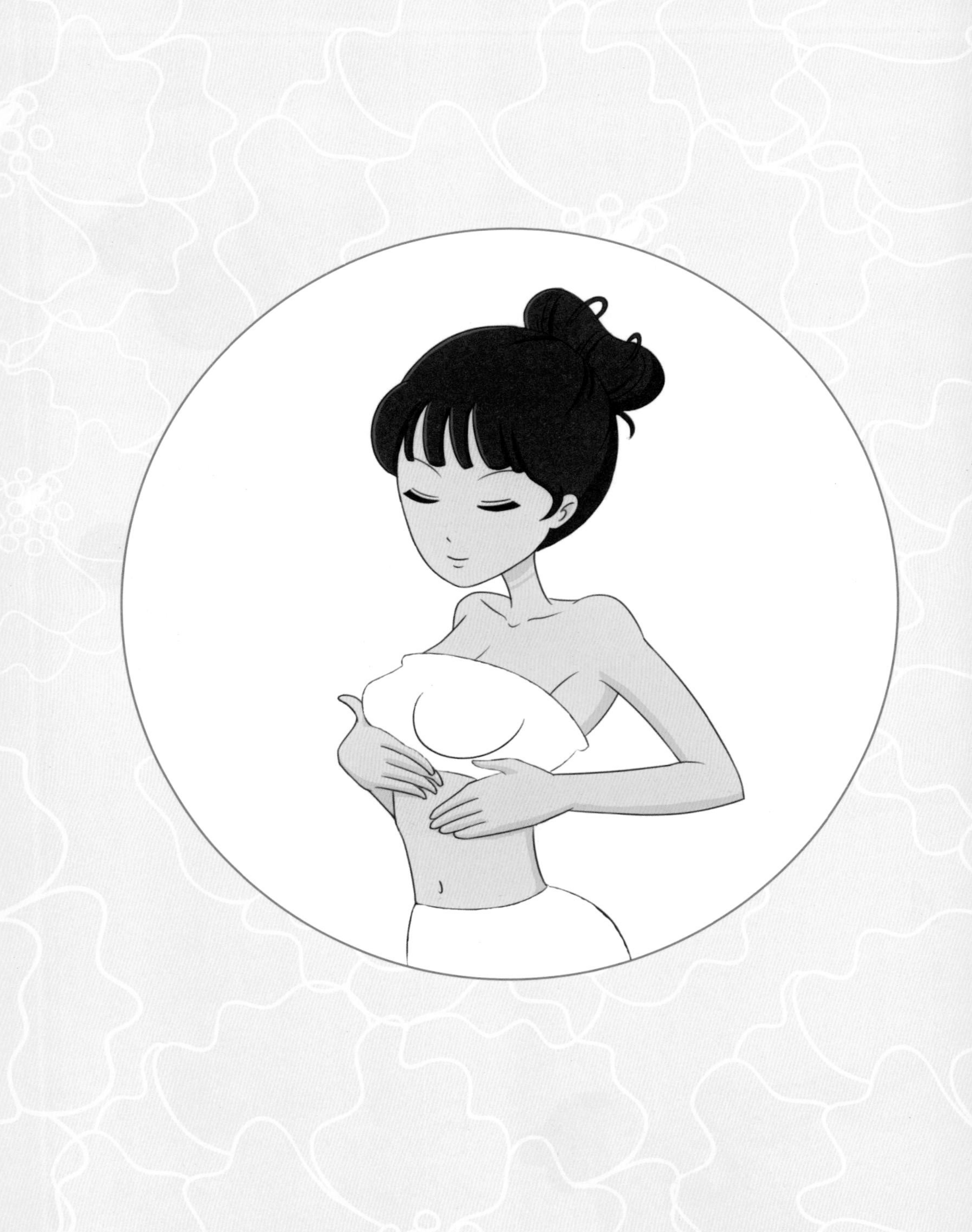

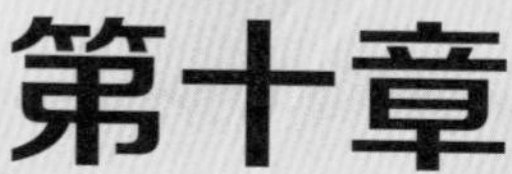

第十章

常吃这些，养好乳房不再难

你的乳房丰满坚挺吗？你想要挺拔有弹性的乳房吗？很多女性为了身材，放弃了对食物的追求。如果今天告诉你，能够“吃”出好乳房又对身材有益，你愿意试试吗？

本章让我们一起来学习如何吃出好乳房吧！

常喝豆浆，调节雌激素水平

豆制品是中国女性蛋白质的主要来源之一，而美国女性很少摄入豆制品，因此豆制品摄入的差异对乳腺癌预后的影响引起中美双方研究人员的兴趣。

研究发现，女性常喝豆浆能有效地预防乳腺癌的发生。

研究人员曾做过这样的实验，在喝豆浆期间及喝豆浆之后，分别检测其体内雌激素的水平，结果表明：每天喝豆浆可以调节女性体内雌激素水平，使分泌周期变化保持正常，进而有效预防乳腺癌的发生，这是因为豆浆中有一种类雌激素的物质，叫“大豆异黄酮”，能起到以假乱真的作用，和抗癌药物的机理非常相像。它对所有和雌激素有关的癌症都有预防作用，比如乳腺癌。

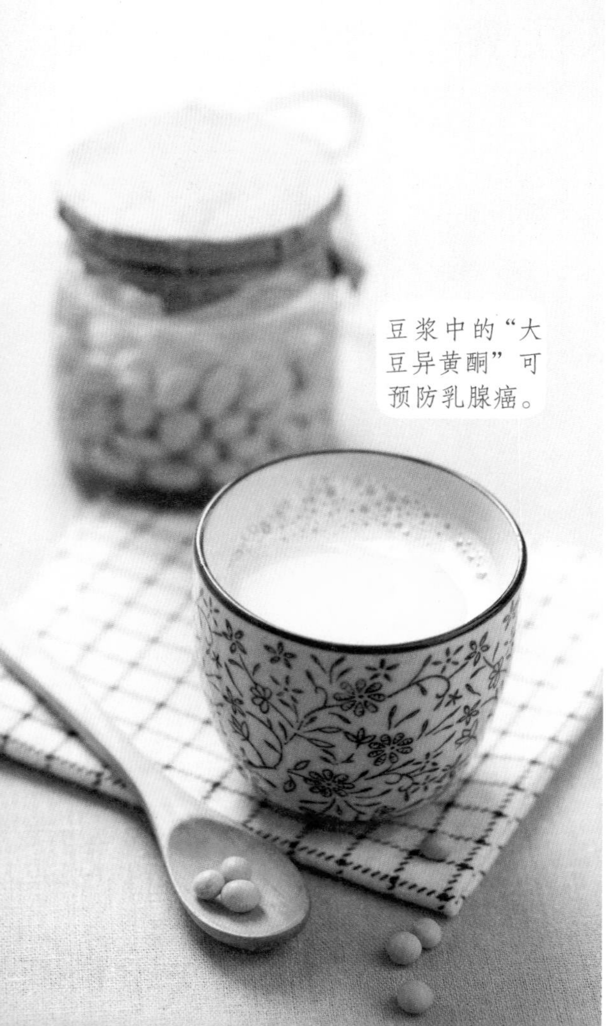

豆浆中的“大豆异黄酮”可预防乳腺癌。

豆浆的其他好处

· 让女性更年轻。研究人员认为豆浆对女性的保健作用是独特的，好处明显高于男性。常喝豆浆的女性显得年轻。

· 补虚润燥，清肺化痰。中医早就肯定了豆浆的保健作用，认为豆浆性质平和，具有补虚润燥、清肺化痰的功效。

· 延缓衰老。现代医学研究认为，中老年女性喝豆浆对延缓衰老有好处。

· 调节女性内分泌。豆浆中含有氧化剂、矿物质和维生素，还含有一种牛奶所没有的植物雌激素“黄豆苷原”，该物质可调节女性内分泌系统的功能。

· 改善心态和提高身体素质。女性每天喝300~500毫升豆浆，一个月后，可以明显改善心态和提高身体素质。

雌激素不要过多 女性体内的激素有很多种，只有多种激素都平衡了，女性才能健康，远离妇科病和癌症。如果单单只提高雌激素，导致体内激素失衡，也是不可取的。

清火滋阴，
养心安神。

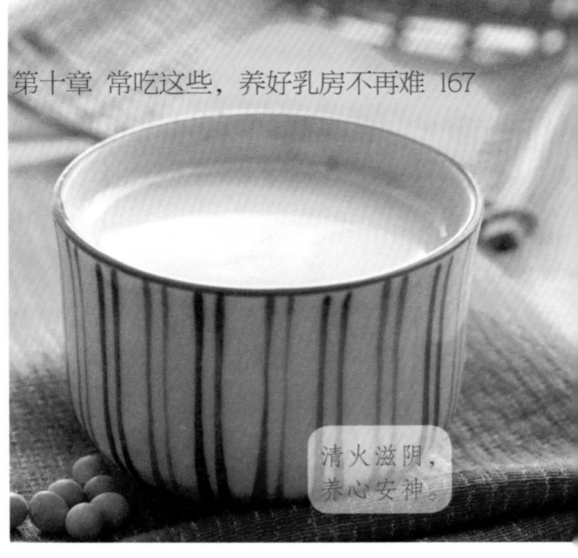

五谷豆浆 3 人份 200 毫升/人

原料：黄豆 50 克，黑豆、青豆、红豆、赤小豆各 30 克。

做法：①将准备好的各种豆子浸泡 2 个小时后放入豆浆机，加适量热水打成豆浆即可。

②喜欢甜味的，可以加点白糖或蜂蜜。

功效：五谷豆浆营养丰富，能够滋养乳房，减轻女性更年期综合征的症状，且美化皮肤。

杏仁松子豆浆

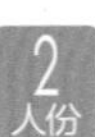

原料：黄豆 70 克、南杏仁 10 克、松仁 5 克、冰糖适量。

做法：①黄豆用清水浸泡 6~8 小时，洗净备用。

②将南杏仁、松仁和黄豆混合放入豆浆机中，加水至上下水位线间，接通电源，打成豆浆即成。可趁热加入冰糖调味。

功效：南杏仁又称为甜杏仁，养护乳腺的同时，还能促进皮肤微循环，与松仁都有润肤养颜的功效，自古以来就是美容佳品。

脾虚腹泻以及多痰的人最好不要加松仁。

花生黑芝麻豆浆

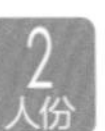

原料：黄豆 50 克、花生 15 克、黑芝麻 10 克、白糖适量。

做法：①花生和黄豆用清水浸泡 2 个小时；黑芝麻用清水洗净。

②洗净的黑芝麻倒入豆浆机中加入所需量的清水，再把泡过的黄豆和花生倒入。加盖打成豆浆，喝的时候调入适量白糖即可。

功效：黑芝麻富含 B 族维生素，对乳房疼痛有很好的食疗疗效；花生补血养血。此豆浆可畅通乳腺，养颜润肤。

胃溃疡、慢性胃炎、慢性肠炎患者少加花生。

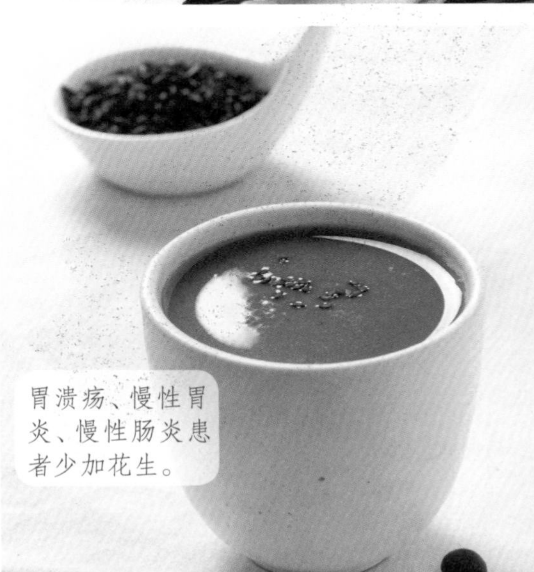

海带中的碘能软坚散结

海带富含多种微量元素，并且海带所含的热量较低，胶质和矿物质较高，易消化吸收，抗老化，吃后不用担心发胖，是女性理想的健康食品。

我国古代早有记载，海带能使血通气畅，使肿块消退，有软坚散结的功效。此外，研究发现海带可以辅助治疗乳腺增生。这是由于其中含有大量的碘，可以促使卵巢滤泡黄体化，从而降低体内雌激素水平，使内分泌失调得到调整，最终消除乳腺增生的隐患，达到预防乳腺增生的目的。在食物中，海带既常见，其含碘量又高，每 100 克海带中含有约 900 微克的碘。

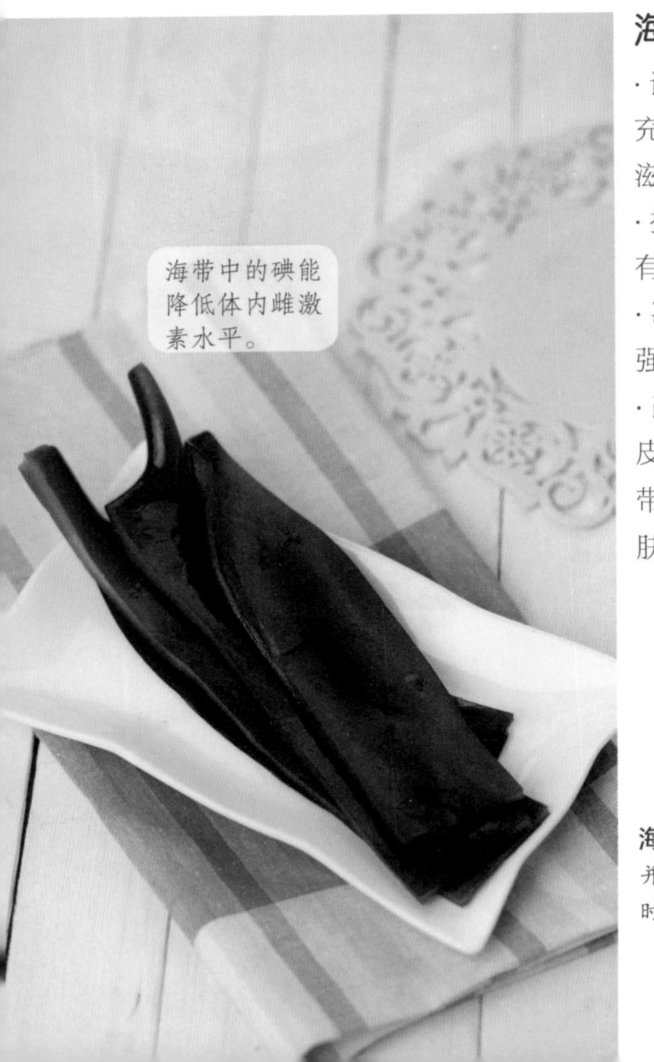

海带中的碘能降低体内雌激素水平。

海带的其他好处

· 让秀发黑又亮。经常食用海带不但能补充身体对碘的需求，而且对头发的生长、滋润、亮泽也都具有特殊功效。

· 排毒。海带的膳食纤维丰富，并呈碱性，有排毒功效。

· 减肥。海带也可以加快人体代谢率，增强代谢功能，让精神更加充沛，身材更好。

· 改善肤色。海带汁可以祛除痘印，提升皮肤的亮度，改善暗黄无光的肤色。用海带熬成的汤汁泡澡，可以润泽肌肤，使皮肤清爽细滑，光洁美丽。

海带漂洗方法 将海带清洗干净后，用水浸泡，并不断换水，一般浸泡 6 小时即可。因为浸泡时间过长，海带中的营养物质也会损失过多。

汤浓清香，
烹饪简单。

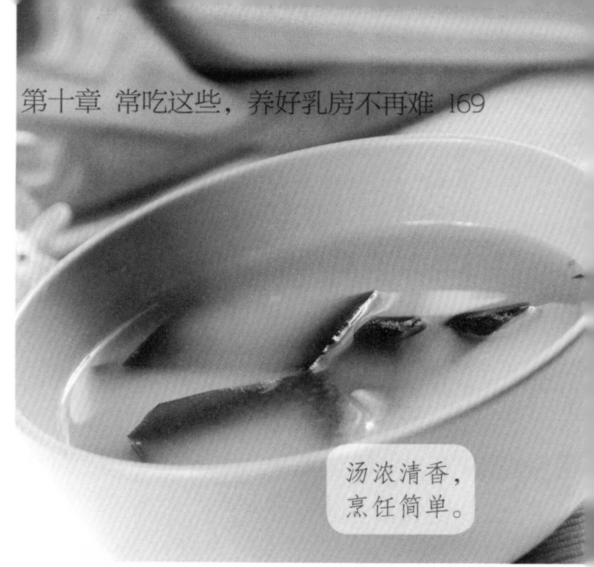

绿豆海带汤 5人份 250毫升/人

原料：绿豆 90 克、海带 200 克、冰糖适量。

做法：①将绿豆清洗干净，用冷水浸泡 3 个小时以上；将海带浸泡 6 个小时以上，洗干净并切成条。

②将泡好的海带条和绿豆放入汤锅内，添入清水，盖好盖，大火煮沸转小火煮 20 分钟。

③加入冰糖，继续煮 10 分钟。

功效：温凉食用，解暑降温。

绿豆薏米海带汤

3
人份
200
毫升/人

虚寒体质的
人不适宜长
期吃薏米。

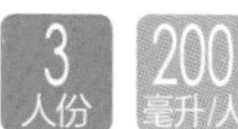

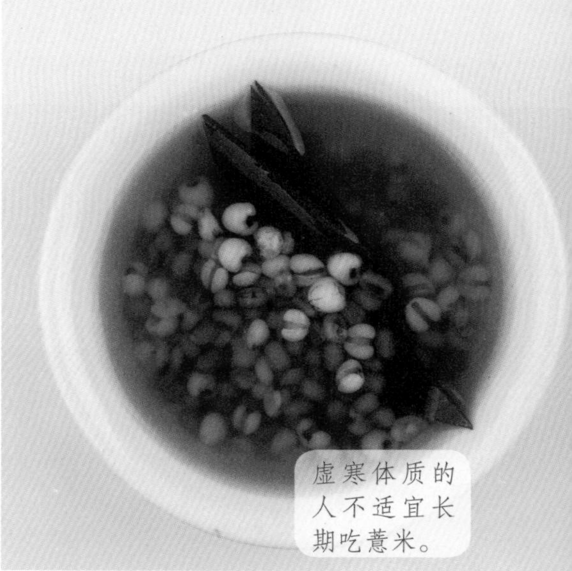

原料：绿豆 20 克、薏米 30 克、鲜海带 20 克、红糖 15 克。

做法：①绿豆洗净用水泡涨；海带洗净，切成段。

②锅中放适量水，烧沸后放入绿豆、薏米、海带段，煮至米熟豆烂，加适量红糖即可食用。

功效：美容消暑，保养乳房。

南瓜海带煲瘦肉

5
人份

100
克/人

清润可口，
清热利水。

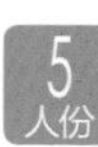

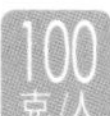

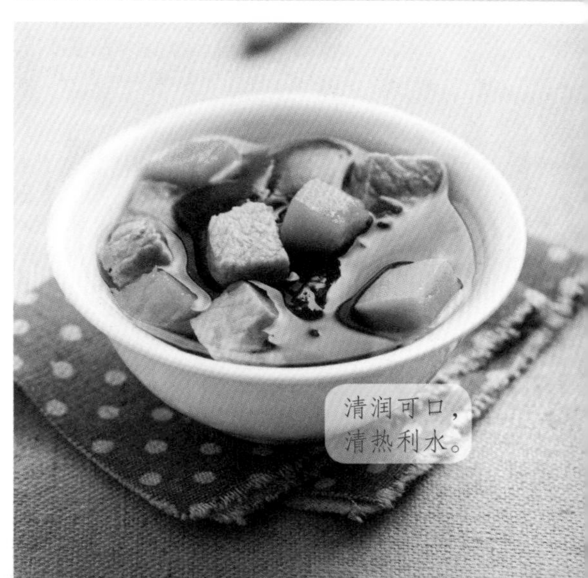

原料：南瓜 200 克、猪脊骨 200 克、海带 50 克、猪肉 100 克、姜适量、盐适量。

做法：①将猪脊骨剁好；猪肉切厚片；海带洗净；南瓜去皮，去子，洗净切块。

②锅内烧水，待水沸时，放入猪脊骨块、猪肉片，滚去表面血渍，倒出洗净。

③瓦煲放入清水，用大火煮沸后放入猪脊骨块、猪肉片、海带、南瓜块、姜，煲 2 小时，调入盐即可食用。

功效：益心敛肺，补中益气。

核桃的维生素 E 可改善乳房皮肤

维生素 E 对于防止皮肤衰老，保持皮肤细腻润滑起着重要作用。日本学者发现维生素 E 对皮肤抗衰老有十分重要的作用，因为维生素 E 能够有效破坏自由基的活性，清除体内自由基，从而抑制衰老。

维生素 E 还能够防止脂褐素沉着于皮肤。科学家们发现，脂褐素的生成与脂类氧化有关，维生素 E 可以防止脂类氧化，进而可防止脂褐素沉着于皮肤，使得乳房的皮肤更光滑，更有弹性。

多项早期研究也表明核桃中的好几种成分有助于降低患癌症的危险。

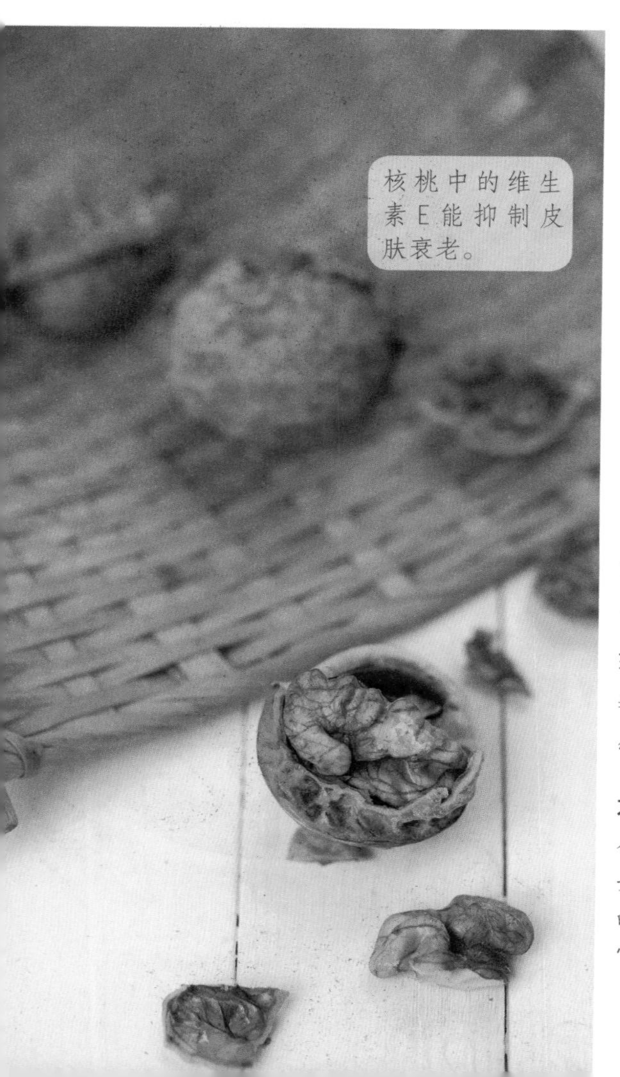

维生素 E 的其他好处

· 保护皮肤。保护皮肤免受紫外线和污染的伤害，减少瘢痕与色素的沉积；加速伤口愈合。

· 预防近视的发生和发展。

· 祛斑美白养颜。当肌肤出现皱纹、色斑等衰老现象时，食用维生素 E 能有效淡化甚至消除色斑，使肌肤变得光滑、白皙且有弹性。

· 改善女性生育能力。维生素 E 能增强卵巢功能，增加卵泡分泌，调节女性的内分泌。

· 改善血液循环，预防心血管疾病。女性经常补充维生素 E，能促进血液循环，改善女性贫血，预防动脉粥样硬化以及心血管疾病。

不宜吃合成维生素 E 过量服用维生素 E 可能会导致胃肠功能紊乱、眩晕、视力模糊，以及妇女月经量过多或闭经。因此，日常维生素 E 的补充要特别谨慎，不宜选择合成维生素 E，常吃富含维生素 E 的食物就好了。

核桃酪 5人份 150克/人

原料：核桃仁 500 克、去核红枣 15 颗、糯米粉 100 克、白糖适量。

做法：①先将核桃仁放进已经预热到 350℃ 的烤箱里，烤 10 分钟，表面略黄，有香味冒出即可。烤好的核桃仁晾凉后，轻轻搓一搓、抖一抖，就会掉下不少皮。

②将核桃仁放进果汁机里，加适量水，打成比较细的核桃浆。

③最好提前半天或一天将红枣煮一下，让红枣涨发充分。放入果汁机加适量水打成枣浆。

④将核桃浆和枣浆放进煮锅里，放入糯米粉、白糖，再加适量水搅匀，中小火慢慢熬制成糊，可在糊里放些核桃仁和红枣。

功效：补中益气，健脾养胃。

要不间断地
搅动以防止
煳锅底。

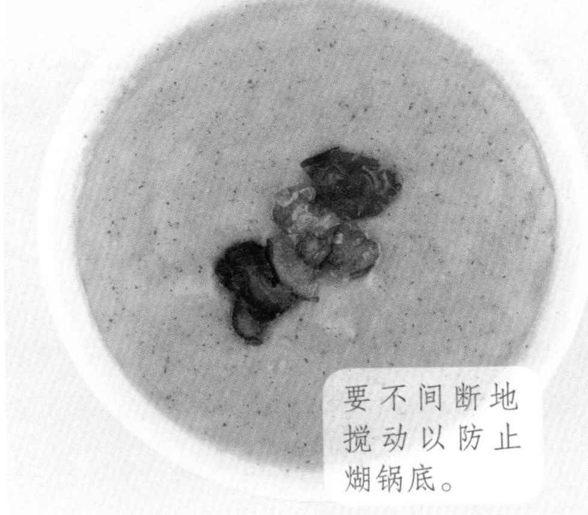

核桃莲子羹 4人份 100毫升/人

原料：莲子 20 克、核桃 15 克、白糖 10 克。

做法：①将莲子去皮、去心。

②将核桃仁炒香后与白糖拌匀，研成细粉。

③将莲子放入锅内，加水适量，置大火上烧沸，再转用小火煎熬 1 小时。

④放入核桃白糖细粉，搅拌煮熟即成。

功效：帮助睡眠，延缓衰老。

营养丰富，
健康美味。

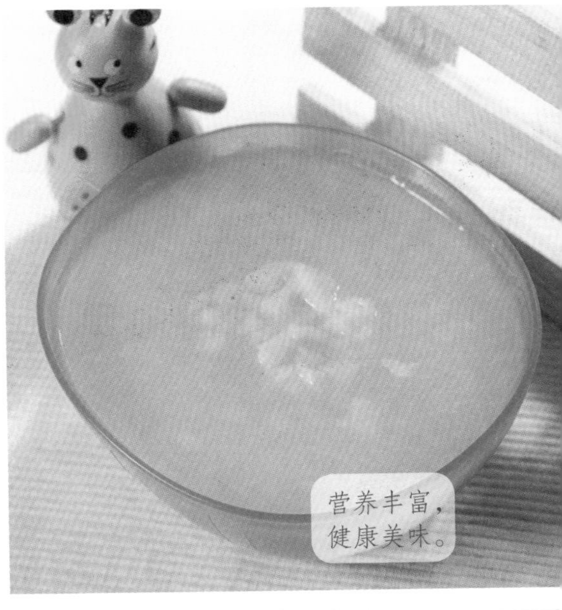

核桃松仁小米羹 2人份 100毫升/人

原料：核桃仁 25 克、松仁 15 克、小米 15 克、冰糖适量、高汤适量。

做法：①核桃仁、松仁用油炸熟。

②取适量高汤，加入冰糖和小米，小火炖熟，撒上核桃仁和松仁即可。

功效：延缓乳房衰老，刺激雌激素合成。

伤风感冒
者不宜吃
核桃。

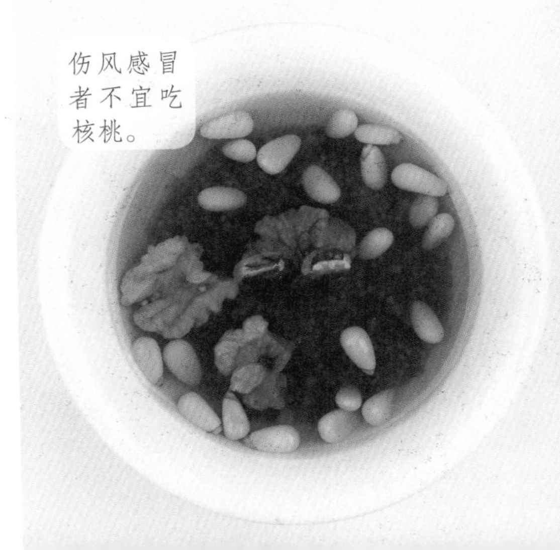

常吃花生可丰胸

花生是丰胸的好食物。这是因为花生中的卵磷脂和蛋白质含量都较为丰富，这两者是促进乳房发育的必要成分。

此外，花生还富含维生素 E，维生素 E 能够使卵巢发育完善，成熟的卵细胞增加，刺激分泌雌激素，从而促进乳腺管增长。而花生中的 B 族维生素含量也十分丰富，可促进新陈代谢，有利于雌激素和孕激素的合成，因此能起到丰胸的功效。

花生营养丰富，对人体有利，可以益气养血，如果你是气血虚弱所致的乳房扁平，可以常吃花生哦！

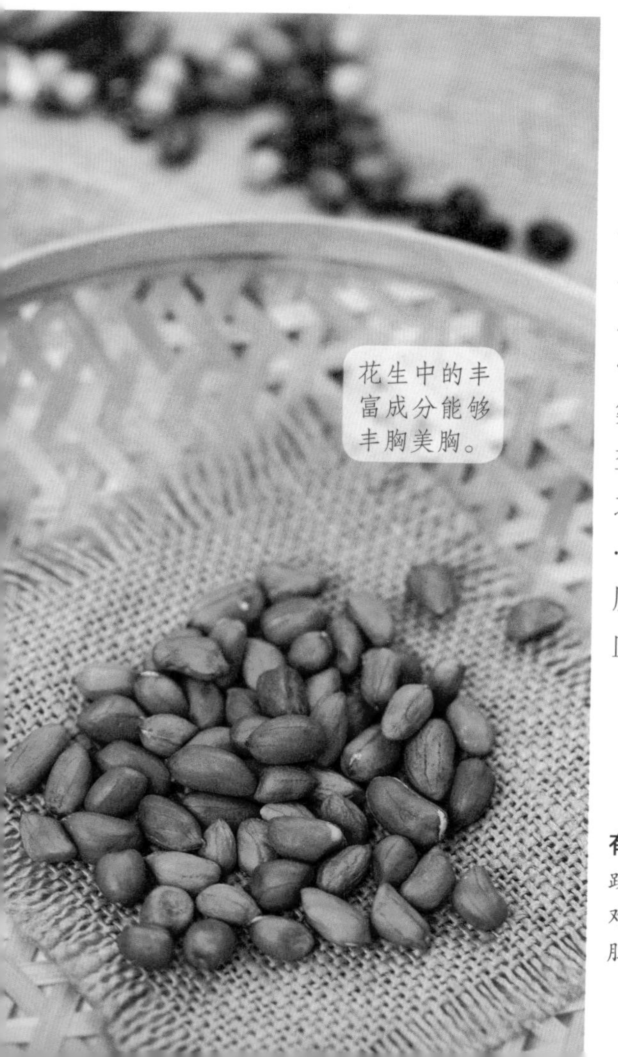

花生的其他好处

· 凝血止血。花生衣中含有油脂和多种维生素，还含有使凝血时间缩短的物质，能对抗纤维蛋白的溶解，有促进骨髓制造血小板的功效。对多种出血性疾病，不但有止血的作用，还对原发病有一定的治疗作用，对人体造血功能十分有益。

· 延缓衰老。花生中所含有的儿茶素、赖氨酸有很强的抗老化作用。常食花生，有益于延缓人体衰老，故花生又有“长生果”之称。

· 滋血通乳。花生中含丰富的脂肪和蛋白质，对产后乳汁不足者，有滋补气血、养血通乳的作用。

有些人不能多吃 花生红衣能止血、促进凝血，跌打损伤、血脉瘀滞者吃得过多，会出现血瘀难散，加重瘀肿。另外，做过胆囊切除手术或胆病患者，也不宜多吃花生。

老醋花生 5人份 100克/人

眼病患者最好
不要放洋葱。

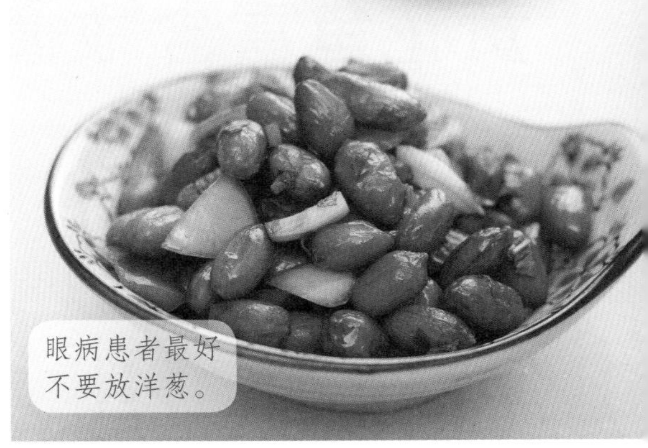

原料：花生 200 克、黄瓜 1 根、洋葱 1/2 个、老醋 2 勺、生抽 1 勺、盐适量、白糖适量。

做法：①花生清洗干净，拭干水；黄瓜和洋葱洗净，切丁。

②锅中放油，放入花生，小火炸至颜色变红，炸好的花生放凉备用。

③取一空碗，放入适量白糖和盐，再放入老醋、生抽，混合均匀，即成调味汁。

④洋葱丁、黄瓜丁和花生混合均匀，倒入调味汁，搅拌均匀即可食用。

功效：清热活血，滋养肌肤。

花生红枣黄豆丰胸汤

4
人份
200
毫升/人

腹部易胀气的
人少加黄豆。

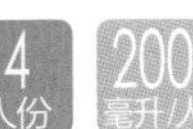

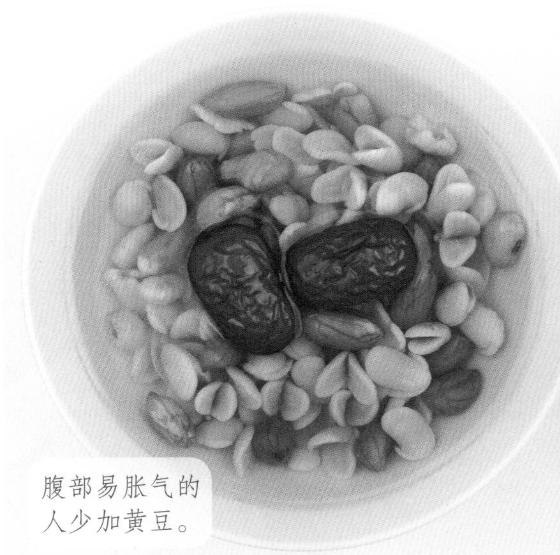

原料：花生 100 克、去核红枣 100 克、黄豆 100 克、桂花适量、冰糖适量。

做法：①黄豆洗净，用水浸泡一夜；花生洗净，用清水浸泡 2 小时。

②红枣清洗干净(红枣的缝隙很不容易清洗，可用小刷子刷净)

③把花生、黄豆、红枣，一起放入煮锅。

④加入清水置火上，大火烧沸。

⑤中小火煮至软烂，放入冰糖、桂花，煮至冰糖融化即可。

功效：调节内分泌，促进第二性征发育。

红枣花生炖猪蹄

8
人份
200
克/人

不仅丰胸，
还能美白
皮肤。

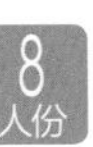

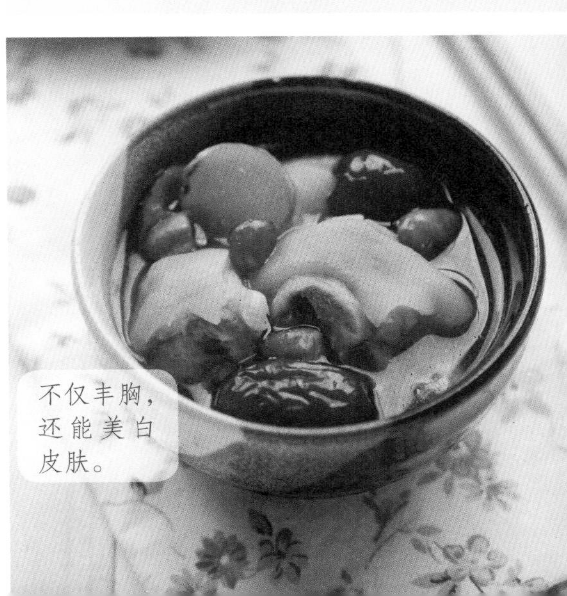

原料：猪蹄 1 对、红枣 15 颗、花生 200 克、盐适量、姜适量。

做法：①猪蹄洗净，汆烫捞起。

②红枣、花生洗净。

③将所有材料一道下锅，加 6 碗水煮沸后，转小火慢炖至猪蹄熟烂、花生软透，加盐调味即成。

功效：促进乳腺发育，美化肌肤。

黄花鱼富含微量元素，能保护乳腺

对于正在减肥的女性来说，黄花鱼是十分合适的食物。黄花鱼所含的热量和脂肪都很低，还富含蛋白质和维生素。经常食用黄花鱼有助于脂肪的燃烧，而且黄花鱼所含的丰富氨基酸能够让女性朋友们减肥不减胸。

不仅如此，黄花鱼和其他海鱼一样，富含微量元素，能够起到很好的保护乳腺的作用。

在黄花鱼所含有的微量元素中，硒的含量最为出色，它被人体吸收以后可以清除人体内的自由基，增加细胞活性，减少病毒对细胞的伤害，从而也就减少了癌细胞的出现概率，达到预防乳腺癌的目的。

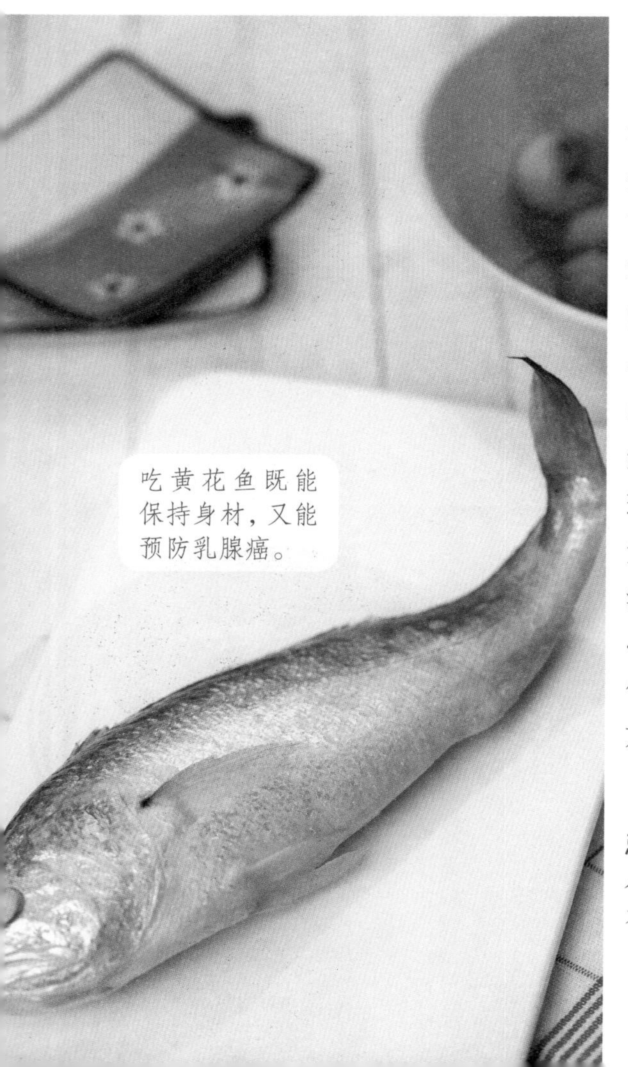

黄花鱼的其他好处

· 补虚强身。黄花鱼是一种性平味甘的食材，补虚益精和健脾开胃是它最重要的功效，平时多吃一些可以提高肠胃功能，也可以加快身体的正常代谢，让人们的疲劳和体虚症状很快消失，特别适合身体虚弱的人群食用。

· 治疗失眠、预防心脑血管疾病。黄花鱼中的微量元素，可以直接作用于人类的神经系统，减少焦虑和紧张等不良情绪的出现，对失眠有一定的调理功效。另外黄花鱼还含有一些不饱和脂肪酸，可以清除血液中的胆固醇，加快它们的排出。

· 补气开胃。黄花鱼有开胃、安神止痢、益气填精之功效，对贫血、失眠、头晕、食欲不振及女性产后体虚有良好的疗效。

忌食 黄花鱼是发物，哮喘患者和过敏体质的人应慎食。此外，黄花鱼不能和中药荆芥同食；不宜和荞麦同食；吃鱼前后忌喝茶。

清蒸黄花鱼 5人份 100克/人

原料：黄花鱼 1 条、蒜 4 瓣、葱适量、姜适量、料酒适量、盐适量、蒸鱼豉油适量。

做法：①黄花鱼洗净，在鱼身上每隔半厘米切斜“一”字刀；蒜拍成蓉，鱼两面抹上蒜蓉、盐，切开的鱼肉处要抹一些，腌制 20 分钟；姜切片，葱切丝，放在鱼身上，将料酒、蒸鱼豉油均匀洒在鱼身上。

②蒸锅烧开，将鱼盘放入锅里，盖盖大火蒸 8 分钟即可。

功效：健脾开胃，益气填精。

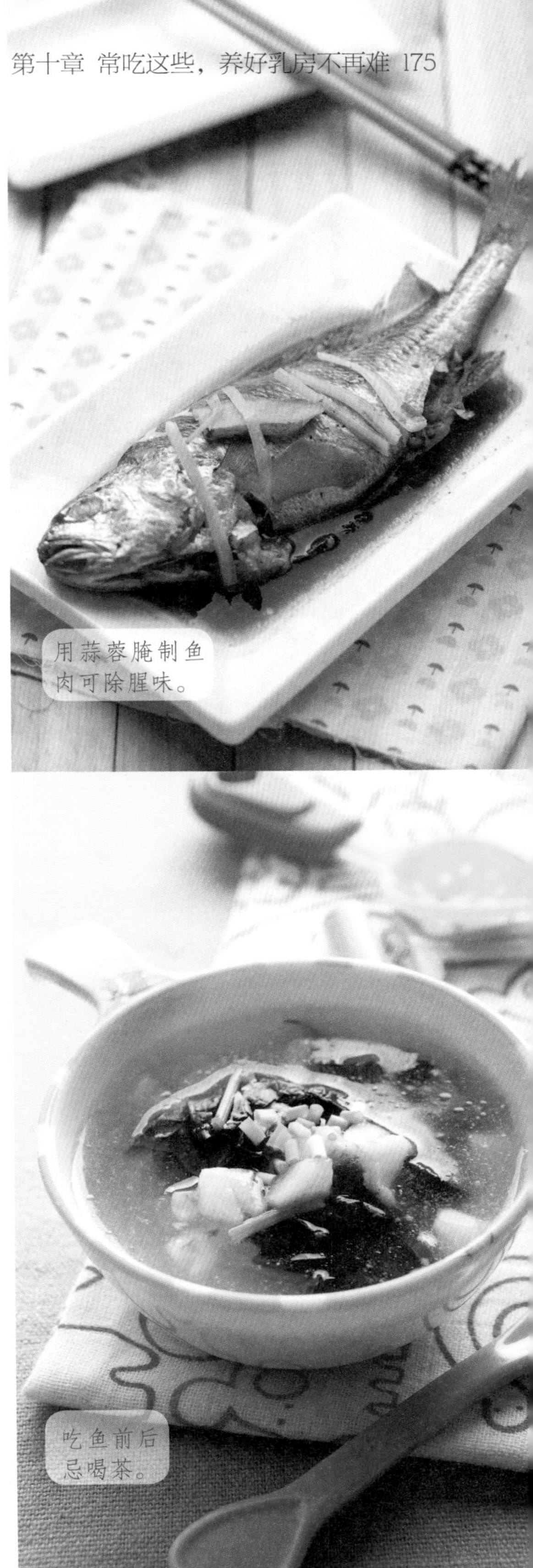

用蒜蓉腌制鱼肉可除腥味。

苋菜黄花鱼羹 5人份 100毫升/人

原料：黄花鱼 1 条、苋菜适量、淀粉适量、葱花适量、姜丝适量、料酒适量、盐适量、香油适量。

做法：①黄花鱼去头、鳞、鳃、肠洗净，加料酒、盐、葱、姜，隔水蒸 5~6 分钟至熟；苋菜择去黄叶，剪去根须，洗净，入沸水锅中氽一下，捞出立刻浸入冷水降温，然后稍挤水，切碎备用。

②锅里放入少许油烧热，放入葱、姜小火煸香，放入蒸熟的黄花鱼肉，加入适量高汤或清水。水沸后放入苋菜碎，加盐调味，最后用水淀粉勾薄芡，滴几滴香油即可。

功效：和脾止血，延缓衰老。

吃鱼前后忌喝茶。

牛奶富含 B 族维生素，加快乳房生长

牛奶的营养十分丰富，且容易消化吸收，被人们称为“白色血液”，是最理想的天然食品。它所具有的原生营养是其他任何人造营养品都无法比拟的。

牛奶能够给乳房提供其所需求的营养成分。尤其是牛奶含有较多的 B 族维生素，是体内合成雌激素不可缺少的成分，有利于胸部的丰满。

乳房的形状主要由脂肪含量决定，良好的营养状况有益于乳房的发育和形态维护。

研究发现，女性每天食用 2 份低脂乳制品，可以降低更年期之前患乳腺癌的概率。每天喝 2 杯牛奶，既能够保证基本的营养需要，又有利于乳房健康。

②将左右两侧推到底
每天喝 2 杯牛奶，有利于乳房健康。

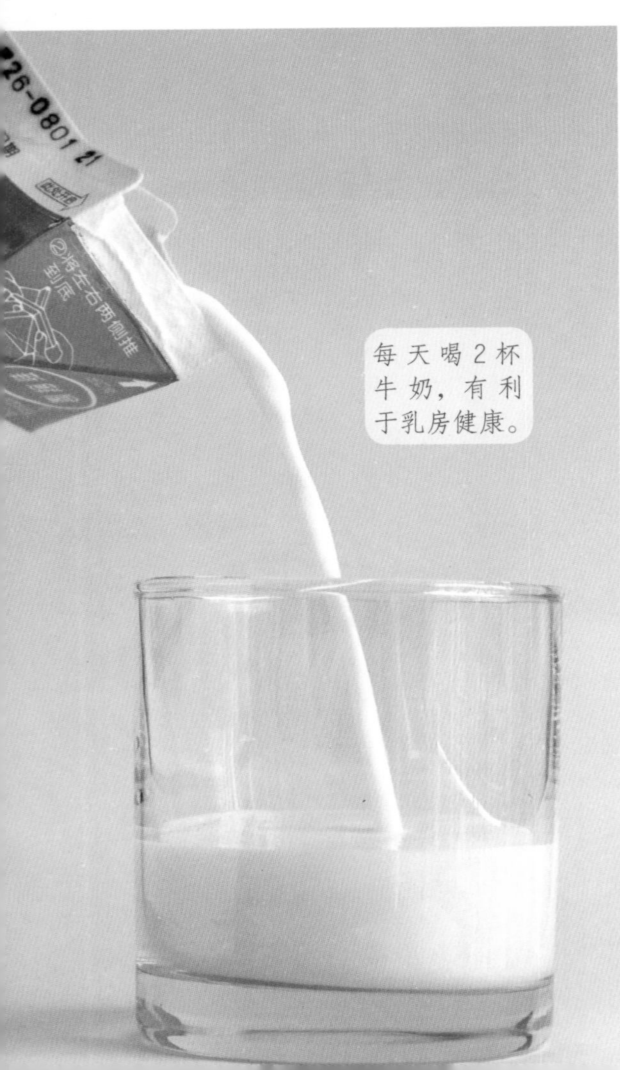

牛奶的其他好处

· 预防经前综合征。很多女性都会被经前综合征所困扰，那不妨多喝点牛奶，其中丰富的钙质和维生素可以大大缓解疼痛。

· 改善睡眠质量。在睡前喝一杯热牛奶可以让人睡得更香甜，其中蕴含的乳蛋白活性肽有助于我们在睡眠中更好地放松，睡得好了身体自然也会好。

· 让皮肤更有光泽。常喝牛奶可以让皮肤变得更有光泽，这是因为牛奶中含有的氨基酸可以起到保湿效果，而乳酸则可以剥落身上的老废角质。

· 预防疾病。牛奶中蛋白质、酶肽、激素等可以调节机体功能，有预防感染、调节机体免疫功能和抗菌活性，能够预防多种疾病。

喝牛奶适量即可 成年人每天应喝 400~500 毫升，即 2 瓶牛奶，建议至少要喝 250 毫升，即 1 瓶牛奶。条件许可喝 3 瓶也可，即 750 毫升左右，但不宜超过 1000 毫升。

牛奶炖木瓜 5人份 200毫升/人

原料：纯牛奶 500 毫升，木瓜 1 个、冰糖适量。

做法：①把木瓜用开水煮熟后晾干水，去皮切成菱形小块。

②纯牛奶加热。

③在纯牛奶加热的同时，把木瓜块加入到牛奶里面入味，再加入冰糖。

功效：调节气血，美容护肤。

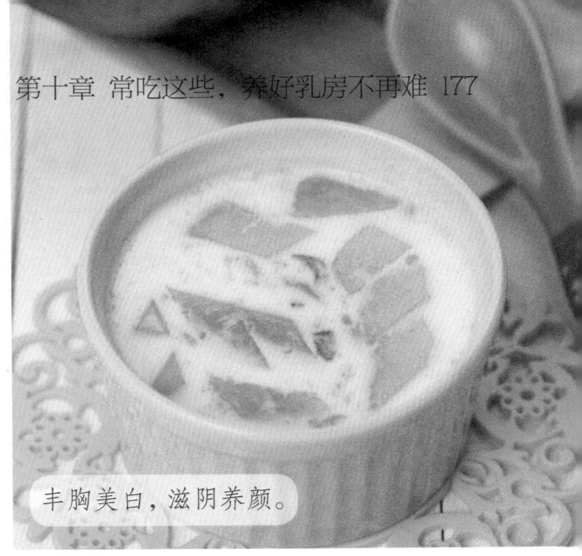

丰胸美白，滋阴养颜。

香橙牛奶蒸蛋
2 人份
100 克/人

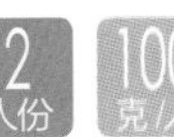

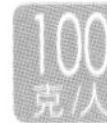

原料：香橙 1 个、鸡蛋 1 个、全脂牛奶 60 毫升、白糖适量。

做法：①香橙洗净，在 1/3 部分切开，用小汤匙或小刀挖出果肉，然后榨成汁，橙皮备用；鸡蛋打散。

②牛奶和橙汁分别放入温水中温热，然后混合并倒入蛋液（一定要温热后再倒）。

③搅拌均匀，把混合液倒入已备的橙皮中，加白糖，用小火蒸至熟即可。

功效：改善睡眠质量，养颜润肤。

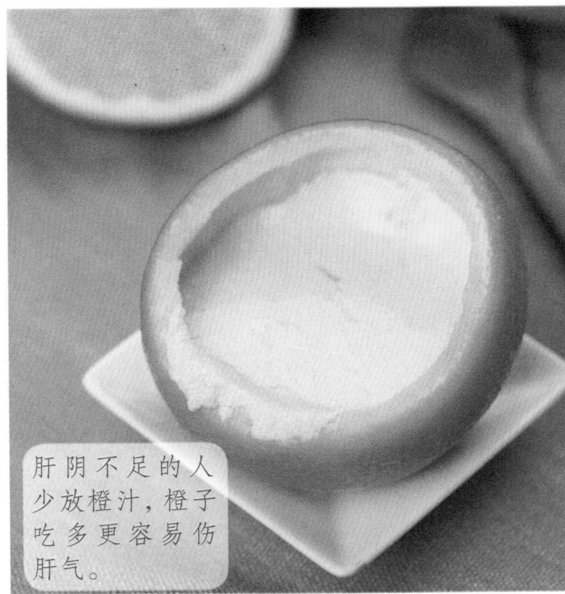

肝阴不足的人少放橙汁，橙子吃多更容易伤肝气。

粤式甜品双皮奶
3 人份
200 克/人

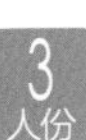

原料：鸡蛋 3 个（取鸡蛋清）、白糖 60 克、全脂纯牛奶 550 毫升。

做法：①将牛奶放电磁炉中烧沸，要不断地搅拌，防止烧煳。

②再将烧沸的牛奶分别倒入杯子中，待凉，上面会结有一层奶皮。

③蛋清加白糖混合搅匀备用，将放凉的牛奶倒入蛋清盆中搅拌均匀。

④再把混合好的蛋奶液重新倒回留有一层奶皮的杯子中，用保鲜膜封好。

⑤放入烧开水的锅中蒸 12 分钟。切记时间不可过久，否则容易老。

⑥出炉后待凉放入冰箱冷藏，口感更佳。

功效：护发健脑，提高免疫力。

一定要选用全脂纯牛奶，否则结不出奶皮。

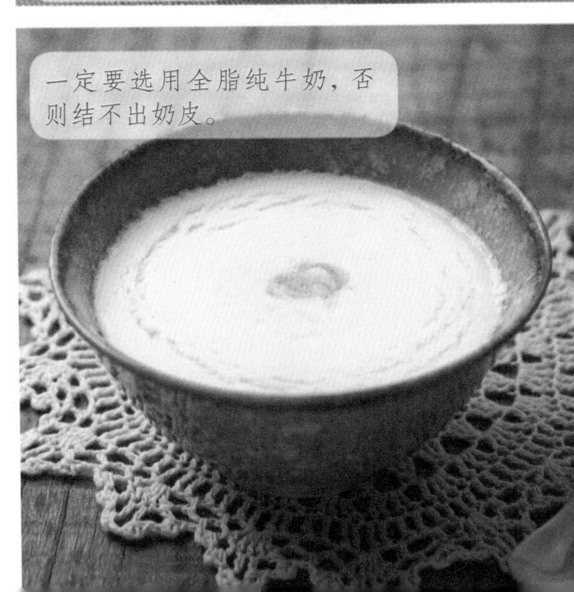

葡萄富含维生素 C，防止乳房变形

维生素 C 是我们日常生活必不可少的一种元素，缺乏它我们可能会患上可怕的坏血病。但你是否知道，维生素 C 还具有丰胸的功效？维生素 C 能够防止胸部变形，而葡萄富含维生素 C。我们可以常吃葡萄，及时补充维生素 C，让乳房更加坚挺有形。

此外，现在的职场女性压力大、工作节奏快，免疫系统功能也越来越差，体内的有毒物质也是越积越多，与自己渐行渐远的不仅是健康还有美丽。维生素 C 是天然的抗氧化剂，它能有效抑制细胞内的氧化反应，帮助人体快速排毒，让胸部的肌肤永葆青春活力。

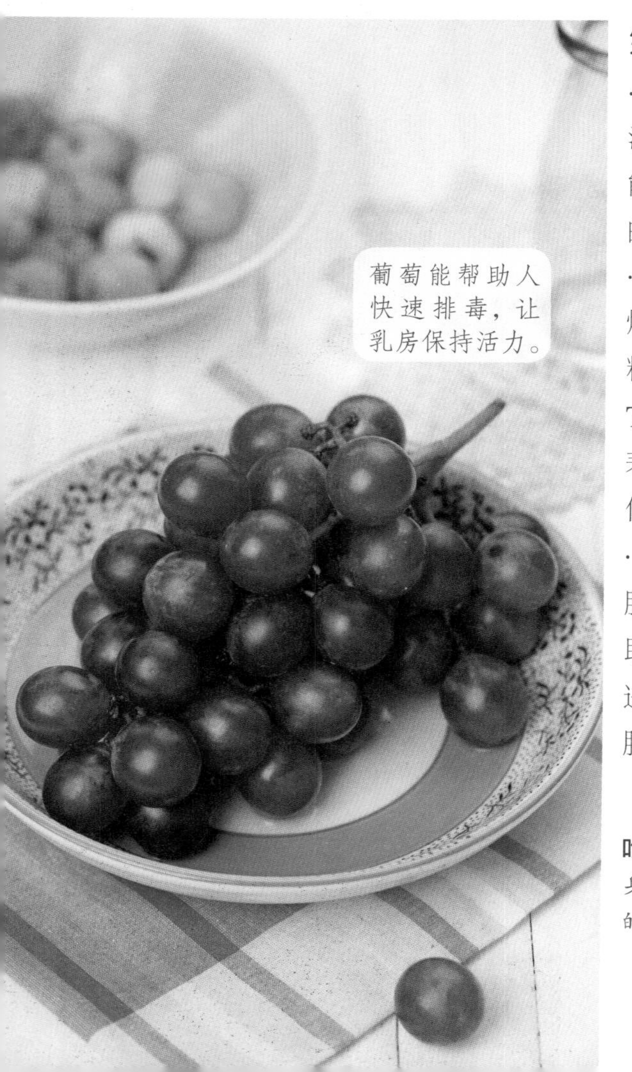

葡萄能帮助人快速排毒，让乳房保持活力。

维生素 C 的其他好处

· 美白功效。维生素 C 能抑制色素母细胞沉积，不仅可以有效预防黑斑和雀斑，还能将多余的色素排出体外，彻底改善暗哑的肤色，令肌肤重新变得白皙明亮。

· 控油功效。脸上 T 区油腻黯黄，两颊干燥并泛红血丝，肤色不均匀，不管多贵的粉底打上去，都不好用。其实，出现这种 T 区皮肤油腻症状，也是缺乏维生素 C 的表现。常吃葡萄，及时补充维生素 C，让你的脸更加清爽。

· 抗癌防癌。抗癌是因为维生素 C 参与了胶原蛋白的合成，而丰富的胶原蛋白能有助于防止癌细胞的扩散；维生素 C 能促进生成识别和杀灭癌变细胞的淋巴母细胞，参与免疫球蛋白的合成。

吃葡萄要连皮吃 因为葡萄皮含白藜芦醇，对身体是很有好处的。吃葡萄子其实也是有好处的，但其对胃损伤很大，不建议吃。

葡萄紫冰沙 2人份 200克/人

原料：朗姆酒 45 毫升、葡萄汁 150 毫升、冰块 200 克。

做法：①将朗姆酒倒入搅拌机内。

②将葡萄汁倒入搅拌机内。

③最后倒入冰块打开电源，粉碎 3~4 次，打成冰沙状，然后盛入容器即可。

功效：补血强智，健胃生津。

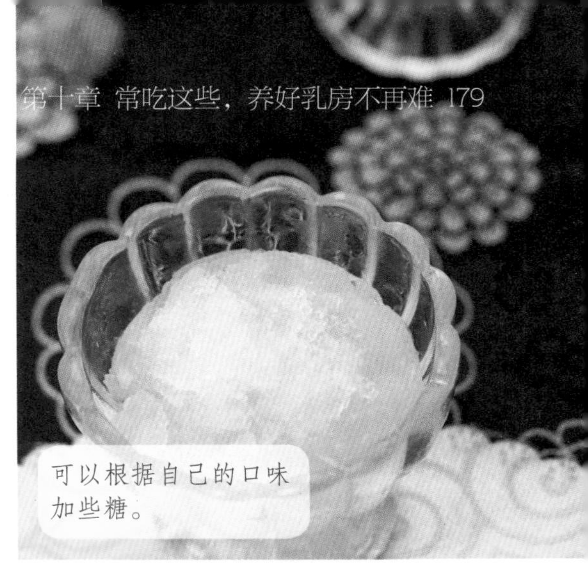
可以根据自己的口味加些糖。

葡萄酸奶饮 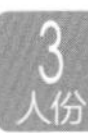 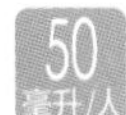

原料：葡萄 100 克、酸奶 500 毫升、白糖适量、冰块适量。

做法：①把葡萄洗净用刀对切，把子取出。

②葡萄放入搅拌机中，加点白糖，搅拌 1 分钟。

③杯子放入冰块，倒入葡萄汁，再倒入酸奶拌匀即可。

功效：抗衰老，保证睡眠。

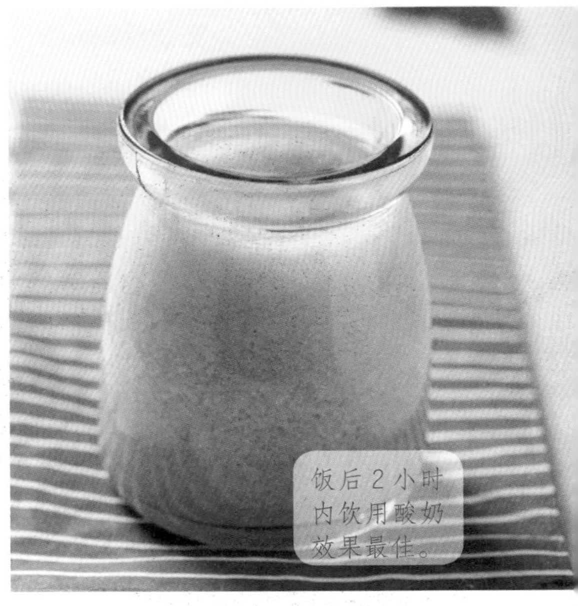
饭后 2 小时内饮用酸奶效果最佳。

自酿葡萄酒 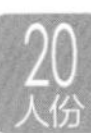 

原料：葡萄 3000 克、冰糖 900 克、腌酸菜用的陶瓮一个。

做法：①将整串的葡萄轻轻放在凉开水中涮洗几下，捞起，把葡萄粒摘下放到干净的菜篮里晾干表面水分。

②把葡萄整颗捏烂，放到陶瓮里，加冰糖。

③用一块干净的纱布盖住瓮口，并把陶瓮放在阴凉避光处，放置 3 天，进行有氧发酵。并且在这 3 天内每天用一双干净的筷子伸进陶瓮中搅拌 1 次瓮中的葡萄，以利于葡萄的有氧发酵。

④ 3 天之后，将陶瓮进行水封，即盖上陶瓮的盖子，并沿瓮沿注入清水，水封的时间为 7 天，在这 7 天内，每天也需要用一双干净的筷子伸进陶瓮中搅拌 1 次瓮中的葡萄。

⑤ 7 天后密封，1 个月后可以喝。

功效：养颜护肤，抑癌抗瘤。

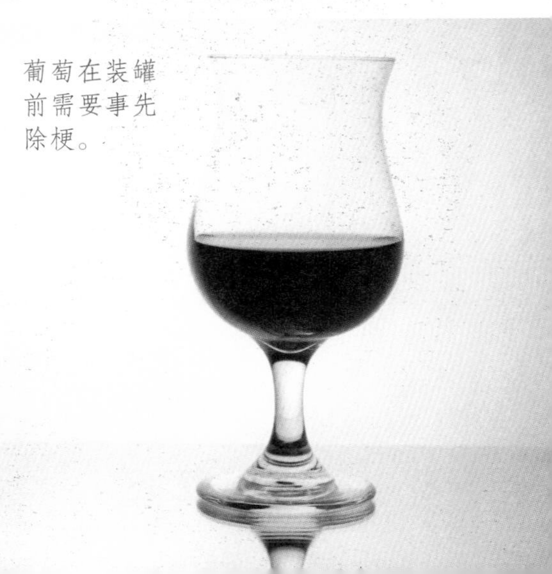
葡萄在装罐前需要事先除梗。

猕猴桃的亚麻酸可延缓乳房衰老

国内外长期的研究结果表明：亚油酸、亚麻酸作为人体必需的不饱和脂肪酸，不仅能够促进胆固醇和类脂质的代谢，还能够防止皮肤老化、延缓乳房的衰老。而在小小的猕猴桃中，亚油酸和亚麻酸含量占不饱和脂肪酸的60%以上，尤其是亚麻酸的含量，高达50%以上，被誉为“王中王”。

猕猴桃中所含的物质可阻断人体内亚硝胺生成，从而有良好的抵抗乳腺癌的作用。此外，它还含有亮氨酸、苯丙氨酸、异亮氨酸、酪氨酸、丙氨酸等十多种氨基酸以及丰富的矿物质和多种维生素。猕猴桃对防病治病具有重要的作用。

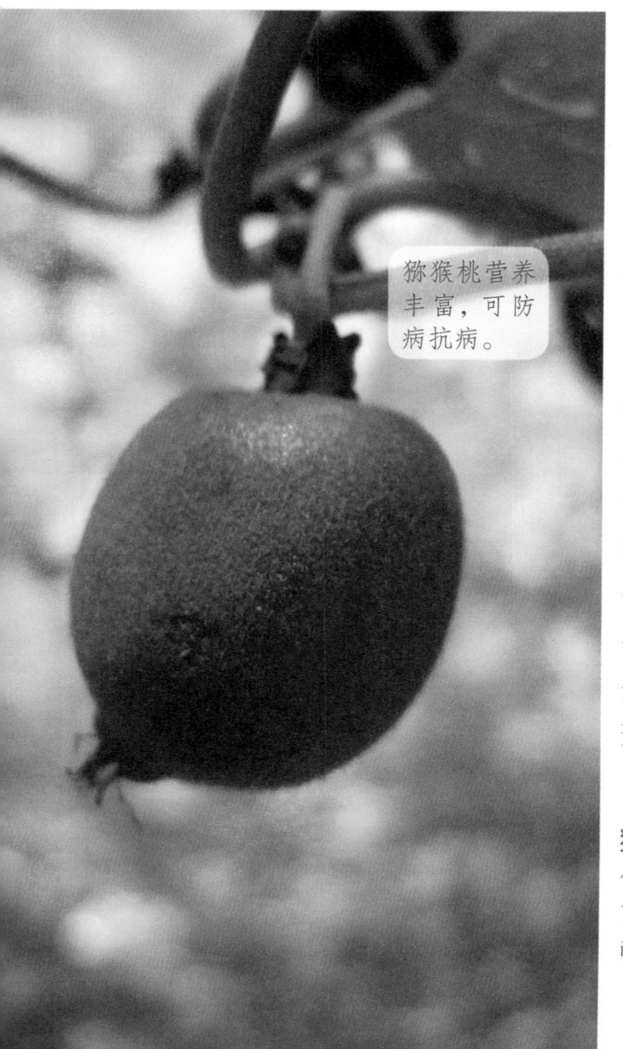

猕猴桃营养丰富，可防病抗病。

猕猴桃的其他好处

· 祛斑抗衰。猕猴桃中含有特别多的果酸，果酸能够抑制角质细胞内聚力及黑色素沉着，有效地消除或淡化黑斑。

· 美白美容。猕猴桃是含维生素C丰富的水果，因此常吃猕猴桃可以在不知不觉中起到美白的作用。而且，猕猴桃外用美容效果也不错。洗过脸后，把去皮后的猕猴桃均匀涂抹在脸部并进行按摩，对改善毛孔粗大有明显的效果。

· 减肥。这是因为它虽然营养丰富但热量极低，其特有的膳食纤维不但能够促进消化吸收，还可以令人产生饱腹感。

· 预防癌症。这是由于猕猴桃含有大量维生素C。维生素C是一种抗氧化剂，具有预防癌症的功效。

猕猴桃不要和胡萝卜一起吃 两者一起吃会降低营养价值。猕猴桃含有丰富的维生素C，胡萝卜含有一种可以破坏维生素C的维生素C酵酶物质。

猕猴桃枸杞粥 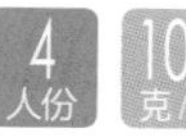

原料：猕猴桃 1 个、大米 100 克、枸杞子 20 颗、冰糖适量。

做法：①大米洗净，浸泡一会儿；猕猴桃去皮切块；枸杞子冲洗净泡好备用。

②大米入锅，加水煮。煮至米粒涨开，变浓稠时，下枸杞子和猕猴桃块，再煮 2 分钟左右，加适量冰糖调味即可。

功效：减肥美容，稳定情绪。

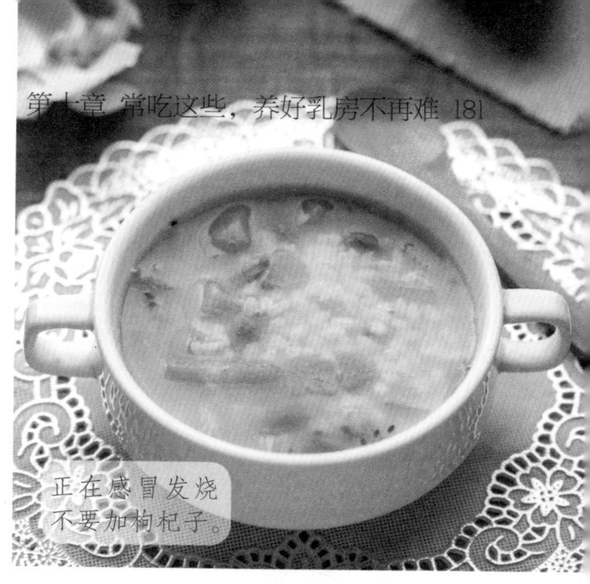

猕猴桃炒肉 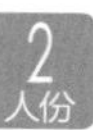 

原料：猪里脊肉 150 克、猕猴桃 2 个、白糖适量、酱油适量、淀粉适量。

做法：①猪里脊肉洗净，剔去筋膜，切成丝，放入碗中，加入酱油拌匀，腌渍片刻，再加入白糖、淀粉，抓拌均匀上浆。

②猕猴桃洗净，剥去外皮，切成条。

③锅置火上，加入油烧热，下入腌好的猪肉丝，炒至肉丝变色，再加入酱油炒几下，倒入猕猴桃条，速炒几下，立即出锅，装盘即成。

功效：健脾养胃，补肾养血。

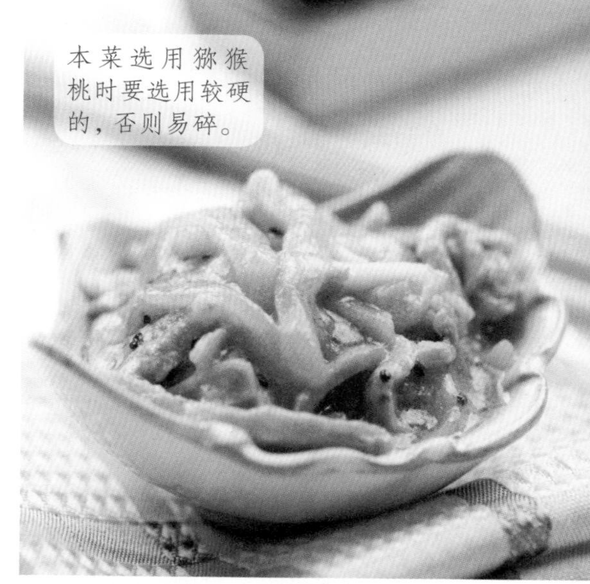

猕猴桃薄荷汁 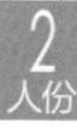 

原料：猕猴桃 3 个、苹果 1 个、薄荷叶 2~3 片。

做法：①材料洗净。猕猴桃削皮，切成 4 块，苹果不必削皮，去核切块。

②薄荷叶放入果汁机中打碎，再加入猕猴桃、苹果一起打成汁。

③搅拌均匀后，室温下饮用或依个人喜好冷藏后饮用。

功效：补充维生素，美容养颜。

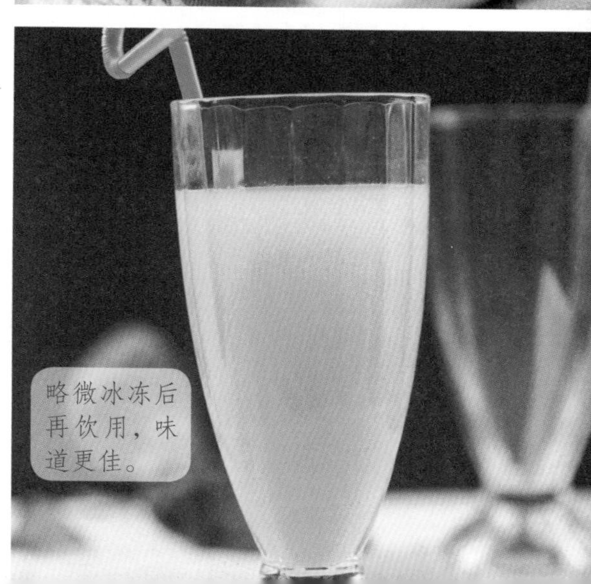

猪蹄中的胶原蛋白让乳房更挺拔

胸部下垂是因为乳房组织松弛导致的，而胶原蛋白能很好地解决这个问题，有效帮助绷紧乳房组织。胶原蛋白对乳房的效果还体现在结缔组织和脂肪方面，因为这两个组织的主要成分就是胶原蛋白，补充了足够的胶原蛋白就相当于是把乳房承托了起来，让胸部变得更坚挺。猪蹄含有丰富的大分子胶原蛋白，这些胶原蛋白被人体吸收后，除了让乳房挺拔，还能促进皮肤细胞吸收和贮存水分，防止皮肤干涩起皱，使胸部皮肤显得有弹性、有光泽。此外，适当吃一些猪蹄有利于组织细胞正常生理功能的恢复，加速新陈代谢，延缓机体衰老。

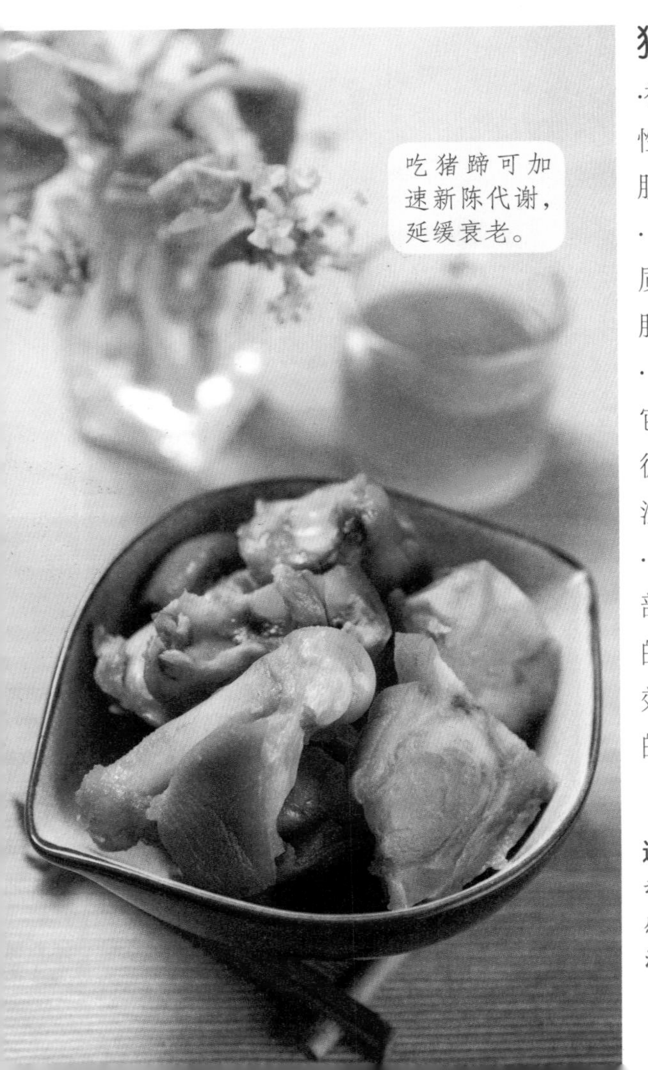

猪蹄的其他好处

·补血滋阴、通乳。中医认为，猪蹄味甘、咸，性平，入胃经，具有补血滋阴、通乳、益气、脱疮、去寒热等功效。

·美容。猪蹄中含有丰富的大分子胶原蛋白质，是一种相对廉价的美容食品。大分子胶原蛋白质，对皮肤具有特殊的营养作用。

·除皱。猪蹄肉中的弹性蛋白也极丰富，它能使皮肤的弹性增加，韧性增强，血液循环旺盛，营养供应充足，从而使皱纹变浅或消失，皮肤显得娇嫩细致，光亮洁白。

·促进生长。猪蹄对于经常四肢疲乏，腿部抽筋、麻木，消化道出血，失血性休克的人及缺血性脑病患者有一定的辅助疗效，它还有助于减缓中老年妇女骨质疏松的速度。

这些人不宜食用 患有肝炎、胆囊炎、胆结石、动脉硬化、高血压病的人宜少食或不食；凡外感发热和一切热证、实证期间不宜多食；胃肠消化功能减弱的老年人宜少食。

大蹄扒海参 10人份 250克/人

原料：水发海参750克、猪蹄1对、姜块15克、酱油15毫升、料酒25毫升、盐4克、白糖50克、葱段25克、湿淀粉适量、鸡汤1.5升。

做法：①猪蹄洗净，用开水煮透，再炸至金黄色，捞出沥油；海参洗净后用刀一切两半待用。

②油烧热，煸炒葱段、姜块，并烹入料酒和酱油，加入鸡汤和盐。再放入猪蹄，烧1小时将猪蹄翻转过来，再用小火将猪蹄煨烂，放入盘中。将葱、姜拣出，将海参放入煨3分钟，用湿淀粉勾芡，放入葱段、姜块即成。

功效：养血通络，润燥益精。

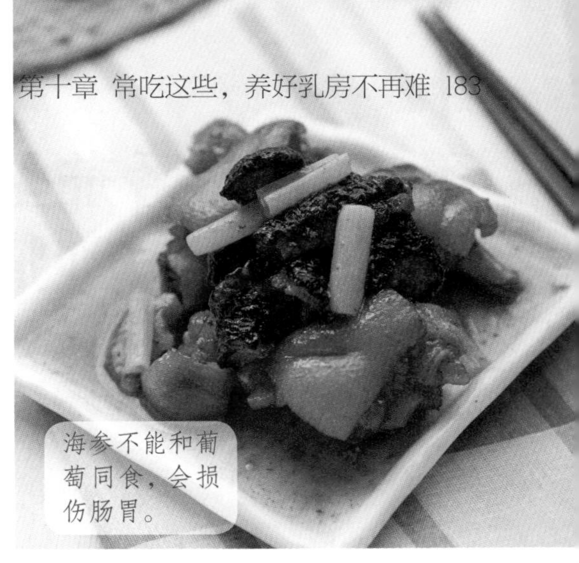

海参不能和葡萄同食，会损伤肠胃。

红烧猪蹄 10人份 150克/人

原料：猪蹄750克、盐5克、葱13克、姜8克、香油20毫升、料酒25毫升、花椒5粒、冰糖50克、高汤1300毫升。

做法：①将猪蹄刮毛洗净，剁去爪尖劈成两半，用水煮透后放入凉水中；姜洗净切片、葱洗净切段备用。

②用炒勺将少许香油烧热，放入冰糖炸变色时放高汤，调至浅红色为度。

③加入猪蹄、料酒、葱段、姜片、盐、花椒，高汤烧沸后除去浮沫，用大火烧至猪蹄上色，移至小火炖烂，收浓汁即成。

功效：抗衰老，美容润肤。

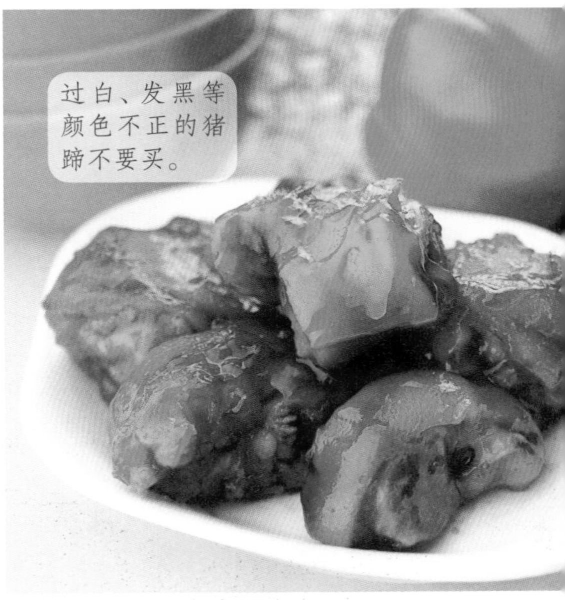

过白、发黑等颜色不正的猪蹄不要买。

猪蹄黄豆汤 3人份 250毫升/人

原料：猪蹄500克、黄豆50克、姜片适量、葱花适量、盐适量。

做法：①猪蹄在开水中汆一下洗净；黄豆在水中泡一会儿。

②高压锅内放入黄豆、猪蹄、姜片，再加适量水，同煮20分钟；放入葱花、盐，调味可食。

功效：补气补血，润肤健脾。

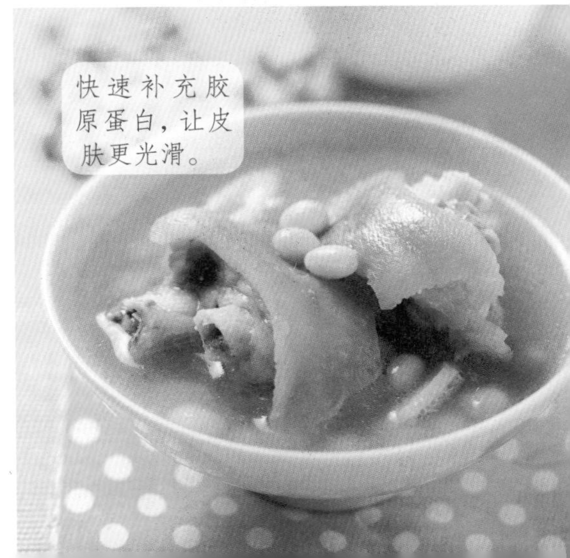

快速补充胶原蛋白，让皮肤更光滑。

番茄中的番茄红素可抑制乳腺肿瘤生长

番茄，既含有丰富多样的营养，又有着美观迷人的外形。它既是菜中佳味，又是果中美品，有多种功用，被称为神奇的菜中之果。

番茄中含有丰富的番茄红素、维生素C等营养物质。其中，番茄红素是抗氧化性最强的类胡萝卜素，其抗氧化作用是维生素E的100倍，能保护细胞免遭氧化剂侵蚀，可以减缓乳腺癌的癌变进程。

此外，实验表明，番茄提取物可减少乳腺肿瘤新血管的生成，通过减少或阻断肿瘤供养，进而抑制乳腺肿瘤生长。番茄红素抗肿瘤特性的不断被揭示，将为乳腺癌预防和治疗提供一种新的安全有效的思路。

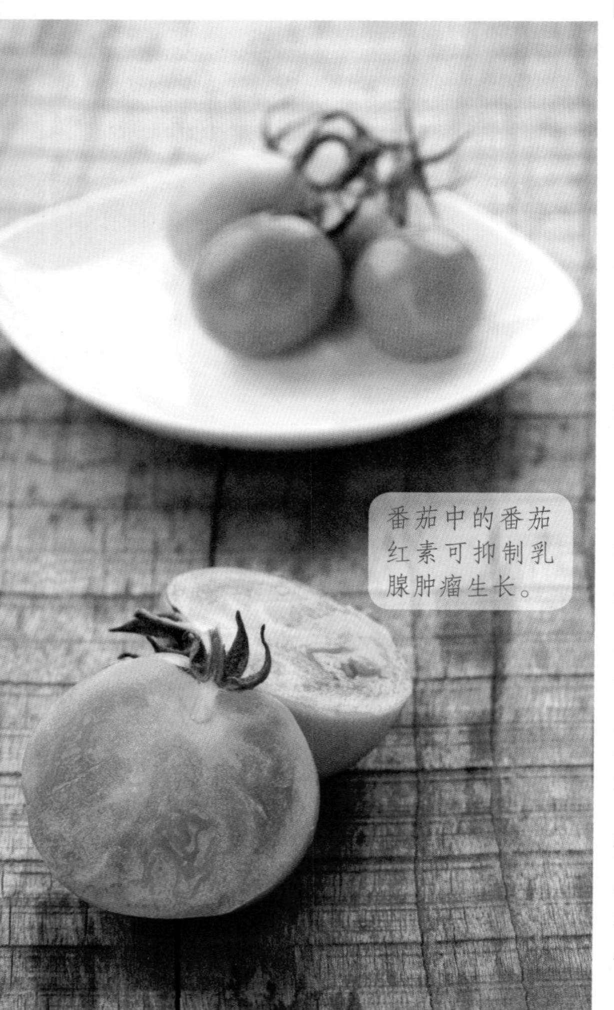

番茄中的番茄红素可抑制乳腺肿瘤生长。

番茄的其他好处

·健胃消食，润肠通便。番茄所含的苹果酸、柠檬酸等有机酸，能促使胃液分泌，增加胃酸浓度，调整胃肠功能，有助于胃肠疾病的康复；其所含的果酸及膳食纤维，有助消化、润肠通便的作用，可防治便秘。

· 美容护肤，治皮肤病。番茄含胡萝卜素、维生素C，有去雀斑、美容、护肤等功效；也可治真菌、感染性皮肤病。

·清热解毒，生津止渴。番茄性凉，味甘酸，有清热生津、养阴凉血的功效，对发热烦渴、口干舌燥、牙龈出血有辅助治疗效果。

· 降脂降压，利尿排钠。番茄所含的维生素C、芦丁、番茄红素及果酸，可降低血胆固醇，预防动脉粥样硬化及冠心病，还有降压、利尿、消肿的作用。

番茄食用的时候切忌空腹 番茄含有大量的胶质、柿胶粉、可溶性收敛剂等成分。这些物质容易与胃酸起化学反应，结成不易溶解的块状物，阻塞胃出口，引起腹痛。

土豆番茄炖牛腩 6人份 100克/人

原料：番茄 1 个、牛腩块 200 克、土豆丁 200 克、胡萝卜块 100 克、葱段适量、姜片适量、蒜片适量、番茄酱 50 克。

做法：①番茄洗净切块；牛腩块下入凉水锅中，汆烫后捞出来，沥干备用。

②锅内加油，油热后下入葱段、姜片、蒜片；加入牛腩块，翻炒 3 分钟放入土豆丁、胡萝卜块。

③加入适量清水。烧沸后转小火，用高压锅压 15 分钟即可。再加入番茄酱调味，转大火将番茄块下入锅中煮烂即可。

功效：补血滋阴，治疗消渴。

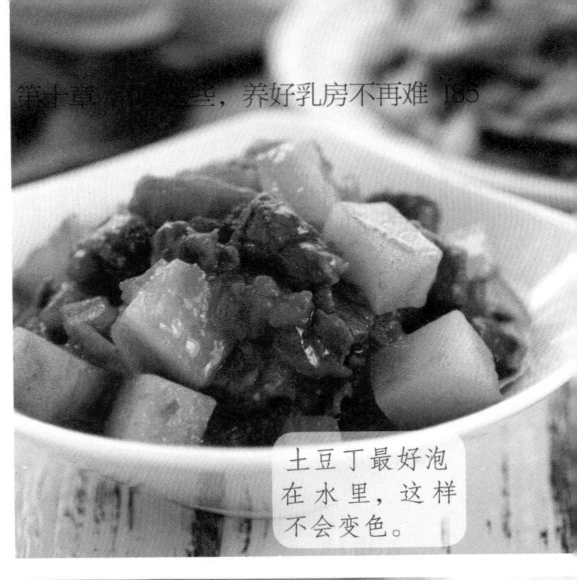

土豆丁最好泡在水里，这样不会变色。

番茄烧茄子 2人份 250克/人

原料：茄子 2 个、番茄 2 个、葱花适量、姜丝适量、白糖适量、蚝油适量、生抽适量。

做法：①茄子洗净，切成条；番茄洗净，去皮，切成细条。

②油锅烧热，下入茄子条，炸至软熟，捞出沥油，并轻轻挤压出多余油分。

③炒锅加入适量油，放入葱花、姜丝，炒香后，放入番茄条，生抽，白糖，翻炒成糊状，加入茄子条，翻炒 1 分钟。

④加入蚝油，翻炒均匀入味即可出锅。

功效：抗衰老，降血压。

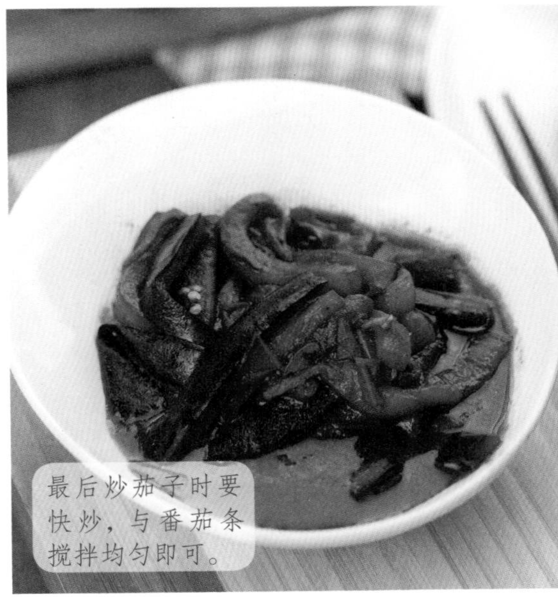

最后炒茄子时要快炒，与番茄条搅拌均匀即可。

冰镇番茄 2人份 100克/人

原料：番茄 2 个、白糖适量、蜂蜜适量。

做法：①番茄洗干净，用开水浸泡 2~3 分钟。用刀在番茄上轻轻划一个口子，把番茄的皮撕下来。

②把去皮番茄切片，放一个盆里，撒上些白糖，放冰箱腌制 2 个小时。

③吃时拌些蜂蜜口感更好。

功效：美容护肤，促进血液循环。

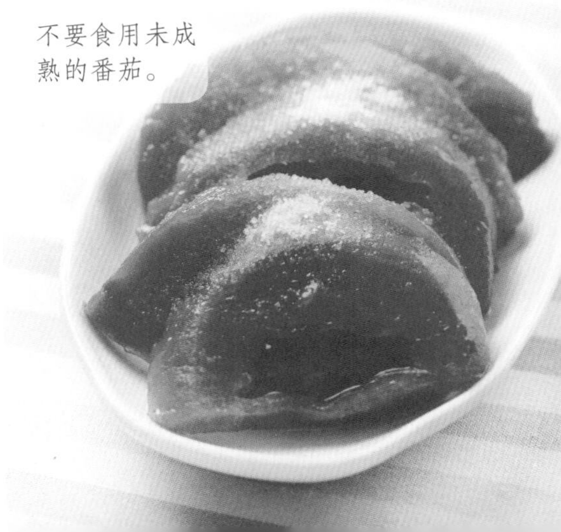

不要食用未成熟的番茄。

山药的黏液质能有效滋补乳房

山药又名薯蓣，性平、味甘。其块茎中富含多种必需氨基酸、蛋白质及淀粉，还含有黏液质、尿囊素、胆碱、膳食纤维、脂肪、维生素 B_2、维生素 C 及钙、磷、铁、碘等多种矿物质，可以提供乳房发育所需的多种必需营养素。此外，山药有利于女性雌激素的正常分泌，从而使乳房的血液流通得更加顺畅，达到丰胸效果。对于女性而言，它含有足够的膳食纤维，食用后就会产生饱胀感，从而控制进食欲望，是一种天然的纤体美食。其次，山药本身就是一种高营养、低热量的食品，可以放心地多加食用而不会有发胖的后顾之忧。山药具有滋补细胞、强化内分泌、补益强壮、增强机体造血功能等功效，可诱生干扰素，改善机体免疫功能，提高抗病能力等，对延缓衰老进程有着重要作用。

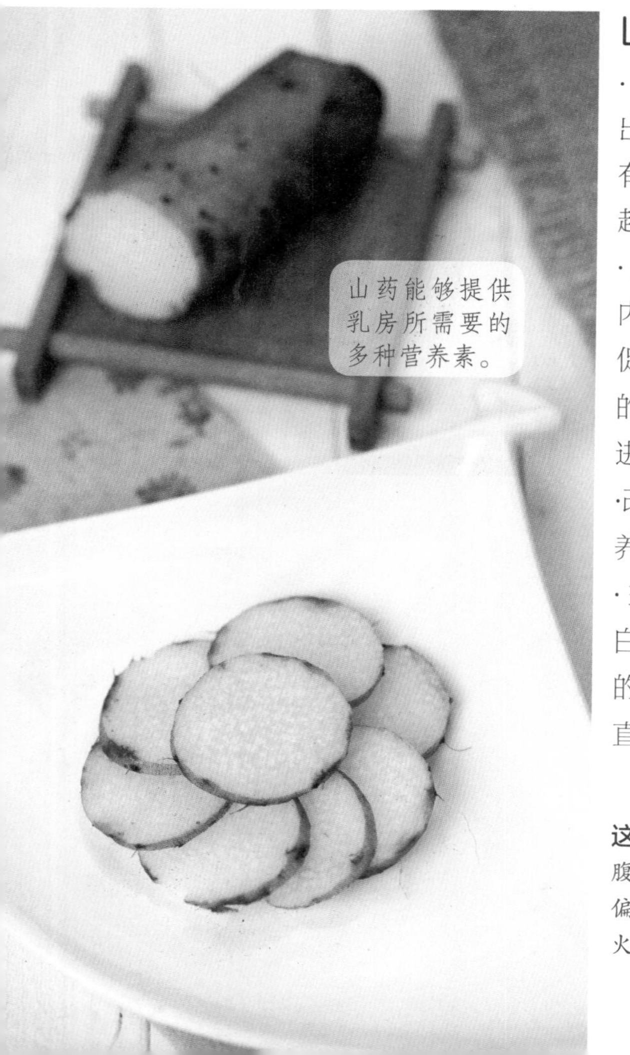

山药的其他好处

· 减肥。山药能减少皮下脂肪堆积，避免出现肥胖，山药中含有的热量少，营养多，有丰富的膳食纤维，容易增加人的饱腹感，起到控制进食欲望的作用。

· 美容。山药所含的薯蓣皂苷，有助于体内合成各种激素，有激素之母的称谓，能促进皮肤表皮细胞的新陈代谢，提升肌肤的保湿功能，并对改善体质也有一定的促进作用。

·改善脚冰凉。山药具有很好的补中、益气、养血作用，能够有效缓解手脚冰凉的症状。

· 益智健脑。山药营养丰富，含有淀粉、蛋白质、黏液质等多种营养素，特别是所含的淀粉酶，有水解淀粉为葡萄糖的作用，直接为大脑提供热量，对健脑有重要作用。

这些人不宜食用 山药中的淀粉含量较高，胸腹胀满、大便干燥、便秘者最好少吃。山药是偏补的食材，甘平但偏热，体质偏热、容易上火的人也要慎食。

蓝莓山药泥 6人份 100克/人

原料：山药 200 克、蓝莓果酱 100 克、牛奶 100 毫升、盐 3 克、冰糖适量。

做法：①将山药洗净，去皮后切成块状，放入盘中入锅，蒸锅中倒入水，用大火蒸 20 分钟，直到山药变软；将山药放入盘中用勺子压成更细腻的泥状，加入牛奶、盐，充分搅拌均匀。

②锅中倒入清水，加入蓝莓果酱和冰糖。用大火煮沸后，转成小火继续熬制，直到蓝莓酱变得黏稠，倒出冷却。

③将裱花嘴放入裱花袋中，再将山药泥装进裱花袋中，最后挤入容器中，淋上蓝莓酱即可。

功效：健脾补肺，益胃补肾。

放冰箱里冰
一下再拿出来
吃，口感更好。

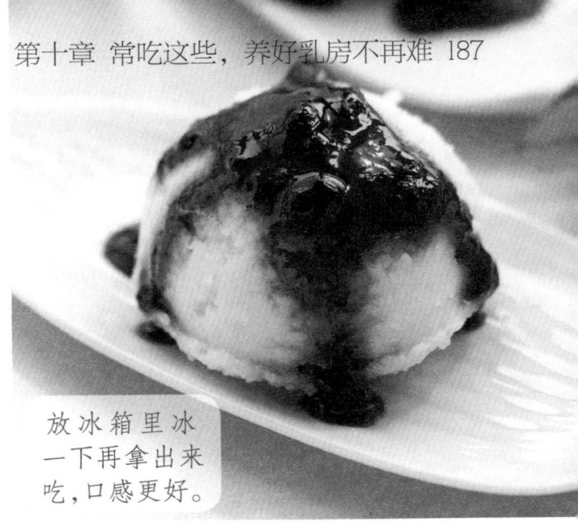

山药乌鸡汤

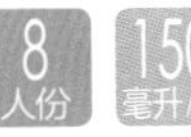

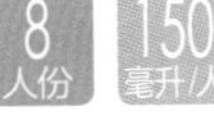

8人份 150毫升/人

原料：乌鸡半只、山药 300 克、红枣 2 颗、姜 1 块、胡椒粉适量、盐适量。

做法：①乌鸡洗净切块，红枣洗去浮灰，姜洗净切片，山药去皮切滚刀块，泡入水中备用。

②锅里倒水烧沸，放入乌鸡块汆水。汆好的乌鸡块洗去表面的浮沫，然后放入砂锅中，放入姜片、红枣，倒入清水，大火烧开后改小火煲 1 小时，再放入山药块煮开，继续用小火煲半小时，放入盐调味，出锅前撒上胡椒粉。

功效：补肺益肾，补虚祛邪。

注意火候，以
免营养流失。

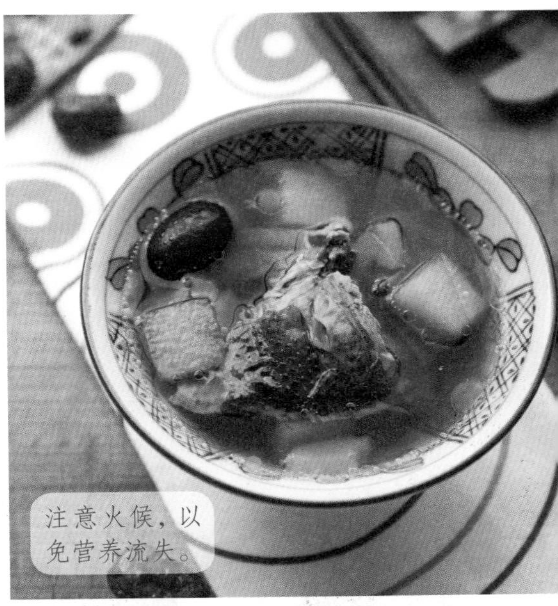

糖醋山药

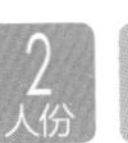

2人份 200克/人

原料：山药 1 根、胡萝卜半根、白醋 3 勺、白糖 2 勺、盐适量。

做法：①山药削皮洗净，切片，再用水冲洗几下；胡萝卜洗净切片。

②起油锅，下胡萝卜片，炒至变色，加入山药片。

③先加白醋 3 勺，然后加入白糖 2 勺。

④翻炒均匀，加盐，然后加一点开水。翻炒至汤汁收干，再翻炒均匀即可。

功效：补气养血，补虚抗衰。

山药切后一定要放
入水中，否则很快
会被氧化变黑。

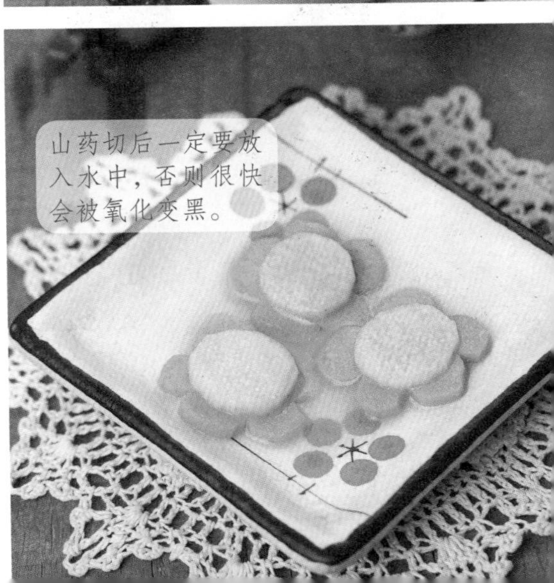

花椰菜可预防乳腺癌

新鲜的花椰菜有很好的抗癌作用，刺激人体分泌能够阻止乳腺癌细胞生成的酶。花椰菜味道好，还有保健作用，女性朋友不妨多吃。

花椰菜中还含有一种名为萝卜硫素的化合物，可减缓乳腺癌细胞生长，对早期乳腺癌患者而言效果尤为明显。

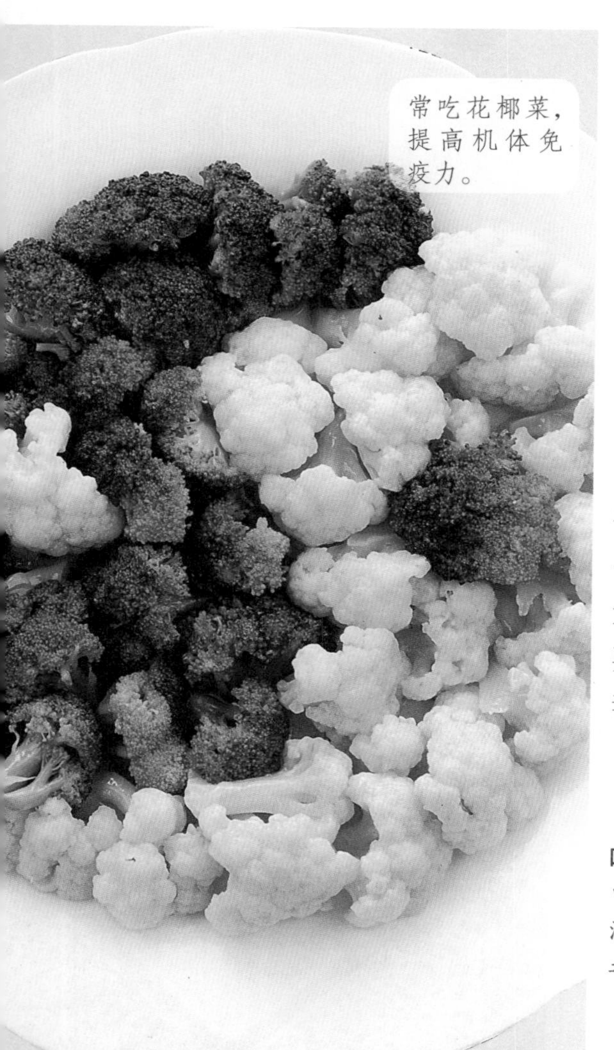

常吃花椰菜，提高机体免疫力。

花椰菜的其他好处

· 抗癌防癌。长期食用可以降低乳腺癌、直肠癌及胃癌等癌症的发病概率。

· 清理血管。类黄酮除了可以防止感染，还是很好的血管清理剂，能够阻止胆固醇氧化，防止血小板凝结成块，从而减少心脏病与脑卒中的危险。

· 补充维生素 K。有些人的皮肤一旦受到小小的碰撞和伤害就会变得青一块紫一块，这是因为体内缺乏维生素 K 的缘故。补充的最佳途径就是多吃花椰菜。

· 提高人体免疫力。花椰菜的维生素 C 含量较高，不但有利于人的生长发育，更重要的是能提高人体免疫功能，促进肝脏解毒，增强人的体质，增加抗病能力。

吃前用盐水浸泡 5 分钟 花椰菜在生长的过程中，为了减少菜虫对花椰菜的残害，可能会喷洒大量的农药。为了去除残留农药和菜虫，吃之前要将花椰菜放在盐水里浸泡 5 分钟。

蒜炒花椰菜 2人份 100克/人

原料：花椰菜 100 克、西蓝花 100 克、胡萝卜 30 克、蒜 2 瓣、盐适量。

做法：①西蓝花和花椰菜洗净分小块；胡萝卜洗净切片；蒜切片备用。

②煮一锅水，将西蓝花块和花椰菜块烫熟捞起，沥干备用。

③锅中放油后，爆香蒜片。

④放入西蓝花块、花椰菜块和胡萝卜片略炒，加盐调味后即可盛盘。

功效：预防肥胖，抗癌抗氧化。

宜急火快炒，断生之后马上盛出。

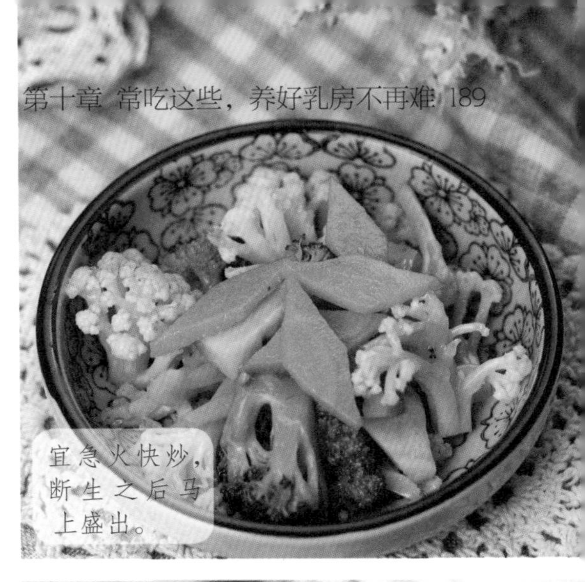

番茄花椰菜

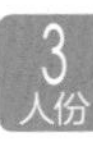

原料：花椰菜 400 克、番茄 1 个、盐适量、白糖适量、葱花适量。

做法：①花椰菜洗净掰开；番茄洗净切小块。

②锅中放入适量清水，大火烧沸后将花椰菜放入，氽烫 3 分钟后捞出，沥水待用。

③锅烧热，下适量的油，下葱花爆出香味。

④下番茄块，翻炒出汁；倒入氽烫过的花椰菜，翻炒变软；加入适量的白糖和盐，翻炒均匀即可。

功效：延缓衰老，防癌抗癌。

加糖时可以根据各自的口味。

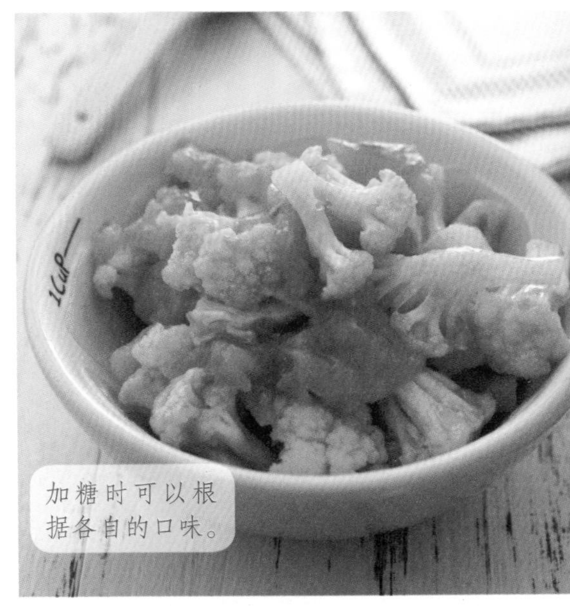

花椰菜虾米排骨汤

原料：猪骨汤 1500 毫升、花椰菜 400 克、虾米 80 克、酱油适量、香菜适量。

做法：①将花椰菜择洗干净，切朵，放入盐水中浸泡 5 分钟，冲洗一遍，沥干。

②将虾米洗净，放入盛有预先煮好的猪骨汤的砂锅中，盖锅盖，大火煮滚。

③转小火煲 30 分钟，揭盖，放入花椰菜，再大火煮 10 分钟。

④倒入适量的酱油调味，关火，放香菜。

功效：通络化瘀，养颜瘦身。

花椰菜和牛奶不要同食，会影响牛奶中钙的消化吸收。

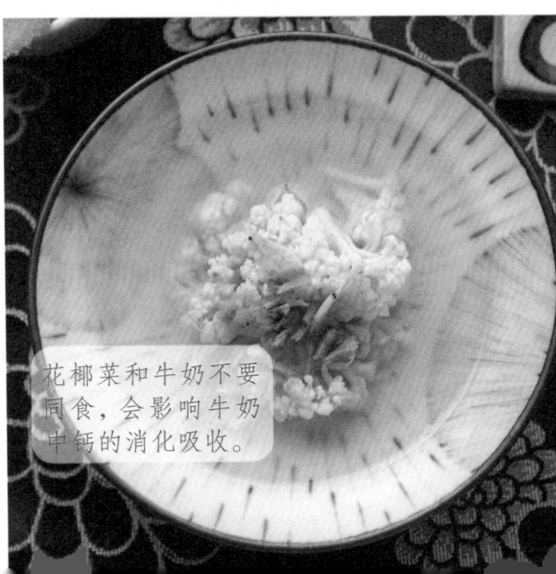

玉米丰富的营养让乳房更坚挺

鲜玉米中所含的大量天然维生素 E 可以调节神经，增强新陈代谢，并能让皮下组织丰润有弹性，若是常补充维生素 E，女性皮肤就会富有弹性和光泽。此外，玉米含丰富的钙、磷、镁、铁、硒、维生素 B_1、维生素 B_2、维生素 B_6、维生素 E 和胡萝卜素等营养物质，能帮助乳房发育，使乳房更坚挺。

玉米的营养价值在谷类食物中也是出类拔萃的。每 100 克玉米的脂肪含量是 3~4 克，为精米白面的 3 倍，其脂肪特点是：一半以上为亚油酸，并含有谷固醇、卵磷脂、维生素 E 等有利于人体健康的物质。

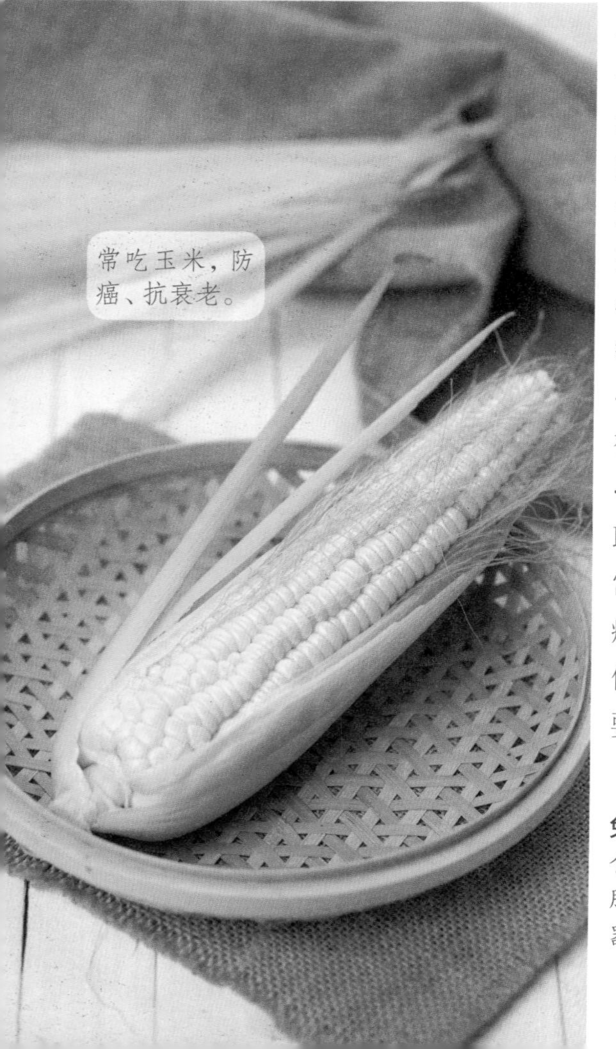

玉米的其他好处

· 预防心脑血管疾病。现代研究证实，玉米含有大量的不饱和脂肪酸，其中亚油酸的含量高达 60%，它和玉米胚芽中的维生素 E 协同作用，可降低血液胆固醇浓度，并防止其沉积于血管壁。因此，玉米对冠心病、动脉粥样硬化、高脂血症及高血压等都有一定的预防和治疗作用。

· 明目。玉米含有类黄酮，对视网膜黄斑有一定抑制作用，所以多吃玉米可以明目。

· 玉米能防癌、抗衰老。当硒与维生素 E 联合作用时，能防治多种癌症，尤其是最常见的乳腺癌和直肠癌。镁一方面能抑制癌细胞的发展，另一方面能加强肠壁蠕动，促使体内废物排出体外，这对防癌也有重要意义。

免疫力低下的人不要多吃 如果每天摄入的膳食纤维超过 50 克，会使人的蛋白质合成受阻，脂肪利用率降低，造成骨骼、心脏、血液等脏器功能的损害，降低人体的免疫能力。

松仁玉米 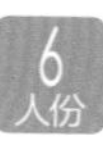 

原料：新鲜玉米 1 根、松仁 50 克、青椒 1 个、红椒 1 个、盐适量、白糖适量、牛奶适量。

做法：①将玉米煮熟后剥粒；青椒、红椒切丁。

②不要倒油，将松仁放入锅中，用小火慢慢将松仁焙香，待松仁变微黄色，盛出自然冷却。

③锅中倒入油，大火加热至七成热时，倒入玉米粒，再倒入青椒、红椒丁，翻炒 1 分钟。

④加入适量盐和白糖，再倒入 3 汤匙牛奶，搅匀，待牛奶快收干时，放入松仁即可。

功效：延缓脑衰老，增强记忆力。

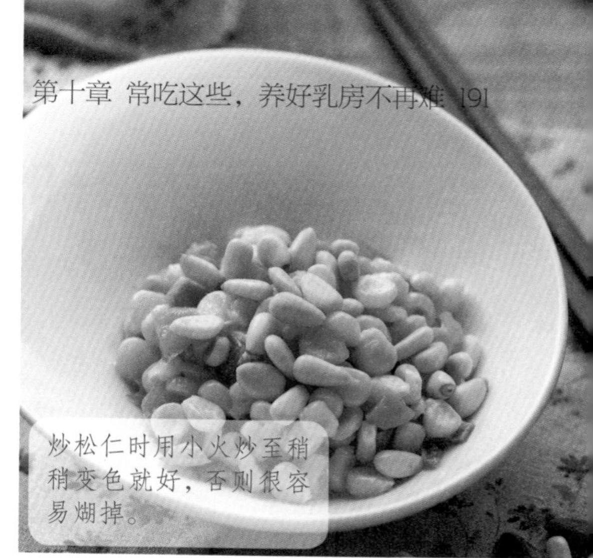

炒松仁时用小火炒至稍稍变色就好，否则很容易煳掉。

玉米猪骨汤 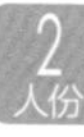 

原料：猪骨 400 克、玉米 1 根、姜 1 小块、葱 1 段、盐 4 克。

做法：①姜切片，葱切段，玉米劈开切段。

②猪骨洗净，放入锅中，煮出血水后捞出，然后放入砂煲，放入姜片和葱段，注入足够的清水。

④放入玉米段，大火烧沸，小火煲 1.5 小时，最后加入盐调味即可。

功效：开胃健脾，利水祛湿。

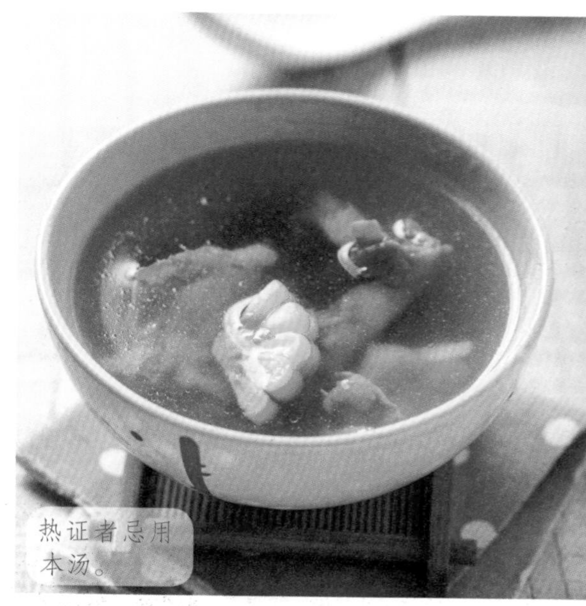

热证者忌用本汤。

玉米蛋花粥 2人份 150克/人

原料：玉米粒 50 克、大米 200 克、鸡蛋 1 个、姜适量、枸杞子适量、盐适量、香油适量。

做法：①大米洗净后浸泡 2 小时，姜切末。锅内放水，将泡好的大米放入，大火煮沸之后转小火，再放入姜末，大米煮开花之后放入玉米粒。

②枸杞子浸泡 5 分钟；鸡蛋打散。

③粥煮至浓稠后放入枸杞子，并将蛋液淋入锅内，加入盐调味，再淋一点香油即可。

功效：调中开胃，降低血压。

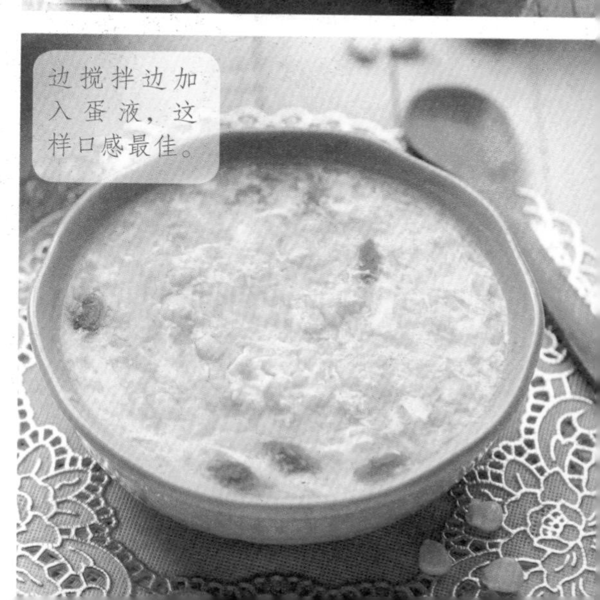

边搅拌边加入蛋液，这样口感最佳。

酒酿，营养好吃又丰胸

酒酿有很好的丰胸效果。酒酿是由糯米或者大米经过酵母发酵而制成的一种风味食品，其产热量高，富含碳水化合物、蛋白质、B 族维生素、矿物质，而这些都是人体不可缺少的营养成分。

酒酿里含有少量的酒精，而酒精可以促进血液循环，防止皱纹形成。酒酿益气、养颜、补血、生津，对产妇有催乳作用。

现代医学认为，酒酿可丰胸是因为酒酿中的糖化酵素发挥了作用，糖化酵素是天然激素，有丰胸、调节内分泌的功效。

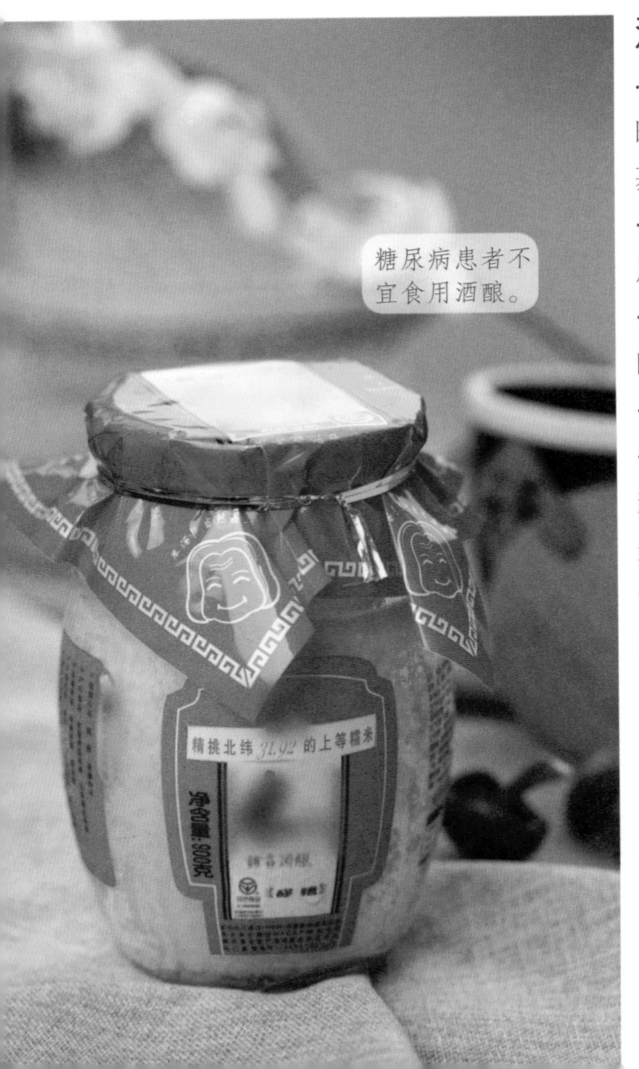

酒酿的其他好处

· 增进食欲。体质虚弱的女性，或来月经时食欲低下者，都可以将酒酿作为料理的基本材料。

· 健身、暖胃。甜酒酿具有健身、暖胃的作用，适合在寒冬进补食用。

· 益气生津、活血止痛。酒酿对于坐月子的女性很有帮助。

· 防治骨质疏松、佝偻病、缺铁性贫血症。

· 美容养颜。酒酿能促进血液循环，促进新陈代谢，补血养颜，让女性面色红润。适合经常手脚冰凉、胃寒胃痛者。甜酒酿也能直接当面膜涂抹在脸上，达到美白效果。

酒酿吃多易上火 酒酿含有人体不可缺少的营养成分，例如氨基酸、维生素。除了丰胸，还对身体有不少好处。但是吃多了容易上火，一定要注意适可而止。

酒酿 6人份 100毫升/人

原料：糯米 500 克、安琪甜酒曲 2.5 克。

做法：①糯米提前 2~3 小时泡好；安琪甜酒曲备好；糯米洗净，均匀地铺在垫有纱布的蒸格里蒸；准备凉开水一碗，将 2.5 克的甜酒曲倒入凉开水中化开。

②糯米蒸好，大概需要 20 分钟，将蒸好的糯米放在容器里，用勺子翻拌散开，使糯米温度迅速降低到 30℃。将化好了的安琪甜酒曲水倒在容器里，和糯米一起拌均匀。拌好的糯米用勺子轻轻压平，中间戳个圆形的洞。

③将容器盖上盖，用塑料袋套紧，室温下放置 48 小时即可。

功效：提气补虚，活血化瘀。

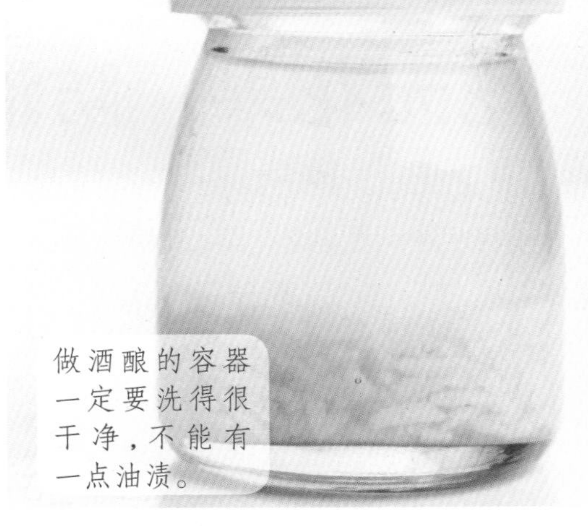

做酒酿的容器一定要洗得很干净，不能有一点油渍。

酒酿蛋 2人份 100克/人

原料：酒酿 200 克、冰糖适量、鸡蛋 1 个。

做法：①煮 1 小锅水、取 1 块冰糖放进锅中，煮溶化。

②加入酒酿，将鸡蛋打入碗中搅拌均匀，要慢慢地加入到锅中，容易出蛋花。

③水沸后即可。

功效：益气生津，促进乳腺发育。

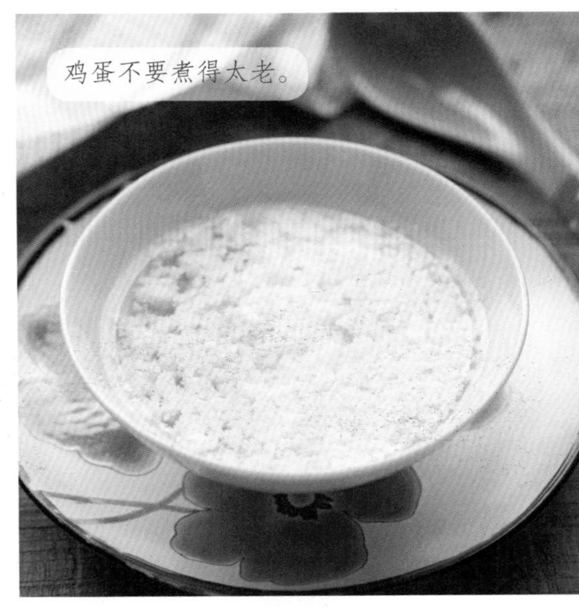

鸡蛋不要煮得太老。

干烧酒酿虾 2人份 100克/人

原料：带壳虾 12 只、青椒片 50 克、红椒片 50 克、葱段适量、甜酒酿适量、盐适量、米酒适量、蒜末适量。

做法：①先将虾洗净，挑去肠泥，剪去须。

②热平底锅，下 1 大匙油，放入蒜末炒香。

③然后加入虾，炒至两面微变红。

④加入水和调味料炒匀。

⑤下青椒片、红椒片、葱段大火煮至酱汁微收即可。

功效：气血双补，养颜美容。

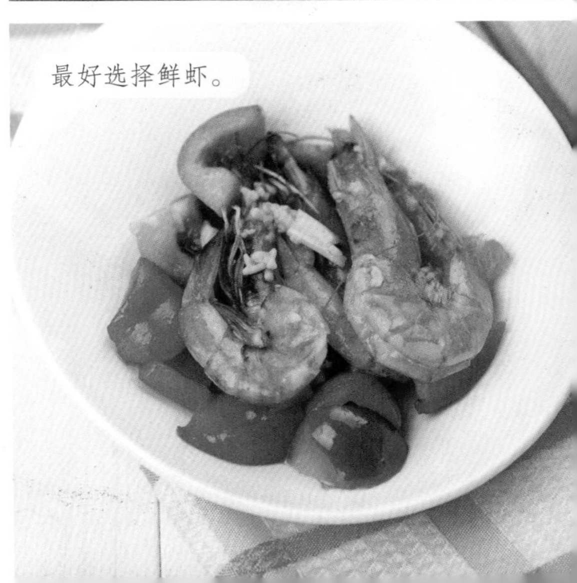

最好选择鲜虾。

吃无花果，防治乳腺癌

近年来，国内外医学专家对无花果进行了深入研究和分析，发现南美洲部分地区的居民经常食用无花果，其癌症发病率很低。原来在无花果中，含有一种极少量的放射体，对防治癌症有一定效用。

法国科学家认为，无花果中含有一种抗癌素，能防治早期癌症；日本医学家已经从无花果中成功地提取了一种叫“苯四醛”的抗癌物质，可以阻止癌细胞增殖，并且能够防治早中期癌症。无花果的膳食纤维含量很高，每 100 克中含 2.75 克膳食纤维，可有助预防乳腺癌。此外，它还富含钙、钾和镁。如果吃不到新鲜的，干无花果也一样。

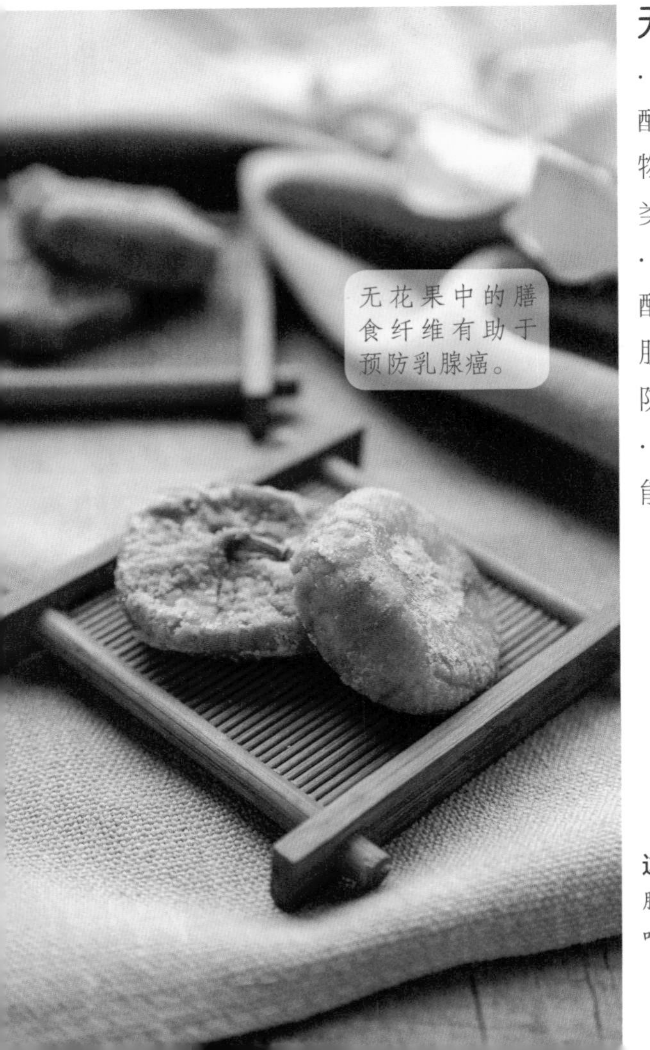

无花果中的膳食纤维有助于预防乳腺癌。

无花果的其他好处

· 通便。无花果含有苹果酸、柠檬酸、脂肪酶、蛋白酶、水解酶等，能帮助人体对食物的消化，促进食欲，又因其含有多种脂类，故具有润肠通便的效果。

· 祛脂降压。无花果所含的脂肪酶、水解酶等有降低和分解血脂的功能，可减少脂肪在血管内的沉积，进而起到降血压、预防冠心病的作用。

· 止咳。有利于咽喉部局部炎症治愈，并能解除局部痒感，从而阻断咳嗽反射。

这些人不能吃 脂肪肝患者、脑血管病患者、腹泻患者、正常血钾性周期性麻痹患者不适合吃无花果；大便溏薄者不宜生吃无花果。

无花果银耳汤 3 人份 200 毫升/人

原料：无花果 350 克、银耳适量、冰糖适量。

做法：①银耳温水泡发，撕成小朵加水，放入电压力锅，煮至银耳变软。

②无花果洗净对切。

③无花果放入普通锅中，再加入适量水，大火烧沸。

④加入适量冰糖，煮沸后转中火，再煮一会儿。

⑤加入煮好的银耳，一起煮几分钟即可。

功效：滋润皮肤，排毒养颜。

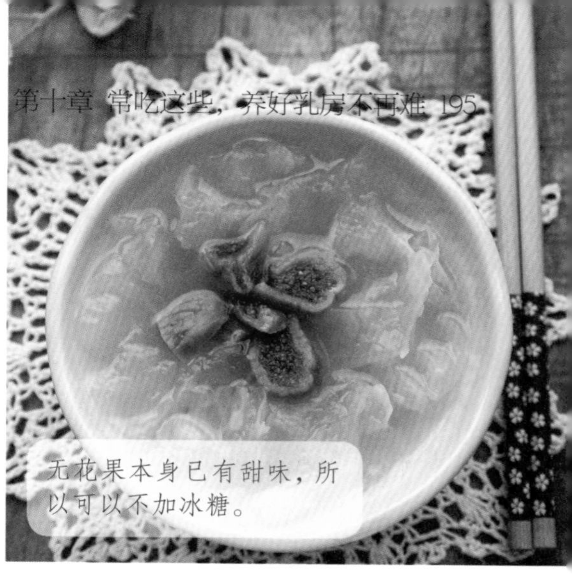

无花果小米羹 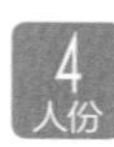 

原料：无花果若干、排骨 200 克、小米半杯。

做法：①无花果清洗干净。

②排骨切块，清洗干净，清水捞煮，去浮沫和血水。

③将无花果和排骨块倒入煲锅，大火煲 3 小时。

④小米清洗干净，清水浸泡。

⑤在排骨和无花果煲出浓汤后，加入小米，继续煲 30 分钟即可。

功效：降血脂，降血压。

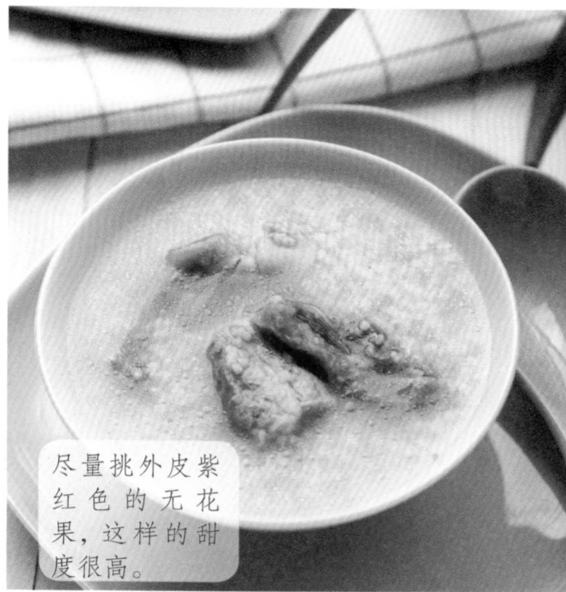

无花果酸奶蛋糕 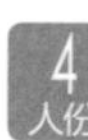 

原料：蛋清 4 个、蛋黄 3 个、白糖 75 克、柠檬汁适量、柠檬皮碎 1/2 个、酸奶 80 克、低筋面粉 80 克、干无花果碎适量。

做法：①蛋黄加 25 克白糖打白，再加入柠檬汁和柠檬皮碎和油打匀。

②再把筛好的蛋糕粉倒入，加酸奶，拌到呈光滑状；蛋清分 3 次加入。剩下的糖拌一部分到蛋黄糊中，再全部倒入蛋清盆中拌匀，加入干无花果碎略拌。

③倒入模中，进烤箱（烤箱预热 180℃），烤 30 分钟，出炉后马上倒扣。

④吃的时候可在顶部放些鲜无花果，口感更好。

功效：健脾消食，润肠通便。

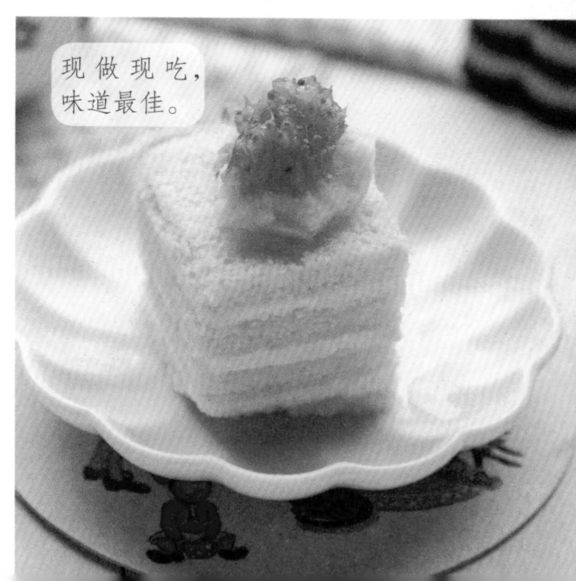

赤小豆可治疗气血虚弱型产后缺乳

赤小豆又叫红饭豆，富含淀粉，因此又被人们称为“饭豆”，是人们生活中不可缺少的杂粮。赤小豆富含叶酸，有补气血、催乳的作用，对产妇有通乳汁、补身体、促康复的功效。

在南宋著名医家陈自明写的《妇人大全良方》一书中，他提到自己的妻子“产后乳脉不行已七十日”，结果身为妇科大师的陈自明也是没有办法，用了很多药都无效。这时，有朋友送给他们家一些赤小豆，陈自明就煮了赤小豆汤给妻子喝，没有想到的是，“当夜乳脉通行”。陈自明大吃一惊，赶快翻书，看到《本草纲目》曾记载过，赤小豆有通乳的作用。

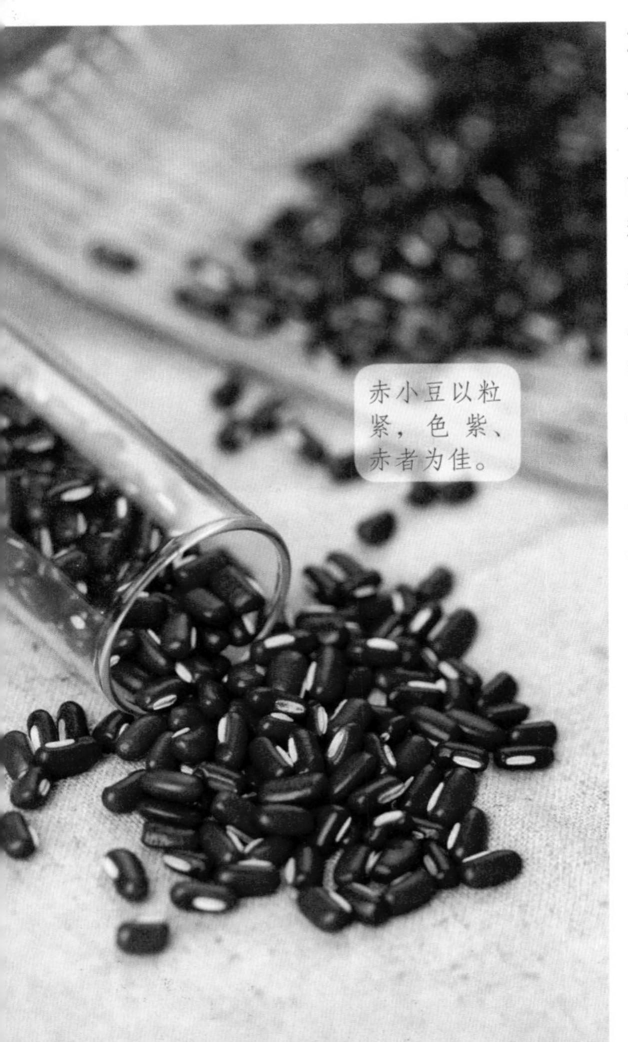

赤小豆以粒紧，色紫、赤者为佳。

赤小豆的其他好处

· 利尿消肿。赤小豆含有较多的皂角苷，可刺激肠道，因此它有良好的利尿作用，能清除体内毒素和多余的水分，促进血液和水分新陈代谢，有利尿、消水肿的作用。赤小豆还可用于治疗心脏性和肾脏性水肿、肝硬化腹水、脚气病水肿；外用于疮毒之症，效果显著。

· 降压祛脂。赤小豆具有良好的降血压、降血脂、调节血糖的作用，使血压更易控制，并使毛细血管扩张，血黏度降低，微循环改善。

· 解毒。赤小豆能清理身体内长期淤积的毒素，增进身体健康。

· 抑癌抗瘤。赤小豆可以延缓和抑制癌细胞生长、扩散，使癌细胞退化萎缩。

红豆不是赤小豆 赤小豆从形状上和红豆就不一样。红豆比较大，比较圆，稍微煮煮就变得软烂，口感很好。而赤小豆不仅形状比一般红豆小，而且更细长，形状扁扁的。

赤小豆荸荠糖水 3人份 200毫升/人

原料：赤小豆 120 克、荸荠适量、冰糖适量。

做法：①赤小豆浸泡 5 小时。

②荸荠去皮，切小块。

③锅中加水 4 碗，将赤小豆和荸荠块一起下锅，煲至赤小豆爆开，下冰糖调味即可。

功效：清热解毒，利水除湿。

赤小豆如果能泡
一个晚上，煲的
时候更容易绵软。

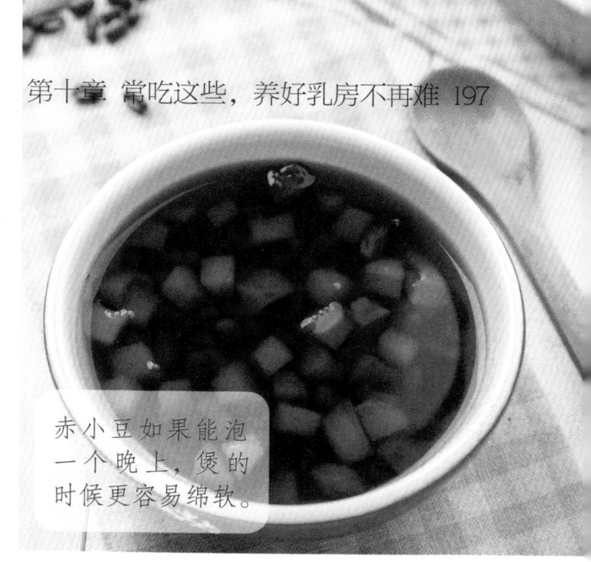

赤小豆莲藕猪肉汤 5人份 200毫升/人

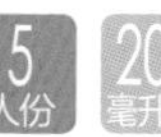

原料：赤小豆 30 克、莲藕 500 克、猪瘦肉 250 克、桑葚适量、盐适量。

做法：①将赤小豆洗净，用清水浸软；莲藕去节去皮，洗净切段；猪瘦肉洗净切片，备用。

②锅内加入适量的水，把赤小豆、莲藕段、猪瘦肉片放进去，大火烧沸，再改用小火炖熟，最后加入桑葚和盐调味即可。

功效：益气活血，健脑补气。

糖尿病患者不
宜多吃莲藕。

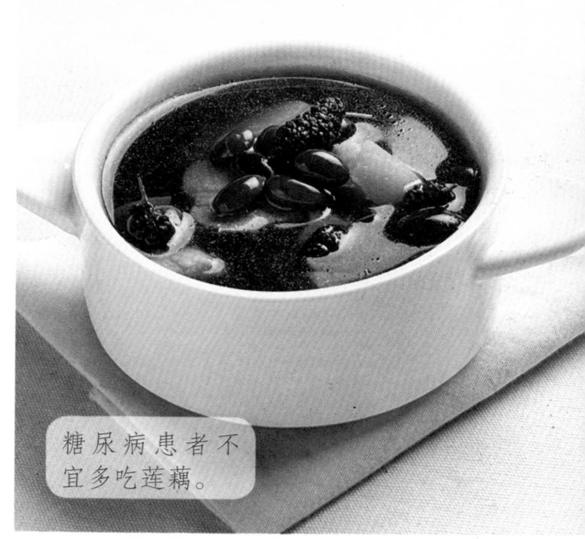

赤小豆鲤鱼汤 4人份 200毫升/人

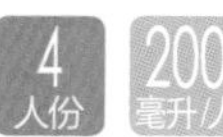

原料：赤小豆 100 克、鲤鱼肉 300 克、姜丝适量、葱末适量、料酒适量、米醋适量、盐适量、胡椒粉适量、香油适量。

做法：①把赤小豆和鲤鱼肉洗净，一起放入锅内。

②加入姜丝、葱末、料酒、米醋、盐以及适量的清水进锅，大火烧沸，撇去浮沫。

③改用小火炖至熟烂，放胡椒粉、香油调味即可。

功效：健脾行水，降低胆固醇。

鲤鱼是发物，
有恶性肿瘤、
淋巴结核等疾
病的人忌食。

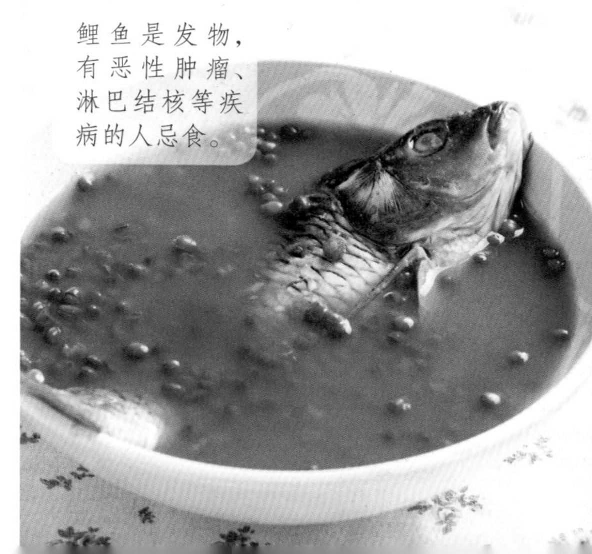

红枣补气血，促使乳房良好发育

红枣性温，味甘，含有蛋白质、氨基酸、胡萝卜素、维生素、铁、钙、磷等物质，能促进女性雌激素的分泌，加强乳房发育。

当供应胸部的气血不足时，乳房就得不到充分的营养，进而乳房发育就会受到影响。此外，气血不足是乳房衰老的主要原因，当你呼吸越来越浅、血液循环渐渐减慢时，乳房会缺少充气感和膨胀感，渐渐下垂。

其实只要及时补充气血，就可以促进乳房良好发育，并且可延缓乳房衰老。

众所周知，红枣是很好的补气血的食物，因此为了乳房的丰满和美丽，多吃些红枣吧！

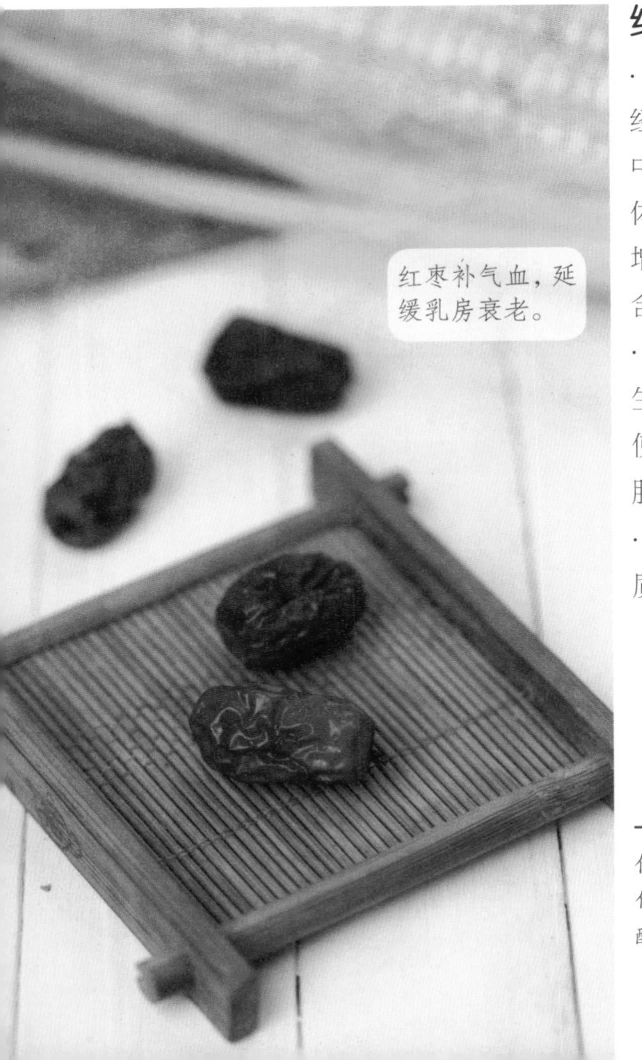

红枣的其他好处

· 让面色红润。红枣中富含铁，对防治月经性贫血和产后失血有重要作用。红枣中还含有大量的环磷酸腺苷，它能调节人体的新陈代谢，使新细胞迅速生成，并能增强骨髓造血功能，增强血液中红细胞的含量。

· 让肌肤润泽。红枣的营养十分丰富，维生素C和维生素P含量较高。常吃枣能使皮肤的弹性增强，皮下组织丰满，使皮肤变得细嫩光滑。

· 让身姿挺拔。红枣中富含钙，对防治骨质疏松有重要作用，能让你的身体更挺拔。

一次不宜超过10颗 红枣虽然可以经常食用，但一次最好别超过10颗，吃得过量会有损消化功能，引发便秘；过多食用红枣还会引起胃酸过多和腹胀。

红枣糕 4人份 100克/人

原料：去核红枣50克、牛奶60毫升、鸡蛋4个、红糖120克、白糖30克、盐3克、低筋面粉150克、泡打粉5克。

做法：①红枣泡开，去核洗净，切成小丁，浸泡在牛奶中，最好让牛奶全部渗进红枣中。

②鸡蛋打在桶里，放入红糖和白糖，先中速打溶糖，然后快速打成浓稠状。

③加入牛奶红枣和油，慢速打匀，再筛入低筋面粉和泡打粉，快速翻拌均匀。

④烤箱预热170℃，中层上下火，烤35分钟。

功效：抗肿瘤，抗过敏。

爱上火的人少吃红枣糕。

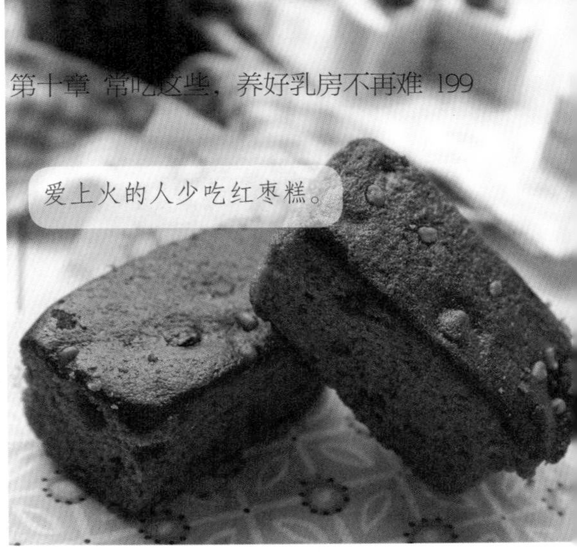

红枣拔山药 2人份 150克/人

原料：红枣100克、山药200克、白糖适量、生粉适量、番茄酱适量。

做法：①将去皮山药切片，泡入清水；红枣泡水30分钟。准备少量番茄酱，放1勺生粉，加少量清水，拌匀，再放2勺白糖，拌匀。

②入小半锅开水，倒入山药，汆水2分钟，捞出。再放入红枣，汆水5分钟，捞出。准备好盘子，倒入山药和红枣，放入蒸锅，隔水蒸20分钟；锅入油，倒入料汁，小火加热，搅拌至浓稠，浇在红枣、山药上即可。

功效：补益脾胃，提高免疫力。

可以戴上手套再洗山药，以免手痒。

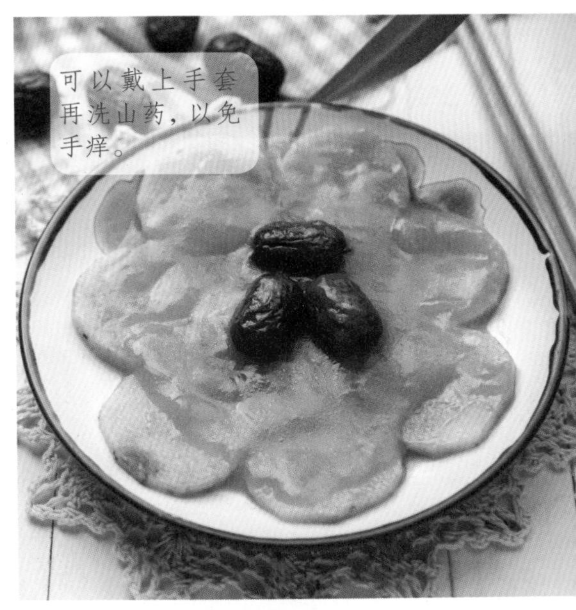

小米红枣花生粥 2人份 100克/人

原料：红枣8颗、小米15克、花生30克、银耳40克、红糖20克。

做法：①小米提前浸泡2个小时；银耳和红枣分别浸泡，中间换2次水。小米和花生倒入电饭煲开启煮饭键煮。

②花生快软时放入红枣和银耳，再开启煮饭键煮30分钟，到汤汁浓稠即可断电。

③汤汁浓稠后加入红糖调味，盖上锅盖闷一会儿，红糖溶化即可食用。

功效：补血养颜，除湿轻身。

红糖的量可根据自己的喜好添加。

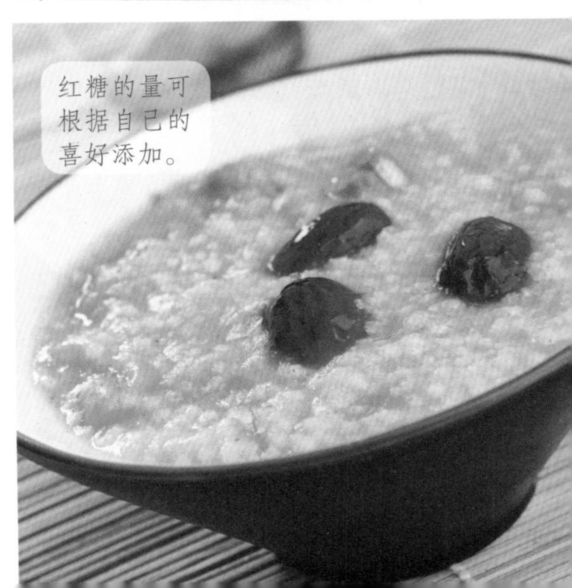

常吃黑芝麻，丰胸美胸

黑芝麻富含维生素E，能促使卵巢发育和完善，使成熟的卵细胞增加，刺激雌激素的分泌，从而促进乳腺管增长，达到丰胸效果。

黑芝麻中还含有强力抗衰老的营养元素芝麻酚，故黑芝麻是延缓女性衰老的重要滋补食品，其中的B族维生素含量十分丰富，可促进新陈代谢，有利于雌激素和孕激素的合成，起到美胸的功效。

此外，黑芝麻可以使皮肤保持柔嫩、细致和光滑。有习惯性便秘的人，肠内存留的毒素会伤害人的肝脏，也会使皮肤粗糙。黑芝麻能滑肠，治疗便秘，并具有滋润皮肤的作用。

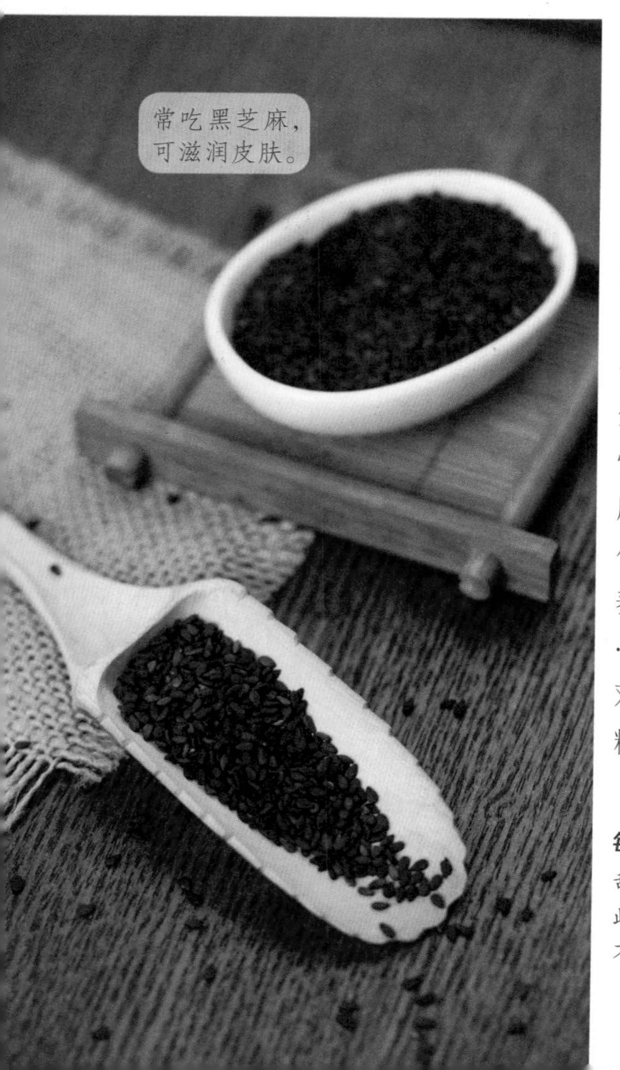

黑芝麻的其他好处

· 乌发润发。现代研究证明，头发毛囊中黑素细胞分泌黑色素减少是生白发的主要原因，其中酪氨酸酶数量减少是病理机制之一。研究发现黑芝麻水提液能够促使酪氨酸酶数量增多，黑色素的合成量也就得以提高，白发因此又可以重新变得乌黑。

· 养颜润肤。研究认为，减少自由基的产生，清除老化代谢产物和提高抗氧化酶活性等，是延缓皮肤衰老的有效方法。黑芝麻中富含的天然维生素E，是良好的抗氧化剂，适当地补充维生素E可以起到润肤养颜的作用。

· 提高生育能力。黑芝麻富含锌元素，这对于男性非常重要，因为锌元素可以提高精子的活力，增强男性生育能力。

每天半小匙 吃过多的黑芝麻会造成内分泌紊乱，引发头皮油腻，导致毛发枯萎、脱落。因此，黑芝麻比较适合的食用量是每天半小匙，不能超过1汤勺。

黑芝麻脆饼 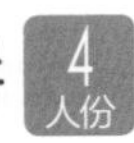 

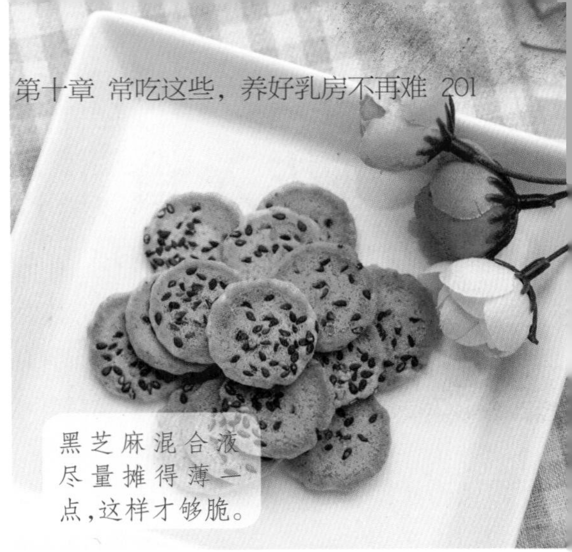

黑芝麻混合液尽量摊得薄一点，这样才够脆。

原料：黑芝麻 25 克、白糖 70 克、低筋面粉 90 克、鸡蛋 3 个。

做法：①面粉过筛到一个大容器里，并打入鸡蛋；黑芝麻撒到有蛋糊的大容器中，加入白糖和油，所有食材拌匀。

②挖适量黑芝麻混合液，放入电饼铛的下发热盘。

③用煎烤类“烤蛋糕”功能来烤制。

功效：养发润肠，益阴润燥。

黑芝麻汤圆  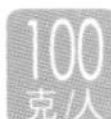

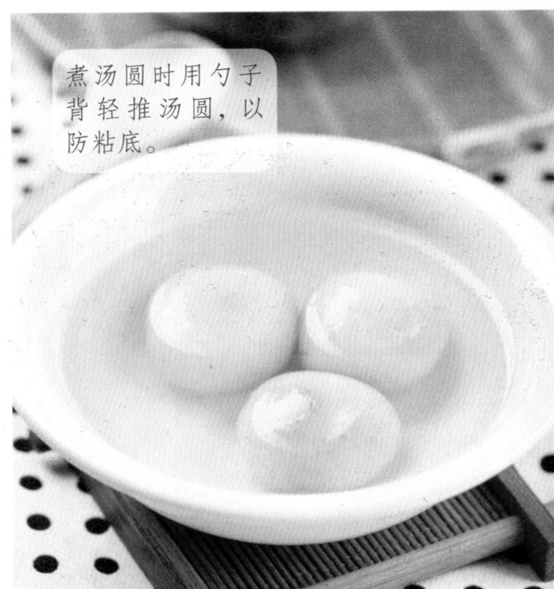

煮汤圆时用勺子背轻推汤圆，以防粘底。

原料：糯米粉 300 克、黑芝麻 300 克、白糖 300 克。

做法：①黑芝麻炒熟，碾碎，拌上油、白糖，三者比例大致为 2:1:2；适量糯米粉加水和成团，以软硬适中、不粘手为好，揉搓成长条，用刀切成小块。

②将小块糯米团揉成球状，用拇指在球顶压一小窝，将适量芝麻馅放入。

③用手指将窝口逐渐捏拢，再放在掌心中轻轻搓圆，包好后如山楂大小。烧水至沸，包好的汤圆下锅，煮至浮起即可食用。

功效：滋补肝肾，养气养血。

黑芝麻奶酪 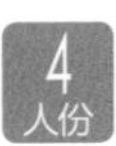 

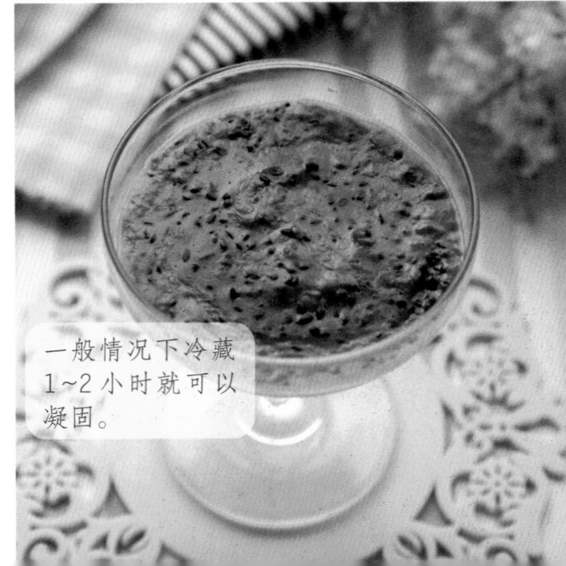

一般情况下冷藏 1~2 小时就可以凝固。

原料：牛奶 300 毫升、白糖 25 克、无糖黑芝麻酱 2 大匙、吉利丁片 6 克。

做法：①吉利丁片泡冰水软化；将牛奶和白糖放入锅中，小火煮至糖溶化。将泡软的吉利丁片水分挤干，加入热牛奶搅拌至融化。牛奶放置微温后，将黑芝麻酱加入搅拌均匀。

②准备一个盆子，放入冰块水，将黑芝麻奶酪液隔冰块水边搅拌边降温至浓稠状。

③待黑芝麻奶酪液变浓稠后，将其倒入杯中，放入冰箱冷藏至凝固即可。

功效：养血通乳，延缓衰老。

玫瑰花入食，防止乳腺增生

《本草正义》中道："玫瑰花，清而不浊，和而不猛，柔肝醒胃，疏气活血，宣通窒滞而绝无辛温刚燥之弊，断推气分药之中，最有捷效而最为驯良者，芳香诸品，殆无其匹。"女性的乳腺增生，和肝郁气滞有密切关系，而玫瑰花有很好的理气活血作用，是中医治疗乳腺增生的主要食疗食材，可以起到预防和缓解的作用。

玫瑰花中含有300多种化学成分，如芳香的醇、醛、脂肪酸、酚和含香精的油和脂，常食玫瑰花制品可柔肝醒胃，舒气活血，美容养颜，令人神爽。玫瑰初开的花朵及根可入药，有理气、活血、收敛等作用。此外，玫瑰花富含的维生素C、B族维生素、维生素E、维生素K，以及单宁酸、氨基酸、天然保湿因子，可补充肌肤的胶原蛋白，维持和增强肌肤弹性。

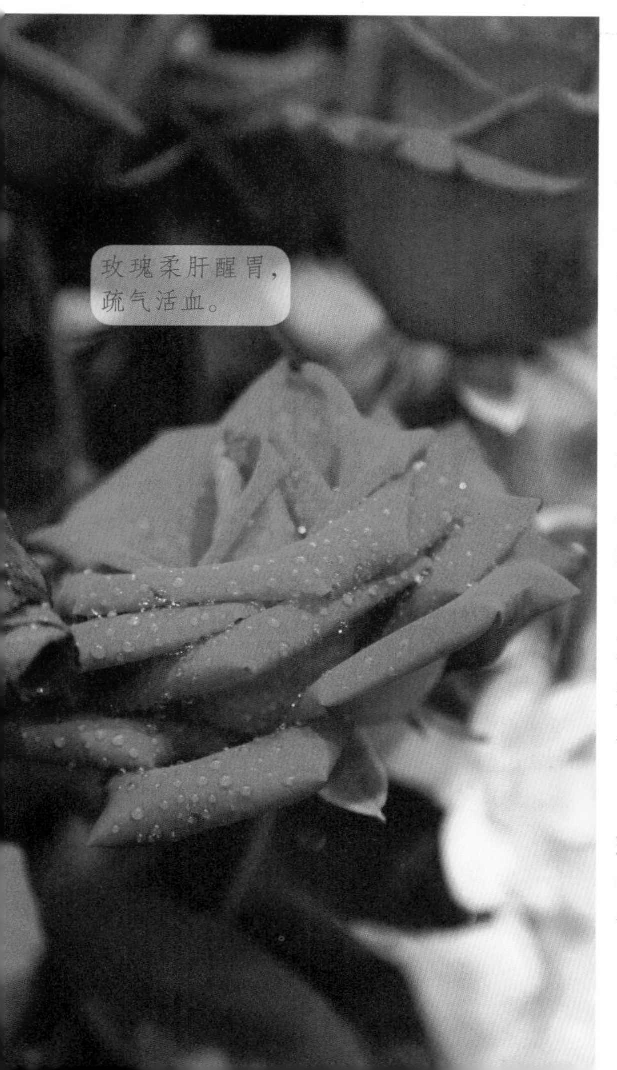

玫瑰柔肝醒胃，疏气活血。

玫瑰花的其他好处

· 消除疲劳，增强体质。常喝玫瑰花茶可以有效缓解疲劳，舒散心情，散发郁气，减轻腰酸背痛等不良症状，对增强体质也有良好的作用。

· 改善肠胃、调理气血。玫瑰花茶具有调节内分泌，增强血液循环，健脾养肝，增强气血的功效。

· 美容养颜、调经止痛。玫瑰花茶还有一个神奇的功效就是美容养颜，常喝可以滋润皮肤，祛除黑斑，改善肤色，同时对女性痛经、月经不调等症状有辅助治疗的作用。

· 改善内分泌失调。玫瑰花中含大量的B族维生素、维生素C、维生素E、维生素K，这些对于治疗内分泌失调、消除疲劳都有一定的帮助。

玫瑰花不要和茶叶一起浸泡 茶叶中含有大量的鞣酸，这种物质会影响玫瑰花对于身体的保健作用，其疏肝解郁的作用就会下降。

桂圆玫瑰花茶 1人份 200毫升/人

原料：桂圆 20 克、玫瑰花蕾 5 克、菊花 5 克。
做法：①桂圆剥壳，去核，取肉。
②清水煮开，放入桂圆肉，小火煮 8 分钟，放入玫瑰花蕾和菊花。小火 10~15 分钟，稍凉即可饮。
功效：理气解郁，活血散瘀。

爱上火的人少喝，以免火上加火。

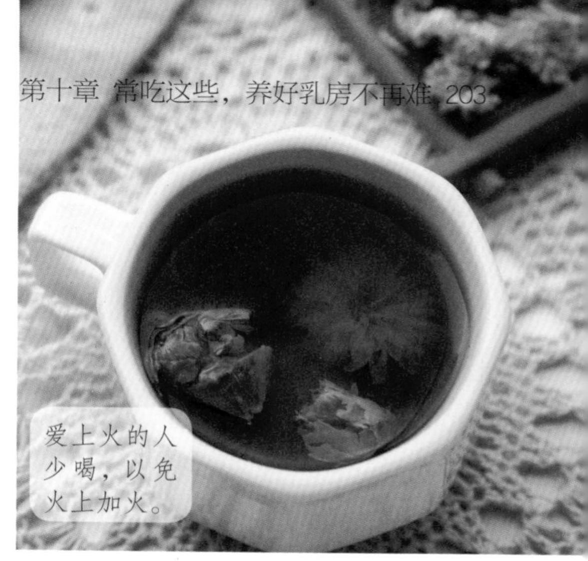

玫瑰花酱 40人份 100毫升/人

原料：玫瑰花 2000 克、蜂蜜 1000 毫升、冰糖 800 克。
做法：①把花瓣一一挑选摊开，用清水清洗干净，浸泡 1 小时以上，沥干水，放入无水容器。
②放入冰糖、蜂蜜，与玫瑰花瓣充分搅匀，放置 30 分钟以上。放入无水干净的玻璃器皿，入冰箱冷藏，1 周后即可食用，可以包蒸饺，炖红烧肉，或是直接用面包蘸着吃。
功效：养颜润肤，调节内分泌失调。

玫瑰花酱刚做好时空口食用有淡淡的苦味。

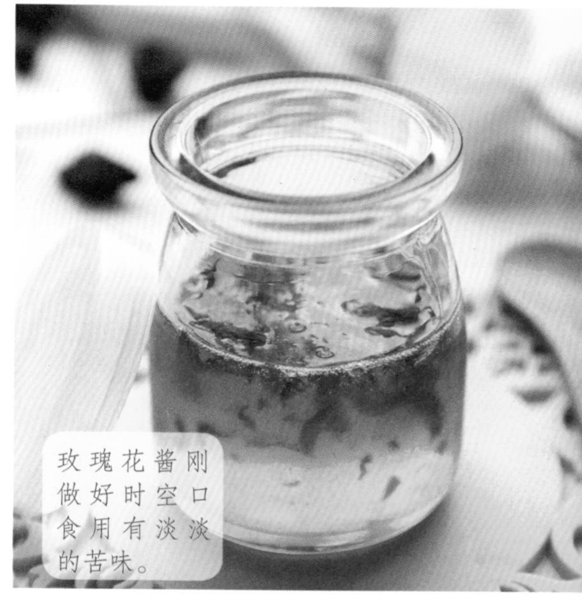

玫瑰花饼干 3人份 150克/人

原料：低筋面粉 100 克、无盐黄油 60 克、白砂糖 50 克、全蛋液 20 毫升、杏仁粉 20 克、泡打粉 0.4 克、小苏打 1 克、夏威夷果 20 克、玫瑰花 10 克、朗姆酒适量。
做法：①取干燥玫瑰花花瓣，提前用朗姆酒浸泡一晚；室温软化的黄油中加入白砂糖，搅打至白砂糖融化，再加入打散的全蛋液，用打蛋器搅拌均匀。
②所有粉类一起过一遍筛，再将粉类一同筛入黄油糊糊，用橡皮刮刀以不规则的方向搅拌均匀。面糊中加入泡透的玫瑰花和夏威夷果粒。
③用手和成面团，包上保鲜膜，放入冰箱冷藏 30 分钟；再放入预热 180℃的烤箱以上下火烤 30 分钟即可。
功效：活血调经，补气美容。

混合原料不必过度搅拌，以免面粉起筋，影响口感。

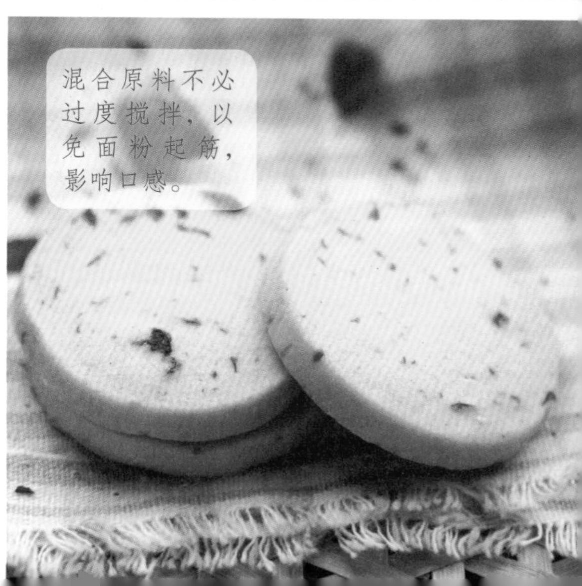

附录 对乳房有益的食谱检索

水果

山楂

梨

红枣

百香果

葡萄

猕猴桃

无花果

苦瓜

蔬菜

海带

菠菜

萝卜

番茄

山药

花椰菜

黄瓜

五谷杂粮

玉米

黄豆

松子

核桃

花生

酒酿

赤小豆

对乳房有益的穴位检索

图书在版编目（CIP）数据

乳房不长瘤不下垂 / 裴晓华，樊英怡著. -- 南京：江苏凤凰科学技术出版社，2018.4

（汉竹•健康爱家系列）

ISBN 978-7-5537-8039-9

Ⅰ. ①乳… Ⅱ. ①裴… ②樊… Ⅲ. ①乳房－保健－基本知识 Ⅳ. ① R655.8

中国版本图书馆 CIP 数据核字（2017）第 041452 号

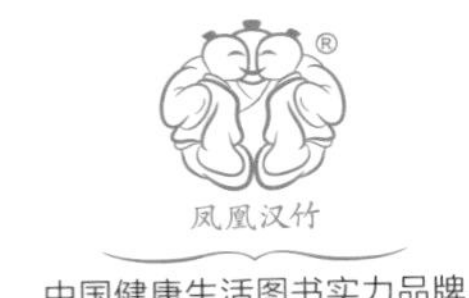

乳房不长瘤不下垂

著　　者	裴晓华　樊英怡
编　　著	汉　竹
责任编辑	刘玉锋
特邀编辑	任志远　尤竞爽　麻丽娟
责任校对	郝慧华
责任监制	曹叶平　方　晨
出版发行	江苏凤凰科学技术出版社
出版社地址	南京市湖南路 1 号 A 楼，邮编：210009
出版社网址	http://www.pspress.cn
印　　刷	南京新世纪联盟印务有限公司
开　　本	720 mm×1 000 mm　1/16
印　　张	13
字　　数	120 000
版　　次	2018 年 4 月第 1 版
印　　次	2018 年 4 月第 1 次印刷
标准书号	ISBN 978-7-5537-8039-9
定　　价	45.00 元